わかりやすい 薬理学

【第4版】

昭和大学名誉教授
安原　一

昭和大学名誉教授
小口　勝司

編　集

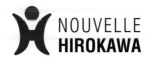

NOUVELLE HIROKAWA

―――――― 執筆者一覧（50音順）――――――

内田　直樹　　昭和大学医学部薬理学講座臨床薬理学部門教授

岡崎　雅子　　昭和大学医学部薬理学講座医科薬理学部門客員教授

小口　勝司　　昭和大学名誉教授

木内　祐二　　昭和大学医学部薬理学講座医科薬理学部門教授

倉田　知光　　昭和大学富士吉田教育部教授

中山　貞男　　元昭和大学保健医療学部教授

安原　　一　　昭和大学名誉教授

第4版まえがき

　薬理学は薬物と生体との相互作用の結果起こる現象を研究する学問で，基礎医学の一分野であるが，実際に臨床の場において薬物治療を行うには臨床薬理学の知識が必要である．

　薬物が生体に及ぼす作用を調べる薬力学と，一方で，生体が薬物に対してどのように反応し働きかけを行うかという薬物動態学はいわば車の両輪であり，薬理学を学ぶうえではこの両面からアプローチしなければならない．

　近年，EBM（科学的根拠に基づいた医療）の重要性が指摘されているが，これは薬物治療の場合も同様であり，患者の希望・価値観を考慮しながら最大限の有効性と安全性を求め，最適・最善の医薬品使用を追求するための学問領域が臨床薬理学なのである．

　こうした背景のもと，本書は薬理学の専門知識を学生が少ない講義時間数の中でも習得できるように，また，医療関係技術者の養成にも適するように内容の構成を心がけた．

　第1章の総論では，薬理学の概念，薬物療法の基本・重要事項，医薬品の管理と取り扱いなどを平明な文章でまとめた．

　次章以降では医薬品を系統別に分け，それぞれ「基礎知識」「治療薬」「看護上の留意点」と項立てしてある．つまり，「基礎知識」では疾病の病態と治療方針を学び，「治療薬」では種々の医薬品の作用機序と分類，使い方，副作用・相互作用を知り，さらに臨床での「看護上の留意点」を身につけられるように構成してある．

　また，巻末の「覚えておこう！ 治療薬100 基本消毒薬」では，数多くの医薬品の中からぜひとも暗記してもらいたい治療薬100と消毒薬9を厳選し，「用語の解説」では重要語句を簡潔に説明して授業や自己学習の一助となるよう配慮した．

　今回の改訂第4版では，上記の基本構成を維持しながらも刻々と変化する医学・臨床薬理学の内容にそって全体を見直し，新しい知見を適宜加えた．旧版各章で示された治療薬の一覧表もすでに販売中止となっているものは削除し，新しい薬品名を加えるなどの点検を行った．随所に設けた「参考」「トピックス」といったコラムでは，昨今話題のテーマも盛り込んである．

　今後も本書がより一層わかりやすく学びやすいテキストとなるよう改善の努力を続けていきたいと考えている．読者，医療関係者の忌憚のないご意見やご教示をいただければ幸いである．

　令和2年初秋

編　　者

目　次

1 総論

I 薬理学の概念

学習目標

薬物と生体との相互作用の結果起こる現象を究明する科学である薬理学全般を理解する．すなわち薬物を薬物作用と薬物動態の両面から学習する．特に薬物作用機序を受容体を中心に学ぶ.

A 薬理学とはなにか

1) 薬物と医薬品の定義

　日常生活において，だれでも体の不調はよく経験する．例えば，風邪をひいて熱が出る，頭が痛い，咳が出る．食べ物にあたって下痢，嘔吐をする．むし歯で歯が痛む．これらの多くの症状は，安静を保つことで自然に軽快する．ときにはかぜ薬，胃腸薬，痛み止めなど市販薬（一般用医薬品）を服用することで，薬が効いたと感じることも多い．

　一方，生活習慣病，例えば，高血圧，脂質異常症（高脂血症）などの場合，特に症状もなく，医療用医薬品の降圧薬（抗高血圧薬），脂質異常症治療薬を服用しても，効いたか効かなかったかは，血圧を測定したり，血中脂質検査をしてみなければわからない．しかし，これら生活習慣病は脳血管障害，心筋梗塞など，致命的疾患を引き起こす可能性が大きく，薬物治療が必要不可欠なものである．

　われわれをとりまく環境には，無数の化学物質が存在するが，その中で直接的，間接的に摂取，適用することによりヒトの生体機能に影響を及ぼす化学物質を薬物と呼ぶ．

　「医薬品，医療機器等の品質，有効性及び安全性の確保等に関する法律」（以下，薬機法）では，薬物のうち，日本薬局方に収められるもの，疾病の診断・治療・予防に使用されるものや，身体の構造または機能に影響を及ぼすことが目的とされるものが医薬品であると定義している．医薬品のうち，医師の処方が必要なものが医療用医薬品で，医師の診断や処方を要さず一般の人々が自由に薬局や薬店などで購入できるものが一般用医薬品である．

薬理学は「薬物と生体との相互作用の結果起こる現象を研究する科学」である.

2) 薬理学のいろいろ

これらの薬物が生体に及ぼす作用を調べる研究を薬力学（pharmacodynamics）といい，薬理学の最も重要な柱である．一方，薬物は体内に吸収され，全身に分布し，その後代謝され，時間とともにその量が変化し，排泄される．すなわち，生体が薬物に何か働きかけるわけである．このように，生体が薬物に及ぼす作用を調べる研究を薬物動態学（pharmacokinetics）という．薬力学と薬物動態学は薬理学において，車の両輪といえるほど重要な分野である.

臨床薬理学は，薬物の人体における作用と動態を研究し，合理的薬物治療を確立するための科学である．合理的薬物治療とは，科学的根拠に基づいた医療（evidence based medicine：EBM）であり，薬物治療の有効性と安全性を最大限に高めるものである．そのためには，個々の患者に最適の薬物治療を選択する必要がある．つまり，臨床薬理学は，医薬品の適正使用を追求する学問領域でもある.

トキシコロジー（毒性学）は，ヒトに対する化学物質（薬物）の有害作用や，その処置などを調べる学問分野で，最近その重要性が高まっている．これはきわめて広範囲にわたる学際領域の科学であることから，薬物の毒性を理解する場合，薬理学，病態学，生化学，生理学，環境衛生学など多岐にわたる関連領域の知識が要求される.

看護を職業とする者にとっては，薬物の作用（薬効），臨床応用（適応疾患），正しい与薬法（薬物動態），与薬後の注意（十分な観察とケア），有害作用（副作用）とその対策（処置），医薬品の取り扱い方をしっかり身につけておかなければならない.

B　薬物療法の目的

疾患には，急性のものから慢性のものまでさまざまある．日本人の主要な死因として，がん，心疾患，脳血管障害があげられる．その他，種々の感染症，呼吸器疾患，消化器疾患，免疫疾患などがある．これら疾患に対し，多くの医薬品が利用可能である．病気になるということは，身体の正常な機能が生理的範囲を逸脱した状態であり，機能が亢進した状態か，機能が低下した状態である.

薬物は，このような状態を正常に近づけるために補助的に働く化学物質である．つまり，病気を治す原動力は，あくまで患者の体および精神そのものにある．そのためには，精神的・身体的な安静と十分な栄養摂取がまず必要で，さらに疾患により，適正な薬物治療を行うことが重要である.

薬物治療には薬理学が重要なんだな

1）原因療法

　薬物によって病気の原因を取り除く方法は，理想的な治療法の一つである．このうち，病原微生物に対して選択的に作用する薬物を用いて病気を治す治療法を化学療法という．

　例えば，結核は結核菌による感染症である．これに対して，イソニアジド，リファンピシン，エタンブトール，ピラジナミドの4剤による化学療法が標準治療である．

2）対症療法

　病因を取り除くことはできないが，病気による不快な症状を薬物によって抑える方法が対症療法である．多くの疾患の治療がこの療法で行われる．障害された体の機能の自然回復が起きないかぎり，与薬をやめると症状が出現する．

　例えば，手術後の激痛，心筋梗塞発症時の胸痛，がん性疼痛に対して麻薬性鎮痛薬であるモルヒネが与薬される．インフルエンザにおける鼻水，咳，発熱，頭痛に対しては，抗ヒスタミン薬，鎮咳薬，解熱鎮痛薬が使用される．

　生活習慣病である高血圧，脂質異常症については降圧薬，脂質異常症治療薬が使用される．この場合，前述したような単なる対症療法ではなく，致死的疾患への進展を防ぐ効果が得られる．

3）補充療法

　糖尿病は，膵臓からのインスリン分泌が不十分なことによって起こる病気である．このように，体の機能維持に必要な物質が不足して起こる病気に対し，その物質を補充する治療が行われる．

4）予防使用

　インフルエンザ，急性灰白髄炎（ポリオ），ジフテリア，B型肝炎に対しては，予防のためのワクチン療法が行われる．

C　薬理作用と作用機序

1）薬理作用

　薬物による生体の生理機能の変化を薬理作用という．

（1）興奮作用と抑制作用

　生体内の細胞機能を増加させる作用を興奮作用，低下させる作用を抑制作用という．

　アドレナリン（エピネフリンともいう）の薬理作用は心拍数の増加，心収縮力の増大で，心臓に対して興奮作用を示す．一方，アセチルコリンの薬理作用は，心拍数の減少，心収縮力の低下で，心臓に対して抑制作用を示す．

（2）直接作用と間接作用

　強心配糖体のジギタリスの薬理作用は強心作用で，心筋に直接働きかける（直接作用）．その結果，心不全が改善され循環機能がよくなり，利尿作用を発現し浮腫が軽減した場合，この作用を間接作用という．

（3）中枢作用と末梢作用

　薬物が中枢神経系に作用しし，末梢臓器の機能に変化を起こす場合を中枢作用，中枢神経以外に作用する場合を末梢作用という．

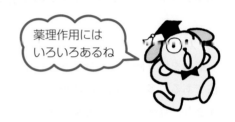

薬理作用には
いろいろあるね

（4）即効作用と遅効作用

　狭心症の胸痛は，ニトログリセリンの舌下投与により速やかに改善される．この作用は即効作用である．一方，心不全の治療薬であるジゴキシンは，作用発現に時間を要する．この作用は遅効作用である．

（5）主作用と副作用

　治療の目的に役立つ作用を主作用といい，治療目的にはかなわない生体に不都合な作用を副作用という．

2）薬物の作用点

　多くの薬物の効果（薬理作用）は，生体の機能性高分子成分と薬物との間の相互作用の結果生じる．薬物と結合する高分子成分（作用点）には，細胞膜に存在する薬物受容体，輸送系に関与する酵素やトランスポーター，生体成分の合成・分解酵素，細胞膜成分などがある．

3）薬物受容体（drug receptor）

　標的となる細胞には，特定の刺激伝達物質にだけ結合する部分が備わっており，その大部分は細胞膜の表面に（一部のホルモンでは細胞質に）存在している．この特定の物質に選択的に結合する部位を受容体（レセプター，薬については薬物受容体）という．

　受容体は，細胞外情報伝達物質（神経伝達物質，ホルモン，薬物など）と結合することにより細胞内情報伝達系を始動させ，一連の細胞応答を引き起こす．例えば，アドレナリンはα_1，α_2，β_1，β_2のアドレナリン受容体に結合する．アセチルコリンは，アセチルコリン受容体の中のムスカリン受容体，ニコチン受容体に結合する．

4）アゴニストとアンタゴニスト

　受容体は特定の化合物の構造を認識し結合するが，その認識は厳密なものではなく，ある程度

異なった構造をもつ化合物とも結合できる.

　薬物の効果（E；薬理作用）は薬物の固有活性（α）と薬物−受容体複合体の量［DR］に比例する. すなわち, 下記の式で求められる.

$$E = \alpha[DR]\,(0 \leq \alpha \leq 1)$$

　受容体と結合し, 受容体の機能的特性を直接変化させて効果を現す薬物をアゴニスト（作用薬, 作動薬）と呼ぶ. 受容体と結合するが, それ自体は固有活性を有せず, 特定の作用薬の作用を抑制することにより効果を引き起こす薬物をアンタゴニスト（拮抗薬）と呼ぶ.

　アゴニストの固有活性（α）は $0 < \alpha \leq 1$ であり, $\alpha = 1$ であるアゴニストを完全アゴニストと呼ぶ. $0 < \alpha < 1$ であるアゴニストを部分アゴニストと呼ぶ. アンタゴニストの固有活性は $\alpha = 0$ である.

　アドレナリンを皮下投与すると, 薬理作用として顔面の蒼白と心拍数の増加, 血圧の上昇, 気管支の拡張が起こる. 顔面の蒼白は, アドレナリンが皮膚血管平滑筋のアドレナリン α_1 受容体に結合し, アゴニストとして血管収縮を起こしたためである. 心拍数の増加は, 心臓のアドレナリン β_1 受容体に結合し, 心収縮力を増加させたためである. また, アドレナリンは気管支のアドレナリン β_2 受容体に結合しアゴニストとして作用し, 気管支平滑筋を弛緩させる. この薬理作用は気管支喘息の治療に臨床応用される. 一方, アセチルコリンはムスカリン受容体に結合してアゴニストとして作用し, 心拍数の減少と心収縮力の減少を起こす. どちらも効果器としてアデニル酸シクラーゼを介する（図1.1）.

　プロプラノロールはアドレナリン β_1 受容体に結合し, アンタゴニストとしてアドレナリンの心拍数増加作用を抑制し, 徐脈作用を示す.

　眼底検査の目的で点眼されるアトロピンは, 瞳孔括約筋のアセチルコリンM受容体に結合しアンタゴニストとして作用し, 瞳孔を散大させる.

┃参考┃

アンタゴニストの表記

　受容体のアンタゴニストの表現として, 通常は「受容体拮抗薬」と表記するが, さまざまな慣用表現が用いられているのが現状である. 例えば, 「β アドレナリン受容体拮抗薬」は「β 受容体遮断薬」, 「β 遮断薬」, 「β ブロッカー」などともいわれる. また, 「アンジオテンシンII受容体拮抗薬」は簡略化して「ARB」と呼ばれ, 「アルドステロン受容体拮抗薬」は「抗アルドステロン薬」とも呼ばれる.

　このように臨床現場では複数の用語表現が混在していることが多いため, 用語名はただ一つを暗記するのではなく, 複数の慣用表現があることを知り, 学習の際にはぜひとも応用力を身につけておきたい.

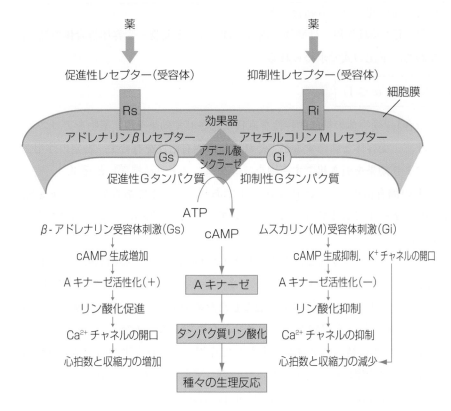

図 1.1　作用薬が受容体に結合してから種々の生理反応を起こすまでの過程の一例（アデニル酸シクラーゼ系）

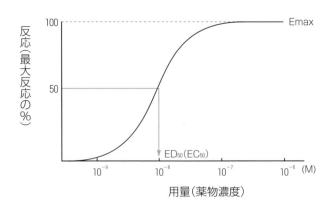

図 1.2　用量（濃度）反応曲線

5）用量（濃度）反応曲線

　アゴニストの用量（濃度）を横軸に対数で，縦軸に細胞反応をプロットして表した反応曲線を用量反応曲線（dose response curve）という（図 1.2）．

　薬物の作用の最大反応を効能（efficacy）という．薬物の内因活性の強さに応じて最大反応（Emax）が異なる．同じ作用を得るために必要な用量の多少を効力（potency）という．これは，薬物分子と受容体の親和性の指標であり，ED_{50}（EC_{50}）*値で表される．

D　薬物動態（生体内運命）と薬効

　薬の体内における動態（生体内運命）を知っておくことは，薬物療法を行ううえできわめて重要である．ここでは，薬物がどのように生体内に入り，生体で変化し，作用を現し，体外へ排泄されるかを解説する．代表的な薬物の投与経過である経口投与を例として，薬物の体内での流れを図示し（図 1.3），それぞれの過程である吸収・分布・代謝・排泄を説明する．

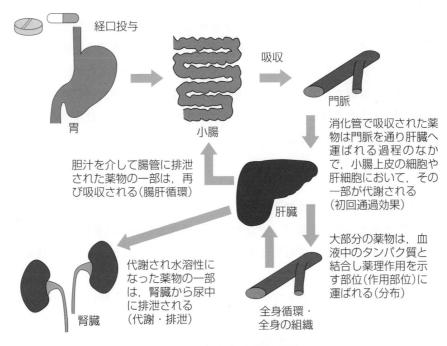

図 1.3　生体内の薬物動態

1）吸　収

　内服薬（経口投与）を例として薬物動態を説明する．経口投与された薬物は，十二指腸，小腸で主に吸収される．投与された薬物のどのくらいが吸収されるかは，表 1.1 にあげたさまざまな要因に影響される．

＊　ED_{50}（EC_{50}）：最大反応の 50％をもたらす用量（濃度）．50％有効量（濃度）．

表 1.1　経口投与された薬物の吸収に影響を与える因子

剤　形	カプセル，錠剤，散剤，水剤など
薬物の特性	脂溶性か水溶性か，酸性か塩基性か
食事，併用薬の有無	食事や併用薬は吸収率を変化させる場合がある
患者の年齢	高齢者は消化管の動きが遅く，胃酸などの分泌も少ない
消化管の要因	胃炎，腸炎などを起こしている場合，胆囊や胃を摘出している場合

2）初回通過効果

　消化管で吸収された薬物は門脈を通り，必ず肝臓を通過する．多くの薬物では，吸収された一部分が小腸・肝臓で代謝を受ける．この現象を初回通過効果（first pass effect）という．吸収されたもののうち，どのくらいの割合が最初に肝臓を通過するまでに代謝を受けるかは，薬物によって異なる．

3）生体内利用率（バイオアベイラビリティ）

　経口投与された薬物の量に対し，初回通過効果を経て全身循環に入った割合を，生体内利用率（bioavailability）という．生体内利用率が小さい薬物（初回通過で多くの薬物が代謝されてしまう薬物）は，肝機能が低下している場合，その代謝される量が減少するため，投与後の血中濃度上昇を起こす．また，肝臓や小腸での薬物代謝酵素を阻害する薬物や食物が併用されている場合でも，生体内利用率が大きくなる（初回通過効果が小さくなる）ため，投与後の血中濃度の上昇が起こる（「F. 薬物相互作用」参照）．

4）分　布

　吸収された薬物は，血液中のアルブミンなどのタンパク質と結合（結合型の薬物）して生体内を移動する．これを薬物の分布と呼ぶ．タンパク質と結合していない薬物（遊離型の薬物）は，その薬理作用を起こす臓器において目的とする受容体と結合することによって薬効を発揮することになる．

　血液中の薬物がタンパク質と結合している比率をタンパク結合率と呼び，他の薬物の併用や疾患に伴うアルブミン（タンパク質）の減少により，結合率は変化する．タンパク結合率の変化は薬効の強さに大きく影響し，臨床で薬物治療を行う際に注意しなければならない点の一つである．タンパク結合率の変化に伴う薬効の変化は，後述の「F. 薬物相互作用」で詳細に説明する．

　臨床の場では，タンパク結合率以外にも薬物の分布に注意を払わなくてはならない場面が他にもある．例えば，母親が薬物を使用している場合，その薬物は胎児や乳汁中へも移行することを考慮しなくてはならない．妊婦や授乳中の母親に対する薬物の与薬には細心の注意が必要である．

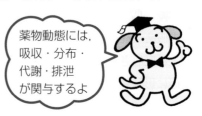

薬物動態には，
吸収・分布・
代謝・排泄
が関与するよ

5) 代　謝

　薬物のような異物が体内に入ってきた場合，生体はできるだけ早くこれを処理して体外に排出しようとする．水溶性薬物はそのままの形で速やかに腎糸球体からろ過され，一部は尿細管から分泌されて体外に排出される．

　一方，脂溶性薬物は肝臓・腎臓・肺などで代謝を受け，腎臓からの排出や胆汁中への排泄を容易にするため，水溶性物質に化学構造を転化させられる．化学構造を変えるためには，酸化・還元・加水分解・抱合という代謝形式がある．

　薬物の多くは肝臓で代謝を受け，その活性（薬物としての効力）を失う．その一方で，代謝を受けることで薬物の活性を発現するものもある．そのような薬物をプロドラッグと呼ぶ．降圧薬であるカプトプリル，エナラプリルなどのアンジオテンシン変換酵素阻害薬は，肝臓で代謝を受けた後，それぞれカプトプリラート，エナラプリラートに変わることでアンジオテンシン変換酵素の阻害作用を発現し，アンジオテンシンIからIIへの変換が阻害される結果，血圧降下作用が発現する．

6) 排　泄

　薬物とその代謝産物は，腎臓・胆管・腸管・肺・その他の分泌腺を介して体外に排泄される．このうち，腎臓は排泄器官として最も重要な役割を果たしている．

　また，胆汁中への薬物の排泄も大きな役割を示している．一部の薬物には，胆汁中に排泄され，再び腸管から吸収されるものがあり，この現象を腸肝循環と呼ぶ．腸肝循環は，薬効が長く続く原因となる．

　循環器系および腎臓に障害のある患者では薬物の排泄が遅くなり，体内に蓄積しやすい．これが有害作用を引き起こす原因となる場合がある．新生児・未熟児では腎機能が未発達の状態にある．また高齢者では，健康成人に比べ腎機能の低下を認める場合がある．したがって，新生児・高齢者では，体内からの薬物の排泄速度が延長しやすい．

　また，モルヒネ・臭素剤・抗甲状腺薬（特に放射性ヨウ素）など一部の薬物は，乳腺からも排泄されるので，授乳中の母親への使用の際には，乳児に及ぼす影響を考慮すべきである．

7) 消失半減期 （$t_{1/2}$）

（1）半減期と定常状態

　体内に吸収された薬物は，血液を介して臓器・組織に分布されたのち，腎臓・肺・消化管・分泌腺を経て体外に排泄される．そのままの形で排出される薬物もあるが，多くは肝臓その他の器官で代謝を受けたのち排泄される．排泄が速いか遅いかのおおよその目安は，その薬物の血中濃度の経時的変化を知ることで推測することができる．

　ある薬物の体内残留量を経時的に測定するとき，任意の時点における残留量がその半分になるまでの時間を，その薬物の消失半減期（単に半減期ともいう）と呼び，$t_{1/2}$という記号で表し，

血中濃度が半分になるまでの時間で示される.

　通常薬物治療を行う場合，1回のみの投与ではなく反復して投与される場合が多い．薬物は投与されるたびに吸収されるので血中濃度は上昇するが，投与後は速やかに代謝，排泄されて下降する．この血中濃度の変動の範囲を，中毒を起こさず，かつ有効な薬理作用を示す濃度の幅（治療域と呼ぶ）に，1回の投与量と投与間隔で調節する必要がある.

　通常半減期の4～5倍以上の時間を経過すると，血中の薬物濃度はある一定の濃度の幅をくり返し定常状態になる．また，薬物の投与を中止した場合，半減期の4～5倍以上時間を経過すると，体内から薬物はほぼ完全に消失する.

(2) 半減期の延長

　薬物代謝能の低下（肝疾患）と，排出能の低下（腎疾患）がある場合には，薬物の半減期がその数倍から十数倍にまで延長する場合がある．これは，臨床上特に重要であり，注意が必要となる．そのような患者では，定常状態になるまでの時間が通常の状態より長くかかり，投与中止後の体内からの薬物の消失も延長する.

　さらにこのような場合，血中濃度が通常の定常状態の濃度を超えても上昇し続ける蓄積傾向を起こし，何倍も高い濃度で定常状態に達する．半減期が延長している患者では，薬物投与後の血中濃度が中毒濃度域に達したために起こる，臨床上非常に危険な有害作用の発現に注意する必要がある.

　例えば，テトラサイクリンの半減期は6時間であるが，腎機能不全に伴う無尿時には，半減期が100時間にまで延長する．このような場合には投与量を少なくし，投与間隔を長くすることが

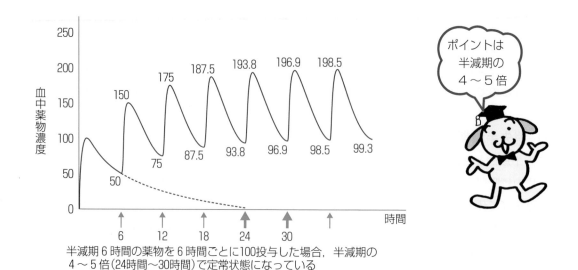

半減期6時間の薬物を6時間ごとに100投与した場合，半減期の
4～5倍（24時間～30時間）で定常状態になっている

図1.4　反復投与による血中薬物濃度の変化

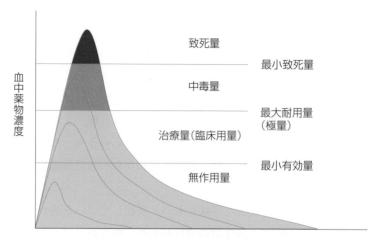

図 1.5 血中薬物濃度の変化と作用

必要である. 通常の投与方法, 例えば 6 時間ごとに 250 mg を投与する方法をとると, 腎不全の患者ではこれを処理することができなくなり, 体内にテトラサイクリンが蓄積し血中濃度が何倍にも上昇する.

E 副作用と有害作用

1) 主作用と副作用

すべての医薬品は, それぞれの適応患者に対し, 生理機能なり病的過程に作用して臨床症状を改善あるいは治癒させる. このように臨床上目的とした, 患者にとって有益な作用を主作用という. しかし薬物治療においては, 常に薬物の目的とした作用のみが出現するとは限らない. すなわち, 主作用に対して, 目的としない作用を生じる. 主作用以外の作用を副作用という.

抗ヒスタミン薬は, 皮膚疾患の症状である「かゆみ」に対して, 有効に作用してかゆみを軽減する. この作用は抗ヒスタミン薬の主作用である. しかし, この薬物には中枢神経を抑制する作用があり, 眠気を起こすことがある. この作用は自動車を運転する場合, 目的としている作用ではない. すなわち, この作用は抗ヒスタミン薬の副作用である. しかし, 就眠時「かゆみ」のために眠れない場合には, この眠気は主作用と考えることもできる. このように, ある疾患に対する薬物の副作用が, 他の疾患の主作用になりうるのである.

ところが, 一般的に副作用は, 患者にとって有害な好ましくない作用という意味で用いられている. そこで最近では, 有害という内容をはっきりさせるため, 英語では薬物の有害作用 (adverse effect), あるいは薬物有害反応 (adverse drug reaction) という言葉が用いられている.

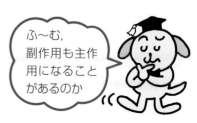

ふ〜む,
副作用も主作用になることがあるのか

2) 有害事象と有害反応（作用）

　最近，有害事象（adverse event）という言葉が使われている．これは，医薬品が投与された患者，または被験者に生じた，あらゆる好ましくない医療上の出来事を意味する．つまり，有害事象とは，医薬品が投与された際に起こる，あらゆる好ましくない，あるいは意図しない徴候（臨床検査値の異常を含む），症状，または病気のことであり，当該医薬品との因果関係は問わない．

　一方，薬物有害反応（作用）は，病気の予防，診断もしくは治療，または生理機能を変える目的で投与された（投与量にかかわらない）医薬品に対する反応のうち，有害で意図しないものと定義される．さらに医薬品に対する反応とは，有害事象のうち，当該医薬品との因果関係が否定できないものをいう．

　副作用は，有害反応とほとんど同義的な意味をもつと解釈してよいと思われる．医薬品添付文書における「使用上の注意」の中でも副作用の項目があり，内容的には有害反応である．

3) 薬物有害反応とその発生メカニズム

　薬物の有害反応について，WHO（World Health Organization：世界保健機関）の定義に従うと，「予防，診断，または治療の目的でヒトに使用する投与量で生ずる有害でかつ意図しない薬物による反応」である．この定義によると，意図的または事故としての薬物中毒や薬物乱用は除外される．では，薬物有害反応の発生メカニズムにどのようなものが考えられているか述べてみよう．

（1）主作用と関連した有害反応

　薬効発現に主に関与する薬理作用が過剰に生体に影響し，それにより引き起こされる有害な反応である．この場合，過量投与によるものは定義により有害反応には入れない．これには，ジギタリスによる不整脈，降圧薬による起立性低血圧，糖尿病治療薬による低血糖，抗凝固薬による出血が例としてあげられる．

（2）二次的作用による有害反応

　一次的な直接的な薬理作用によるのではなく，その影響のため二次的に引き起こされる有害な反応である．抗生物質の長期投与による菌交代現象がこの例である．これにより下痢を起こしたり，耐性菌による感染の問題が生じる．そのほか，副腎皮質ステロイドの長期投与によって退薬（離脱）症候群（副腎の萎縮により，副腎皮質ステロイドの中止によるショック症状を起こす）が現れたり，免疫抑制作用により感染症にかかりやすくなることなどがある．また，麻薬による薬物依存症などもあげられる．

長期投与による菌交代現象，薬物依存症に要注意

（3）主作用と関連しない有害反応

　a）副次的作用

　主作用とは関連しない，その薬物がもつ副次的な作用としての有害反応である．

サイアザイド系利尿薬による低カリウム血症，高尿酸血症，高血糖，脂質異常症がこの例である．このほか，抗コリン薬による口渇，便秘，尿閉，目のぼやけ，副腎皮質ステロイドによる満月様顔貌，抗ヒスタミン薬による眠気，β遮断薬による気管支喘息の誘発などがあげられる．

b）アレルギー反応

アレルギー素因をもつ者が，薬物投与により生体内に抗体を産生し，その薬物の再投与により抗原抗体反応を起こし，局所性，全身性のアレルギー症状を生じることを意味する．アレルギー症状には，所見としては最も重篤なアナフィラキシーショック，骨髄障害，血管障害，皮膚反応，発熱，肝障害などがあげられる．ペニシリンによるアナフィラキシーショック，アミノベンジルペニシリンによる発疹，リファンピシンによる肝障害がその例である．

c）特異（体質）反応

ある薬物に対し，遺伝的な代謝酵素の欠損などにより，異常反応を引き起こすことをいう．

この分野は薬理遺伝学（pharmacogenetics）で扱われる．一般的に特異体質（idiosyncrasy）といわれる患者に起こる．肝アセチル転移酵素活性の低下（slow acetylator）の患者に抗結核薬であるイソニアジドを投与すると，末梢神経炎を起こしやすい．

（4）薬物相互作用による有害反応

2種以上の薬物の併用により引き起こされる有害な反応である．これは薬物動態学的な面と薬物作用学的な面からも生じるが，前者のほうが頻度は高い．これは薬物の吸収，分布，代謝，排泄のすべての部位で起こりうる．薬物相互作用については，別項で述べる．

表1.2　薬物有害反応の発生メカニズム

（1）主作用と関連した有害反応
（2）二次的作用による有害反応
（3）主作用と関連しない有害反応
　　a）副次的作用
　　b）アレルギー反応
　　c）特異（体質）反応
（4）薬物相互作用による有害反応

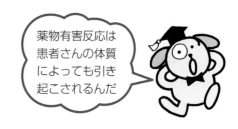

薬物有害反応は患者さんの体質によっても引き起こされるんだ

以上のように薬物有害反応は種々のメカニズムにより発現するが，このうち予測が可能な有害反応としては，（1）主作用と関連した有害反応，（2）二次的作用による有害反応，（3）−a）副次的作用，（4）薬物相互作用による有害反応で，これらが薬物の有害反応の約80％を占める．

一方，予測しにくい有害反応としては（3）−b）アレルギー反応，c）特異（体質）反応があげられる．これらは薬物の有害反応の約20％を占め，患者の側にその原因の大部分があり，その予想は非常に困難である．予測可能なものは，薬物そのもののもつ薬理作用に関連し，予測しにくいものは患者側の要因に関連する．

さらに，薬物を処方する医師による使い方によっても，有害反応の頻度が変わってくる．薬物の有害反応をなくすことは困難であるので，薬物の特性と患者の特徴を十分把握したうえでの薬物の使い方，すなわち，臨床薬理学とその手法が必要となる．

4）薬物依存

ある薬物を連用すると，次第に薬効が減少し，増量しなければ所定の効果が得られなくなる．つまり，耐性を獲得し，その薬物に依存するようになる．

薬物依存には，精神的依存と身体的依存がある．精神的依存のあるものにはタバコ（ニコチン），コーヒー（カフェイン），アルコール，メタンフェタミンなどがあげられる．一方，身体的依存では，連用によって身体がその薬物に習慣づけられ，薬物にひたりきっているときがむしろその人には正常に近い場合がある．薬物が切れると，中毒者は欲求や気持ちをこらえることができなくなり，身体的にも一種の錯乱状態（禁断症状）が現れる．精神的依存に加え，身体的依存を起こす薬物にはモルヒネ，バルビツール酸系催眠薬，アルコールがあげられる．

5）催奇形性

妊娠が成立する前の精子，卵子に対して毒性が現れた場合には妊娠自体が成立しない．また，妊娠のごく初期の段階（胞胚期：受精後1週まで）での毒性発現では流産を起こすため，奇形児は生まれてこない．しかし，妊娠初期（胎芽期：受精後8週まで）の催奇形性期に毒性が発現すると，かなりの確率で先天性奇形をもつ子どもが生まれてくる可能性がある．サリドマイドは催奇形性を示す薬物の代表である．

そのほか，ヒトにおいて催奇形性を示す明らかな薬物は，メトトレキサート，フェニトイン，性ホルモンなどで，ほとんどの薬物はヒトでの催奇形性については不明である．

このため，妊娠中の薬物の与薬は，薬物治療がその患者の利益になる場合を除いて，原則的には避けるべきである．妊娠中期・後期における薬物の毒性は，胎児の機能異常として発現することが多い．

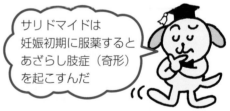

サリドマイドは妊娠初期に服薬するとあざらし肢症（奇形）を起こすんだ

6）医薬品等による健康被害

（1）HIV 感染症／AIDS

レトロウイルスであるヒト免疫不全ウイルス（human immunodeficiency virus：HIV）による感染症で，性行為，感染した血液および血液製剤，母子感染が主な感染経路である．HIV は自身の RNA を DNA に逆転写し，自身を複製させて細胞免疫を侵し，ニューモシスチス肺炎，サイトメガロウイルス感染症などの日和見感染症を発症させ，後天性免疫不全症候群（acquired immunodeficiency syndrome：AIDS）を発症する．日本では 1980 年代に非加熱凍結乾燥濃縮凝固因子製剤による

治療を受けた血友病患者に AIDS（エイズ）が多数発症した（薬害エイズ事件）．現在は安全性が高い加熱製剤が使われている．

（2）ウイルス性肝炎

輸血後肝炎の原因として B 型肝炎ウイルス，C 型肝炎ウイルスが知られている．B 型肝炎は劇症化しやすく，C 型肝炎は慢性肝炎，肝硬変を経て，肝がんにまで進展する．最近はこれらを避けるため，自己血輸血をすることがある．

（3）クロイツフェルト・ヤコブ病（CJD）

プリオンタンパク質の異常により生じる中枢神経疾患である．病理組織所見は，海綿状脳症である．ウシ海綿状脳症（bovine spongiform encephalopathy：BSE），いわゆる狂牛病として知られる病態と同様である．プリオンが集まる脳，脊髄，眼球，胸腺，扁桃，大小腸などが特定危険部位として知られている．また脳外科手術で乾燥硬膜を移植することによりクロイツフェルト・ヤコブ病（Creutzfeldt-Jakob disease：CJD）を発症することがある．プリオンタンパク質には，正常な形と異常な形があり，正常と異常のプリオンタンパク質の相互作用があると CJD が発症する．

F　薬物相互作用

2 種類以上の薬物を同時に与薬すると，一方の薬物が他の薬物の効果に影響を及ぼすことがある．これを薬物相互作用と呼ぶ．

薬物相互作用の発生機序は，薬物作用部位における相互作用と，薬物動態の変化に起因する相互作用に大別される．前者の薬力学的薬物相互作用は，薬物の作用部位あるいは受容体でのものである．後者の薬物動態学的薬物相互作用は，薬物の吸収，分布，代謝および排泄に影響を及ぼした結果，引き起こされるものである．

1）薬力学的薬物相互作用

サイアザイド系利尿薬は低カリウム血症になりやすく，ジギタリスと併用するとジギタリス中毒を起こしやすい．

ワルファリンなどの経口抗凝固薬は，非ステロイド性抗炎症薬（アスピリン，インドメタシンなど）との併用では出血傾向を示す．経口糖尿病治療薬トルブタミドと β 遮断薬（プロプラノロール）との併用で低血糖を引き起こすことがある．

> 薬力学的相互作用は，複数薬物の受容体に対する相加的，相乗的作用による．薬物動態学的相互作用は薬物の併用による血中薬物濃度の変化による

少しむずかしいかな

抗パーキンソン病薬，三環系抗うつ薬の併用で，抗コリン作用の増強による口渇，尿閉，イレウスなどが起こりやすくなる．ニューキノロン系の抗菌薬（シプロフロキサシン）と，非ステロイド性抗炎症薬（ケトプロフェン）との併用でけいれんを誘発することがある．

2）薬物動態学的薬物相互作用

（1）吸収における薬物相互作用

消化管内 pH の変化，キレート形成[*]，胃内容排出速度の変化などの機序により起こる．

ニューキノロン系抗菌薬（シプロフロキサシンなど）は，水酸化アルミニウムを含む制酸薬により消化管吸収が阻害される．

（2）分布における薬物相互作用

多くの薬物は，血中では血清アルブミンや α_1 酸性糖タンパク質と結合する．酸性薬物は主に血清アルブミンに，塩基性薬物は主に α_1 酸性糖タンパク質と結合する．

非ステロイド性酸性抗炎症薬は，血清アルブミンに結合しているスルホニルウレア系糖尿病治療薬（トルブタミド）を追い出し，低血糖を起こすことがある．

（3）代謝における薬物相互作用

脂溶性の薬物は生体内で代謝を受けて，より水溶性の高いものになり体外に排泄される．

シメチジン，エリスロマイシン，イトラコナゾール，キニジンはそれぞれ薬物代謝酵素の一種であるチトクロム P450 を阻害し，それぞれの代謝酵素で代謝される薬物の血中濃度を上昇させ薬効を増強させる．

フェノバルビタール，リファンピシンはチトクロム P450 を誘導（活性化）し，代謝を受ける多くの薬物の代謝を促進し，その薬効を減弱させる．

抗腫瘍薬のフルオロウラシル（5-FU）は，生体においてジヒドロピリミジンデヒドロゲナーゼにより代謝され，抗腫瘍活性を失う．抗ウイルス薬ソリブジンと 5-FU を併用すると，ソリブジンの代謝物がジヒドロピリミジンデヒドロゲナーゼ活性を非可逆的に阻害するため，5-FU は代謝されず血中濃度が上昇し，骨髄抑制の有害作用を起こす．このため，ソリブジンの製造・販売は中止されることとなった．

（4）腎排泄における薬物相互作用

薬物の排泄は主に腎で行われる．腎の薬物排泄は，①糸球体ろ過，②尿細管分泌，③尿細管再吸収の3つの過程がある．

プロベネシドは，ペニシリン類の尿細管分泌を競合的に阻害し，ペニシリンの血中濃度を増加させ薬効を増大させる．

---

［*］　キレート（chelate）形成：有機分子（配位子）が金属イオンをはさむように配位（配位結合）して環状構造をもつ錯化合物（キレート化合物）をつくること．

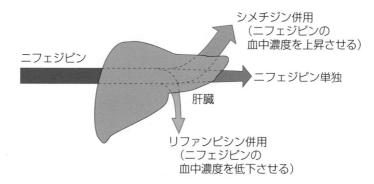

チトクロム P450（CYP）は生体の主要な薬物代謝酵素であり，脂溶性薬物をより水溶性の高いものに変換して体外へ排泄を促す．シメチジンは，ニフェジピンの代謝を阻害し血中濃度を上昇させ，副作用を増大させる．一方，リファンピシンはニフェジピンの代謝酵素を誘導し，血中濃度を低下させ薬効を減弱させる．

図1.6　代謝における薬物相互作用の一例

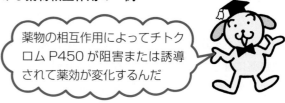

薬物の相互作用によってチトクロム P450 が阻害または誘導されて薬効が変化するんだ

G　薬物療法に影響を与える因子

　薬物療法に影響を与える因子には大きく分けて，生体側の因子と薬物側の因子の2つがある．

1）生体側の因子

　表1.3に生体側の因子をまとめる．

表1.3　薬物治療に影響を与える生体側の因子の例

（1）個体差
　　1　吸収・分布・代謝・排泄など薬物の体内動態に関係する要因
　　2　薬物の作用に対する感受性にかかわる要因
　　3　耐性

（2）疾患の状態
　　1　肝障害時の代謝能力の低下による作用の増強
　　2　腎機能低下により腎からの排泄が減少したことによる作用の増強
　　3　心機能不全時の腸管粘膜浮腫のため，経口投与された薬物の腸管からの
　　　　吸収不良

（3）年齢・体重
　　1　小児の薬用量・高齢者の薬用量
　　2　体格，体脂肪率（脂溶性の薬物の分布に大きく関与する）

（4）プラセボ効果
　　1　正のプラセボ効果
　　2　負のプラセボ効果（ノセボ効果）

(1) 個体差

　まず，吸収・分布・代謝・排泄など薬物の体内動態に関連した個体差があげられるが，そのほかにもさまざまな要因が絡み合う．例えば，胃の内容物が十二指腸へ移動するまでの時間（胃内停滞時間）には個体差がある．この胃内停滞時間の差は，経口投与され腸管で吸収される薬物の吸収量や吸収速度に大きな影響を及ぼすため，その個体差に関連してくる．

　また，同じ血中濃度を示しているにもかかわらず，その薬理作用の強さに個体差がある場合がある．この場合，薬物に対する感受性が原因であることが最も考えられる．さらに体格や体脂肪率などは，薬物の体内への分布に個体差を生じる原因となる．

　同一の個人の中でも薬をくり返し与えていると，次第に薬効が減少し，同じ量を与えても，はじめと同一の効果が現れず，増量しなければ初期と同等の効果が得られなくなることがある．この現象を耐性という．

　アヘンアルカロイド，合成麻薬，バルビツール酸系催眠薬，非バルビツール酸系催眠薬，アルコールなどを連用すると耐性を生じやすい．病原微生物も抗生物質に対して耐性を獲得しやすい．

　モルヒネを連用していると，モルヒネに対する耐性が形成されるだけでなく，その他の麻薬性鎮痛薬に対しても耐性を生じる．つまり耐性は，その薬と作用・化学構造の類似した別の薬に対しても生じやすい．このような現象を交叉（差）耐性（cross tolerance）と呼んでいる．

　耐性の発現は，治療面からみて望ましくない現象である．これを防止するには次の2点に注意しなければならない．

①耐性を生じやすい薬（ただし抗菌薬を除く）の投与にあたっては，初回量を必要最小限にとどめる．決して過量を与えない．

②薬物の投与間隔をできるだけ延ばす．決して持続的に与えない．

　ただし例外として，抗生物質その他の抗菌薬があげられる．抗菌薬の投与を続けていると，病原微生物は投与されている薬物に対して耐性を獲得しやすい．同時に交叉耐性も発現する場合が多い．しかし耐性菌の発現は，少量をときどき与えている場合ほど起こりやすい．つまり一般の薬とは反対の状態で，耐性が起こる．この場合の対策としては，前述の逆を行えばよい．すなわち十分な量（適切な効果が得られる量）の短期間の使用にとどめる．

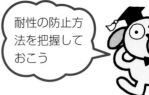

耐性の防止方法を把握しておこう

(2) 疾患の状態

　表1.3であげたような状態，すなわち薬物の体内動態の変化が疾患に伴い出現し，薬物治療に影響を与える．特に肝臓における代謝能，腎臓や胆汁中への排泄能の低下は薬物の血中濃度を上昇させる大きな原因の一つとして考えられ，薬物治療を行う際，十分に考慮しなければならない．また，肝疾患に伴うアルブミンなどの薬物結合タンパク質の減少は，血液中の遊離型の薬物の量を増加させる結果となり，薬理作用が増強する場合があるので注意しなければいけない．さらに，心不全や腎機能障害が原因で，全身性の浮腫を起こしている場合がある．そのような場合，薬物

の体内分布が大きく変化していることを考慮しなくてはならない.

(3) 年齢・体重・人種

　年齢・体重については，特に小児の薬用量が問題となる. 詳細は，別項（本章Ⅱ節「A. 小児」）にて説明する. 同じ薬物を同量与薬したときの外国人のデータと日本人のデータの差は，身長・体重を代表とする体格の相違に由来することが多い. そのため，見かけ上，日本人で薬物の血中濃度が高く示されていても，得られた血中濃度をその個人の体重で割った値（体重1kgあたりの濃度）に換算すると大きな差が認められないことも多い.

　しかしながら，日本人と白人の間では一部の薬物代謝酵素の能力を欠く個体（酵素欠損者：poor metabolizer）の分布に大きな差（人種差）が認められる（遺伝多型）. 酵素欠損者においては，酵素保有者（extensive metabolizer）に比べて同じ量を与薬した際，著しく高い血中濃度を示す.

(4) プラセボ効果

　薬の効果は，心理的にも左右される. 医学の常識からみて，薬理作用のない物質（少量のデンプン・乳糖・食塩液など）を，本当の薬であるかのように治療に使ってみると，条件によっては臨床効果を現す（正のプラセボ効果）.

　"placebo"とは，ラテン語で「なぐさめる」の意である. プラセボ効果は薬理学的効果ではなく，心理的反応によるものであるから，すべての人がプラセボに反応するとは限らない. 大脳皮質が関連している症状，例えば不眠や頭痛など，各種の痛み，悪心などはプラセボによる影響を受けやすい.

　ときには薬理学的な作用を示す有効成分の入っていないはずのプラセボの与薬によって，嘔吐・発疹・頭痛などの有害作用が発現することがある（負のプラセボ効果：ノセボ効果）. プラセボには臨床的に次の2つの利用方法がある.

　治療的応用：不眠を訴える患者が引き続いて催眠薬を希望するような場合，催眠薬の連用による薬物依存の発現を防止するため，医師はプラセボを与薬することがある. この場合，患者が医師と良い「医師－患者関係」にあり，与薬される薬物に対して信頼感を抱いていることが前提条件であり，そのような場合にはプラセボ効果が得られやすい.

　臨床試験（治験）の対照薬としての利用法：新しく開発された薬の効果判定に，しばしば二重盲検法（double blind test）が利用される. 治験薬の薬効判定者である医師や，実際に与薬を受ける患者は，薬の種類（評価の対象となる治験薬の与薬の有無やその量，あるいは薬理作用を有しないプラセボの与薬など）については知らされない. これは，与薬された薬物の内容を知ることで，薬効の評価に先入観が入ってしまうことを防ぐためである. そのため，新薬の薬効評価は二重盲検法によるのが合理的・科学的であるとされている.

　しかし，プラセボを対照薬とすることには，問題がないわけではない．現に薬物治療を受けている患者が臨床試験参加のために，薬理作用を有しないプラセボを与薬される場合が生じる．そのため，治療上の倫理的な配慮から，被験薬と類似作用をもつ薬物がすでにある場合には，それを対照薬とした二重盲検法がなされる場合もある．

2）薬物側の因子

　薬物側の因子を表1.4 にまとめる．

（1）薬物の適用方法

　薬の適用方法としては，いくつかの代表的な方法が汎用されているが，それぞれの方法には利点，欠点がある．安全性と同時に有効性の向上のためには，それぞれの適用方法を十分に理解し，用いる必要がある（表1.5 参照）．

①経口与薬（内服）

　臨床的に最も汎用される与薬方法である．

　製剤過程において無菌的な操作を必要とせず，簡便である．また，糖衣錠，カプセル剤などの剤形を選択することにより，不快な臭いや味を除去して与薬することができる利点がある．

　一方，胃腸障害などの消化器系への副作用や，胃酸などによる分解を受けるような薬剤では適用ができない場合がある．また，吸収に時間がかかり，薬効発現までに一定の時間を必要とする，あるいは吸収過程での薬物代謝酵素による分解を受ける（初回通過効果）ため，生体内利用率が低下するなどの欠点がある．

②粘膜適用

　舌下または頬と歯ぐきの間の粘膜から毛細血管を経て，全身循環に移行させる与薬方法として

表 1.4　薬物治療に影響を与える薬物側の因子

（1）薬物の適用方法
1　与薬経路：経口，注射，直腸内，皮下，その他
2　剤形：経口でのカプセル，錠剤，散剤，水剤，徐放性製剤，その他
3　与薬時間：朝・夜，食前・食後，その他
4　与薬間隔：1日1回，2回，3回，その他
（2）与薬量
（3）併用薬
1　相加作用
2　相乗作用
3　拮抗作用
4　薬物相互作用

舌下錠，バッカル錠などがある．消化管，肝臓を経由せずに全身循環に入るため，初回通過効果を受けない．経口与薬すると初回通過効果のため，薬効が著しく低下するような薬剤に有用である．かんだり，飲み込んだりすると薬効が低下したり，効果が消失したりするため，与薬時に患者に注意する必要がある．

　坐剤は直腸上部の粘膜から吸収された場合，門脈系を介して肝臓に至る．そのため，初回通過効果を受けるが，直腸下部粘膜から吸収された場合，腸骨系を介して体循環に入るため初回通過効果を受けない．

③吸入適用

　局所適用，全身適用ともに用いられる．

　鼻，気管支粘膜，肺上皮から速やかに吸収され，全身循環に移行する．また，気管支喘息治療薬のように，気管支に局所的に適用する場合もある．噴霧装置（器）を用いて与薬する．全身適用には，吸入麻酔薬や亜硝酸アミル，酸素などがある．

④経皮適用

　皮膚から徐々に吸収され，長時間にわたり継続的に一定量の薬物を体内に輸送する．狭心症の発作予防のためのニトログリセリン軟膏，貼付剤や，気管支喘息の発作予防のための気管支拡張薬などの貼付剤（テープ剤）がある．貼付剤の皮膚からの吸収率は人によってばらつくので，効果の判定には注意する．

⑤局所適用

　狭い範囲に高濃度の薬剤を分布させ，全身的な影響を極力小さくし，副作用の発現を抑制できる利点がある．皮膚適用と粘膜・体腔適用がある．

- ・皮膚適用：軟膏，チンク油，クリームなどがある．軟膏はガーゼなどに2～3mm程度の厚さにのばして患部に貼り付け，その上から包帯を巻く．チンク油は綿球などにつけて患部に塗る．クリームなどは適量を患部に直接塗りこむ．軟膏も同様にして用いることもある．
- ・粘膜・体腔適用：慢性鼻炎などの鼻づまりに点鼻薬として使用する．また，眼科領域で点眼薬が使用される．点眼薬は外用薬であるが，無菌的な製剤でなければならない．

⑥注射

　皮内注射，皮下注射，筋肉内注射，静脈内注射，動脈内注射，くも膜下腔注射などがある．製剤は無菌的であり，操作も無菌操作に留意しなければならない．

- ・皮内注射：主に診断目的に用いられる（ツベルクリン反応，アレルギーの抗原検索等）．与薬量は0.1～0.2 mL.
- ・皮下注射：リンパ管，毛細血管を経て速やかに吸収される．与薬量は1～2 mL程度が好ましい．刺激性が少ない，体液と等張の水溶液が用いられる．
- ・筋肉内注射：筋肉内は毛細血管が多いので，吸収は皮下注射より速い．油性液，懸濁液なども投与できる．刺激性の高い薬物はゆっくり投与する．臀部，大腿部は主要な神経があるため，注射部位には十分留意する．

表 1.5　製剤のさまざまな種類

製剤の種類		製剤の特徴
固形剤	散剤	医薬品の粉末状製剤．内用は一般に吸収がよく，作用の発現が速い．外用は皮膚に散布する．
	顆粒剤	医薬品の粒状製剤．かさ高い散剤の与薬を便利にするため，また，悪味，悪臭を除くため顆粒状とする．徐放性や腸溶性顆粒がある．細粒剤は粒径がより小さく，散剤との混合性がよい．
	錠剤	薬物をそのままか，賦形，結合，崩壊剤などを加え圧縮して製する．多層錠，有核錠など．薬物放出制御（速放性，徐放性あるいは遅放性）製剤もある．剤皮（糖皮，フィルムコーティング，腸で薬物が溶け出す腸溶皮）をほどこす．内用錠として内服錠，口腔錠〔舌下錠，バッカル錠（口腔側粘膜から吸収），チュアブル錠（かんだり，しゃぶったりして飲み込む），口腔内崩壊錠（OD 錠．水なしで唾液で速やかに溶ける）〕，外用錠としてトローチ，腟錠，溶解錠（用時水に溶解する．消毒薬など），植込錠（ペレット，組織内に植え込む）などがある．
	丸剤	球状の内用薬剤．悪味，悪臭の微量薬物を長期服用するのに便利であるが，あまり用いられていない．崩壊性が遅いため作用は緩和される．
	トローチ剤	口中で徐々に溶解，または崩壊させて口腔，咽頭などに適用する．殺菌・消炎・鎮咳に用いる．
	カプセル剤	悪味，悪臭で服用しにくいもの，油状薬物をカプセル（おもにゼラチン製）に入れたもので，硬カプセル剤と軟カプセル剤がある．錠剤と同様に利用される．薬物をそのまま詰めると吸収が速く，厚さの異なる被膜の顆粒剤にして詰めると，薬物放出の速放性のものや徐放性で持続性の製剤になる．通常，経口用だが肛門用もある．
	エキス剤	生薬を水，アルコールなどで浸出し，浸出液を濃縮したもの．濃縮の程度により軟エキス剤と乾燥エキス剤に分けられる．
	軟膏剤	基剤に薬物を混ぜ，容易に塗布しうる軟らかい半固形外用剤．基剤には脂肪，脂肪油，ワセリン，ラノリン，パラフィン，プラスチック，グリセリン，水，高級アルコール，乳化剤などを用いる．眼軟膏剤は無菌に製剤し結膜嚢に適用する．
	硬膏剤	常温で固形，体温で軟化し皮膚に粘着するか，指で押さえるだけで粘着する外用剤．粘着性の展延材料はゴムよりプラスチックが使われるようになり，温度変化や水に強くなった．固定し皮膚から薬物を徐々に吸収させるのに用いる．
	坐剤	直腸，腟などに挿入すると，体温や局所の水分で軟化溶解する．局所作用では局所麻酔，収れんなどに用いる．基剤の進歩により直腸坐剤の全身作用への応用が多くなり，解熱，鎮痛，抗炎症，催眠，鎮静，制吐，抗喘息，精神神経用，抗悪性腫瘍薬などの製剤があり，また，抗生物質，副腎皮質ステロイドの製剤もある．
	パップ剤	薬物粉末と精油成分を含む湿布に用いる，泥状あるいは湿布用にした外用剤．局所の加湿，冷却や，成分によっては鎮痛，刺激や炎症の緩和などに用いる．
液体剤	エリキシル剤	エタノールを含む澄明で甘味，芳香をもつ，矯味，矯臭を兼ねた内用液剤．薬物を含んだもの（フェノバルビタールエリキシルなど）と，薬物を含まない賦形剤のように用いるものがある．

表 1.5　製剤のさまざまな種類（つづき）

製剤の種類		製剤の特徴
液体剤	リモナーデ剤	酸を含む白糖溶液で内用する．清涼剤とも呼び，酸味と甘味とを配合した内用水剤のこと．主として止渇，消化促進，あるいは酸性飲料として爽快感を与える目的で使用される．
	懸濁剤・乳剤	懸濁剤は固形薬物に懸濁化剤と精製水（水性）または油（油性）を加え均等化したもの．乳剤は水に不溶の液状薬物に乳化剤と精製水を加え乳化したものである．
	チンキ剤	生薬をエタノール，またはエタノールと精製水の混液で浸出したもの（アヘンチンキなど）．揮発性医薬品のエタノール溶液は酒精剤である．ヨードチンキは慣習でチンキと呼んでいる．
	シロップ剤	薬物溶液に白糖（砂糖）など甘味剤を加えたもの．懸濁シロップ液や用時溶解するドライシロップもある．単シロップは，白糖を精製水で溶かす矯味剤．抗生物質，抗ヒスタミン薬，鎮咳去痰薬の製剤が小児用に繁用されている．
	リニメント剤	液・泥状の塗擦用外用薬で，薬を水，エタノール，脂肪油，グリセリン，石けん，乳化剤，懸濁化剤などに均等に混和する．皮膚の保護，鎮痒，収れんに用いる．
	ローション剤	医薬品を水溶液（精製水，エタノール，グリセリン，グリコールなど）中に界面活性剤，懸濁化剤を加えて，微細均等に分散した液体状塗擦用外用剤．皮膚治療薬として殺菌，収れん，鎮痛，鎮痒に用いる．
	注射剤	溶液剤，懸濁乳剤，用時溶解して用いる固形剤がある．水性の溶剤は注射用蒸留水，非水性は植物油（不揮発性のオリーブ油，ゴマ油，ダイズ油など）で溶解する．なるべく中性に近く等張，無菌でなければならない．
	点眼剤	結膜嚢に直接適用する．無菌に製剤する．溶液，懸濁液，粘稠液がある．眼は鋭敏な器官であるため，調整法は注射に準じて眼粘膜に刺激のない pH（4.8～8.5），浸透圧で，異物を含まないようにし，滅菌，保存法に留意する．

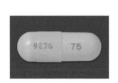

カプセル剤
（写真提供：中外製薬）

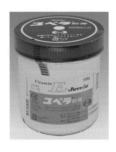

軟膏剤
（写真提供：エーザイ）

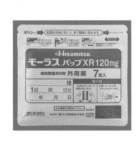

パップ剤
（写真提供：久光製薬）

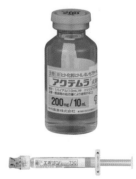

注射剤
（写真提供：中外製薬）

図 1.7　さまざまな薬剤の形状

・静脈内注射：血管内に直接薬剤を注入するため，吸収過程がなく，迅速に全身に分布する．
初回通過効果を受けないため，作用は確実である．即効性であるため，緊急を要する場合に
適している．また，注射量を調節できるので危険な兆候が現れたらすぐに注射を中止できる．
点滴のような持続注入も可能であるが注入速度に注意する．

　一方，効果がきわめて速やかで強力であるので，循環器，呼吸器系障害（ショック，不整
脈，呼吸困難）などを招くことがある．また，空気塞栓の危険性があるため，注射器の中に
空気を混入しないように注意する．

・動脈内注射：病巣部が局在化している場合に，その部分に栄養を送っている動脈内に薬物を
注入することで高濃度の薬物を局所的に作用させることができる．がん病巣に対する抗がん
剤治療などに用いられる．

(2) 投与量

　投与量について補足説明をしておく．薬物の使用量が非常に少ない場合，何の薬理効果も得ら
れない．この効果が得られない量を無作用量と呼ぶ．使用量を少しずつ増やしていくと，初めて
効果が発現する用量に達するが，この量を最小有効量と呼ぶ．さらに投与量を増加していくと効
果は徐々に強くなり，ついには有害作用が現れ中毒症状を示すに至る．中毒症状を現す直前の量
を最大耐用量（極量）と呼び，中毒症状を示す最も少ない量を最小中毒量と呼ぶ．この両者の値

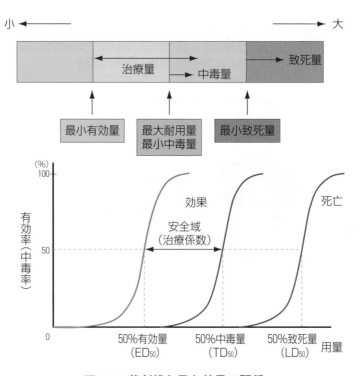

図 1.8　薬剤投与量と効果の関係

は同等の値をとる．最小有効量と極量との間を治療量，あるいは臨床用量と呼ぶ．薬物の治療係数は，歴史的には50%致死量（LD_{50}）／50%有効量（ED_{50}）が用いられたが，現在は50%中毒量（TD_{50}）／ED_{50}が用いられる．この値が大きいほどその薬物は安全性が高いといえる（図1.8）．

　さらに，中毒量を超えて投与量を増やしていくと，初めて死亡する生体が出てくるが，この量を最小致死量と呼び，この量以上の用量を致死量と呼ぶ．通常は臨床用量の範囲内で治療を行うが，まれに最大耐用量を超えた投与量で治療することもある．

（3）併用薬

　他の薬物が併用されている場合には，互いの効果が加わった形の相加効果を示したり，それ以上に効果を強め合う相乗効果を示したりする．これを利用することで，それぞれ単独では副作用を避けられない薬でも，少量ずつ用いれば治療効果を発揮できる場合がある．

　この例として，がんの化学療法がある．いずれの薬剤も単独では副作用が強いため，いくつかの薬剤を組み合わせて用いることが多い．

　しかし反対に，併用した結果，互いの薬理効果を打ち消し合う拮抗作用を示したり，それぞれの薬物の体内動態や薬理作用に影響を与える薬物と相互作用を示したりすることもある．

3）コンプライアンス（服薬遵守率）

　患者は処方された薬を，医師の指示どおりに服用するとは限らない．ある統計によると，慢性病にかかっている患者の多くが服用時間や服用量を間違えていたり，独自の判断で変更したりしており，正確に飲んでいる患者は非常にわずかにすぎないとされている．

　コンプライアンス（服薬遵守率）の低下は，①病気についての理解度が低い，②患者の年齢層に関連しているといわれる．例えば，レンサ球菌性咽頭炎の患者に対して，医師がペニシリン製剤（錠剤・ドライシロップ）の服用の必要性をよく説明しておくと，コンプライアンスはよくなる．しかし，十分な説明のないまま処方すると，急性症状がおさまった後は独自の判断で医師が指示した服薬期間を守らずに薬が残っているにもかかわらず休薬してしまう傾向がある．また，1日に数回服薬する薬物を飲み忘れた場合，次回の服薬時に飲み忘れた分までも一緒に飲んでしまう場合もある．このような服薬は指示した量の2倍の薬物を一度に服薬することにつながるため，薬物の血中濃度は予期せぬ高さに達する危険がある．

　コンプライアンスが低下するケースとして，①高齢者（もの忘れ，自己否定），②ひとり暮らし，③子どもに多い．子どもは苦いもの，飲みにくいものには抵抗を示すため，母親への指導が望まれる．

　薬を処方どおりに飲まなかったり，服薬をしないまま放置しておくと，①病気の進行，②再発，③抗生物質の場合は耐性菌の増殖，④副作用の発現（コンプライアンス不良のため十分な効果がみられないにもかかわらず医師はそれを知らないため，効果不十分と判断

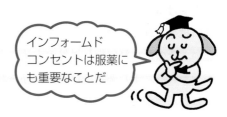

インフォームドコンセントは服薬にも重要なことだ

● トピックス ●

コンプライアンスとアドヒアランス

　アドヒアランスとは，患者自身が治療方針の決定に参加し，その決定に従って治療を受けることを意味する．もともと，医療者は患者が医師や薬剤師の指示をどの程度守っているかというコンプライアンスという概念に基づいて患者を評価してきた．つまりその評価の主体は医師，薬剤師側にあり，医薬品の使用を規則正しく守らない「ノンコンプライアンス」の問題は患者側にあるとされていた．しかし近年の医療現場では，医療に関する考え方が変化してきており，医療者主体の医療から患者中心の医療となりコンプライアンスという概念がそぐわなくなってきている．このような背景から，患者自身の治療への積極的な参加（執着心：adherence）が治療効果の向上に直接結びつくという考え方であるアドヒアランスの概念が生まれた．

　このアドヒアランスの概念は，患者と医療者の相互関係が重要であり，医師，薬剤師と患者の関係が良好であるほど継続できる可能性が高くなるともいわれている．つまり，服薬アドヒアランスを良好に維持するためには，その治療方法は患者にとって実行可能か，服薬を妨げる因子があるとすればそれは何か，それらを解決するためには何が必要かなどを医療者が患者とともに考え，相談のうえ決定していく必要がある．

して薬の増量をはかるため）につながりやすい．これらを避けるためには，患者と医師・薬剤師・看護師間の意思の疎通をはかっておくことが第一である．インフォームドコンセント（informed consent：内容をよく知らされ，十分理解をしたうえでの合意）が，この場合も重要である．

H　薬物送達システム（DDS）

　前出Dの項では経口投与を例にとって，薬物の生体内運命（薬物動態）を説明した．実際の臨床の場では，経口以外のさまざまな方法で薬物が投与されている．投与した薬物を，できる限り有効な方法でその薬物が作用する部位に到達させることは，非常に重要である．薬物送達システム（drug delivery system：DDS）の考え方は，それに基づいている．

DDSは薬物動態の特徴を有効に利用しているんだね

　経口投与された薬物は，胃酸や消化酵素，肝臓や腸管における初回通過効果などさまざまな影響を受ける．例えば，糖尿病の治療に用いられるインスリンはアミノ酸で構成されているため，経口投与された場合，タンパク質消化酵素の影響を受けてしまい，血糖値を下げる効果を得られない．そのため経口投与以外の方法によって投与されなければならないため皮下注射による投与が行われる．また薬物には経口投与されると，初回通過効果を強く受けるため，吸収された薬物のほとんどが消失してしまい，きわめて少ない薬物量しか全身循環しないものがある．そのよう

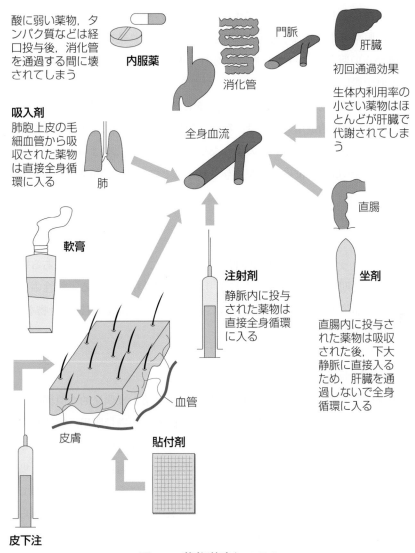

酸に弱い薬物，タンパク質などは経口投与後，消化管を通過する間に壊されてしまう

内服薬

門脈

消化管

肝臓

初回通過効果

生体内利用率の小さい薬物はほとんどが肝臓で代謝されてしまう

吸入剤

肺胞上皮の毛細血管から吸収された薬物は直接全身循環に入る

全身血流

肺

軟膏

注射剤

静脈内に投与された薬物は直接全身循環に入る

直腸

坐剤

直腸内に投与された薬物は吸収された後，下大静脈に直接入るため，肝臓を通過しないで全身循環に入る

血管

皮膚

貼付剤

皮下注

図 1.9 薬物送達システム

な特徴をもつ薬物は，初回通過効果を回避した経路から投与しなければ，有効な血中濃度を得ることができないため，経口投与では十分な治療効果が期待できない．

　図 1.9 に初回通過効果を回避する投与経路の例をあげる．インスリンは皮下注射によって投与され，皮下の毛細血管から吸収され全身血流にのり，全身のインスリン受容体に達する．狭心症発作時に用いられるニトログリセリンのような硝酸製剤の舌下投与や貼付剤も，舌下や皮下の毛細血管から速やかに吸収され，肝臓の初回通過を受けずにすばやく心臓に作用させるため，考えられた投与方法である．

　吸収効率の改善のみならず，作用時間の延長や作用部位への薬物の分布をよくするため DDS の考え方を応用した医薬品が近年開発されている．高齢患者は，薬物治療のコンプライアンスが

低いため，医師の指示どおり服薬していない場合が多い．そのため，1日3回の経口投与の代わりに，1日1回の服薬で十分な薬物が長期間継続して放出され続けるように工夫された剤形（徐放剤）や，皮膚からの吸収によって薬物投与を行う貼付剤など，DDSを応用した新しい剤形によって，有効な血中濃度を維持できる方法などが考えられている．

また，痔疾患の治療で坐剤を用いる場合，好発部位である下直腸領域に薬物が分布することが望ましい．そのため多くの痔治療用の坐剤は，解熱，鎮痛といった他の治療目的の坐剤よりも，すばやく溶解するようにつくられている．そのような坐剤を用いることにより，坐剤を挿入した肛門に近い部分，すなわち痔の好発部位に薬物が投与されることになり，治療効果を高める結果となる．

I 中 毒

化学物質が原因となって起こる身体的障害を中毒という．中毒には，1回あるいは短期間の曝露による急性中毒と長期的に曝露することにより起こる慢性中毒がある．急性中毒，慢性中毒ともに原因物質は医薬品等の化学物質に加え，自然界に存在する無機，有機化合物ならびに動植物，細菌類などが産生する天然毒がある．

1）薬物，化学物質中毒

薬物による中毒は，大きく分けて2通りに分類される．第1は偶発的な原因による中毒，第2は，意図的あるいは故意によるものである．前者は，医薬品の過量服用，容器やラベルの読み誤りなどであり，後者は自殺あるいは殺人などを目的とした意識的に通常用量をはるかに超えた場合，または傷害を目的とした毒性の高い薬物，化学物質などの過量投与を行った場合である．

薬物による急性中毒の治療に対しては，救急処置を行う際にその中毒が偶発的であるかあるいは故意によるものであるかを考慮し，さらに，中毒の原因物質が何であるかを明らかにしておくことが以後の治療においてもきわめて重要である．

表1.6 緊急処置の手順

段 階		処置内容
1	緊急処置	気道確保，血管確保，輸液
2	臨床観察	患者の意識の程度，昏睡，幻覚症状，体温，心拍，呼吸，麻痺，けいれん，皮膚の状態，局所の屈曲，硬直，瞳孔反射，代謝性アシドーシス，血液，尿，呼気の分析，吐瀉物の分析
3	薬物の消化管，皮膚，粘膜からの除去	催吐，胃洗浄，腸洗浄，吸着剤の投与，下剤の投与（ただし，症状，予想される薬物により禁忌の場合がある）
4	解毒剤の使用	
5	生体に吸収された薬物の除去	補助療法，強制利尿，体液の酸性化，アルカリ性化，吸着，灌流，透析

　薬物中毒発生時の処置には，通常，患者の意識がある場合や家族らからの情報が得られるときは原因物質のおおよその判断と摂取量の推定に役立つが，患者が意識不明の状態に陥っている場合などは薬物に対する情報はまったく得られない場合もある．

　中毒の治療は基本的に2つの原則に基づいて行われる．第1に，体内に入っている中毒の原因物質の除去，第2に症状，徴候の軽減・除去である．通常，表1.6のような段階で患者に対して処置が行われる．

2）農薬中毒と解毒薬

　農薬は，ヒトが生活する環境の中で広範囲に使用されるため，標的となる生物に対しては高い毒性を示し，ヒトに対してはまったくの無毒であることが理想である（選択毒性が高い）．しかし，ある程度選択毒性を高めた農薬の開発はこれまでに成功してきてはいるが，完全にヒトに無毒な農薬というものは残念ながらない．そのため，種々の実験動物に対する慢性毒性の評価をもとに最大無作用量を求め，さらに安全係数を掛けたヒトの1日摂取許容量（acceptable daily intake：ADI）を求め，ヒトが生涯にわたって摂取しても健康を障害されないと推定される農薬の総量を定める．一方，ADIと，その農作物の生涯にわたる摂取量を考慮し，適用農作物の残留性からその農作物の残留性基準値が設定される．

表1.7　農　薬

成分名	農薬名	症状，経過	治療法
有機リン系農薬	マラチオン	アセチルコリンエステラーゼ阻害により，神経組織や受容体でのアセチルコリン過剰状態を起こし，ムスカリン様，ニコチン様作用と中枢神経作用が現れる．	プラリドキシム (2-PAM) とアトロピンが著効．
有機塩素系農薬	メトキシクロル（メトキシクロール）	軽度の中毒作用：嘔吐（早期または遅発性），知覚異常，倦怠感，粗大振戦，発作，肺水腫，心室細動，呼吸不全などが起こる．	選択的な治療薬はなく，ジアゼパムおよびフェノバルビタールによる振戦および発作の予防と管理，アドレナリンの慎重投与，突然の刺激を避ける，非経口輸液などの対症療法を行う．腎不全および肝不全のモニタリングも同時に行う．油性の下剤の使用は有機塩素系農薬の吸収を高めてしまうので避ける．
除草剤	パラコート	数時間以内に胃腸不調が示され，致命傷となる肺線維症は数日あるいは10日程度経過した後に現れる．パラコートの毒性は，パラコートの酸化過程で生成するスーパーオキシドラジカルに由来する．このような理由から，パラコート中毒の治療は早急に開始しなければ効果はほとんど期待できない．	胃洗浄や下剤による消化管からの除去，ひき続きノフー土（珪酸，30%）の経口投与による消化管からの吸収の防止，さらに体内に吸収されたパラコートの血液透析あるいは血液還流による除去．

農薬には大きく分けて有機リン系殺虫剤，有機塩素系殺虫剤，カーバメート系殺虫剤，有機フッ素剤，除草剤，殺鼠剤などがある．

3) 有毒ガス

(1) 一酸化炭素

一酸化炭素は化学窒息剤であり，その毒作用はカルボキシヘモグロビン（COHb）生成に由来する．一酸化炭素のヘモグロビンとの結合性は，酸素のそれと比べ約 200 ～ 500 倍強いといわれている（表 1.8）．

(2) 青酸ガス（シアンガス）

シアン化水素およびその誘導体は燻蒸剤として使用されるきわめて即効性のガスである．青酸は，ヘム鉄を有する酸化酵素，チトクロムオキシダーゼ系呼吸酵素を阻害し，細胞の酸素利用を妨げるため，内部窒息を起こし毒性を発現する．

(3) 神経ガス

代表的なものとして，1995 年の地下鉄サリン事件でわが国でも多くの被害者が出たサリンがある．毒性の発現は有機リン系農薬と同様に，アセチルコリンエステラーゼや他のエステラーゼ阻害であり，中毒症状として，ムスカリン様作用による副交感神経症状，一部の交感神経症状（血

表 1.8　有毒ガス

成分名	毒性発現機構	症状，経過	治療法
一酸化炭素	化学窒息剤であり，毒作用はカルボキシヘモグロビン (COHb) 生成に由来．	空気中の濃度が 0.04% 程度では 1 時間の曝露でも中毒は認められないが，0.06 ～ 0.07% に上昇すると頭痛，悪心が認められ，0.1 ～ 0.12% では生命が危険になる．	患者を清浄環境に移し，一酸化炭素への曝露を避け，100% 酸素の吸入を行う．次いで，体温維持，血圧維持を行い，脳浮腫が現れた場合にはマンニトールの静注を行う．また，けいれん，運動亢進に対しては，ジアゼパムの静注を行う．
青酸ガス（シアンガス）	ヘム鉄を有する酸化酵素，チトクロムオキシダーゼ系呼吸酵素を阻害し，細胞の酸素利用を妨げ，内部窒息を起こす．	吸入あるいは内服により数秒ないし数分でめまい，頭痛，耳鳴り，嘔吐，昏睡，心悸亢進，失神および死亡する．死亡前に窒息性けいれんを起こす．	亜硝酸ナトリウムの静注，亜硝酸アミルの吸入等を行い，シアンと親和性の高いメトヘモグロビン生成を行う．次いで，チオ硫酸ナトリウムを静注し，シアンを無毒のロダン塩とし，尿中排泄を高める．
神経ガス	アセチルコリンエステラーゼや他のエステラーゼ阻害．	ムスカリン様作用による副交感神経症状（呼吸困難，流涎や流涙，発汗，縮瞳），ニコチン様筋症状（れん縮，けいれん，筋麻痺），一部の交感神経症状（血圧上昇，頻脈），中枢神経症状（頭痛，めまい，意識混濁，言語障害，昏睡）など．	有機リン剤中毒と同様にプラリドキシム (2-PAM) とアトロピンが著効を示す．治療は曝露後早い時期に開始することが重要．

圧上昇，頻脈），中枢神経症状などが現れる．

4）天然毒

天然毒は，植物毒，動物（蛇，魚，昆虫類）毒，細菌毒，カビ毒などに分類される．

（1）動物・植物毒，きのこ毒

植物毒に分類される成分には，トリカブト中に含まれるアコニチン，ジギタリスに含まれるジ
ゴキシンやホミカの種子に含まれるストリキニーネなど医薬品としても古くから用いられている
ものも多いが，ジャガイモ中のソラニンやスイセン属植物のリコリンなどによる中毒も広く知ら
れている．

表 1.9　毒きのこ

成分名	原因植物	症状，経過	治療法
アマニチン （致命的な猛毒）	ドクツルタケ，タマシロオニタケ	激しいコレラ様の下痢と腹痛，嘔吐など．致死量1〜2本．	吐剤，下剤，胃内洗浄，浣腸など．電解質バランスの確保．脱水に対して水分の補給．
コプリン （自律神経作用）	ヒトヨタケ，ホテイシメジ	飲酒の前後に食べると中毒症状を引き起こすもので，中毒症状は顔，首，胸が紅潮し，激しい頭痛，めまい，嘔吐，呼吸困難，不快感など．	通常4時間以内に自然回復．
ムスカリン （自律神経作用）	アセタケ，カヤタケ	食後15〜30分以内で，唾液と汗が増加し，続いて嘔吐，下痢などいわゆるムスカリン症状．瞳孔の縮小による視力障害，不整脈，血圧低下，ぜんそく様の呼吸，重症の場合には心停止を起こし死亡．	胃内洗浄，ムスカリン症状がなくなるまでアトロピン投与．
イボテン酸，ムシモール （中枢神経系作用）	ベニテングタケ，テングタケ	1本以上食べると発症する．症状は食後15〜30分で現れ，酒に酔ったような興奮状態になるほか，精神錯乱，幻覚，視力障害など．イボテン酸のほかにムスカリンを含むため筋肉の激しいけいれんや精神錯乱症状が強く出るが，嘔吐を伴い死亡することは少ない．ほとんどの場合，4時間ほど興奮状態が持続し，その後眠りに就くことが多い．	死に至ることは滅多になく，通常24時間以内に回復．
イルージンS（ランプテロール）ウスタリン酸 （消化器系作用）	ツキヨタケ，カキシメジ	激しい腹痛と下痢，嘔吐	催吐，胃洗浄，吸着剤投与．
クリチジン，アクロメリン酸A，アクロメリン酸B （末端紅痛症）	ドクササコ	手足の先が赤く腫れる末端紅痛症．徴候は食後4〜5日後に出る．激痛は1カ月以上続く．	特効薬はなく，ATPやニコチン酸の注射が有効とされている．

(2) 細菌毒

腸管出血性大腸菌は，表面抗原や鞭毛抗原（べんもう）によりさらにいくつかに分類されている．O157（オー）はこの腸管出血性大腸菌の一種で，毒素により出血性腸炎を起こすことから，正式には「腸管出血性大腸菌 O157」と呼ばれている．O157 はベロ毒素という強力な毒素を産生するが，これは志賀赤痢菌がもっている毒素と同じタイプのものである．腸管出血性大腸菌には，O157 のほかに O26，O111 などがあり，いずれも食中毒を起こす．たいていの成人は抵抗力があり，軽い下痢程度の症状ですむが，小児，高齢者では命にかかわるような状況になることがある．ベロ毒素は，大腸の粘膜に作用して下痢，激しい腹痛，血便を引き起こす．症状が進むとベロ毒素は血液中に入り血管内皮にも障害を及ぼす．血管の内側が損傷を受けると，鉤状（かぎ）に変化した血管壁により赤血球が損傷を受け，溶血を起こし貧血症状が現れる．一方，血管のぎざぎざのために血液凝固に関与する血小板が消費され，出血傾向になる．また毛細血管が多い腎臓が障害を受け，全身に浮腫が現れる．さらに症状が進むとベロ毒素は脳の血管や神経細胞そのものを侵し中枢神経症状が現れ，全身にけいれんが起こり昏睡状態になって最終的には死亡する場合もある．

治療には，抗菌薬としてニューキノロン，ホスホマイシンを使うが初発症状出現後3日以内が原則．それ以降は殺菌時に大量のベロ毒素が放出され症状の悪化を引き起こすので使用はできない．合併症に対しては対症療法が基本となる．

5) 慢性中毒

慢性中毒は，メチル水銀による水俣病，キノホルムによるスモン，カドミウムによるイタイイタイ病などのように，少量の毒物に長年にわたって曝露され続けた結果，一定以上の濃度が生体内に蓄積し，機能障害が発症するものである．アルコール，麻薬，覚せい剤，バルビツール酸系睡眠薬，シンナーなど依存性のある薬物による中毒も慢性中毒である．

J 新薬の開発（臨床試験と倫理）

1) 臨床試験

新薬の開発には長い年月が費やされる．その開発過程は大きく3つに分けられる．1つめは，合成された化合物や自然界に存在する化合物の中から有用なもの（効果が強く毒性の弱い物質）を選び出す過程．2つめは，選び出された化合物に対してさまざまな実験を試験管内の実験や培養細胞，実験動物を用いて行い，その開発候補化合物の薬理学的・薬物動態学的特徴を検討するとともに，種々の毒性試験を実施して，ヒトを対象とした臨床試験へ移行するために必要な有効性や安全性に関する基礎的なデータを得る前臨床試験（非臨床試験ともいう）を行う過程．そして3つめは，動物を対象にして得られたデータが，ヒトの治療に有効で安全であるかを実際にヒトに候補化合物を投与して検討する臨床試験の過程である．

医薬品の開発において行われる臨床試験は治験と呼ばれ，大きく4つの相に分けられる．それ

ぞれの相の特徴を表1.10にまとめる.

2）ヘルシンキ宣言

　ヒトを対象としたすべての臨床試験の倫理的規範は，ヘルシンキ宣言に基づいている．ヘルシンキ宣言は過去の誤った「人体実験」を二度とくり返さないために，1964年の世界医師会で採択されたものであるが，その後，いくたびかの改訂を経て現在のものになっている．

　ヘルシンキ宣言を規範とする臨床試験はその対象（被験者）が健康人，患者を問わず，また被験者にメリットがある治療的試験かメリットがない研究的試験かを問わず，すべてのヒトを対象とした臨床試験にあてはまる．

　ヘルシンキ宣言の序文では「医学の進歩は，最終的に人間を対象とする研究を要するものである」と述べられている．

　ヘルシンキ宣言に則って臨床試験を実施するために必要不可欠な3つの条件は，以下の通りである．

①倫理性を踏まえ，科学的に適正な臨床試験計画書（プロトコール）を作成し，それを遵守して臨床試験を実施すること．

②臨床試験を実施する担当医師等から独立した第三者的委員会である治験審査委員会（institutional review board：IRB）において，その試験計画，および被験者への同意取得のための説明が適正であり，試験実施が科学的・倫理的に妥当であると承認を得ること．

③臨床試験の実施にあたり，被験者から自由意思による適正な同意（文書同意）が得られること.

表1.10　臨床試験の相

相	対　象	目　的
第1相 （フェイズ1）	少数の健康成人	薬物の安全性の確認とヒトにおける薬物動態を検討する．
第2相 （フェイズ2）	少数〜数十人の患者	開発された薬物の有効性が期待される患者を対象として，適応症，投与量，投与方法，安全性を検討する．
第3相 （フェイズ3）	多数の患者	第2相で決定した投与量，投与方法が目標とする疾患の治療に有効であることを，多くの患者を対象に検討する．すでに有効性が確立されている標準薬や薬効成分を含まないプラセボを対照として，どちらが投与されるかをランダムに割りふり，その割付を患者も医師も知らされない二重盲験法を用いて行う場合が多い． また治療が長期に及ぶ疾患での使用が想定される薬物では，その治験薬が長期にわたって使用された場合の安全性を確認する試験を行う．
厚生労働省への製造販売承認申請		
第4相 （フェイズ4）	多数の患者	第3相の臨床試験を終えて厚生労働省から発売を承認された新薬を，より多くの患者で使用した際の有効性・安全性を再確認する． 第3相までに得られなかったさまざまな臨床的背景をもつ状況下での使用データを蓄積するために，厚生労働省からの指示によって行う臨床試験もある． 第4相の試験の結果によって，厚生労働省は，新薬の安全性と有効性を再評価（再審査）する．

3) 臨床研究に関するわが国の倫理指針

　ヘルシンキ宣言は世界医師会により採択され，数回の改訂がなされたものであるが，日本においてはヒトを対象として実施される臨床研究を行う際に遵守しなければならない倫理指針が出されている．この倫理指針は医師が異なる治療の効果比較を行うような介入研究のみならず，診療記録の集計・調査による観察研究やアンケート調査などで実施する研究など，医師以外の薬剤師や看護師などが計画・実施する研究に対しても適用されるものであるため，どのような研究であっても臨床研究計画の際には必ず内容を熟知しておくことが必要である．

倫理的に妥当か否か．
それが問題だ

[学習課題]

1) 薬物療法の目的について述べなさい．
2) 薬力学と薬物動態学の相違について述べなさい．
3) 薬物の作用点について述べなさい．
4) 薬物受容体の特徴について述べなさい．
5) アゴニストとアンタゴニストの相違について述べなさい．
6) 初回通過効果とバイオアベイラビリティとの関連性について述べなさい．
7) 薬物有害反応の発生メカニズムを述べなさい．
8) 代謝における薬物相互作用について述べなさい．
9) 薬物療法における個体差について述べなさい．
10) プラセボの臨床的利用法について述べなさい．
11) コンプライアンスとインフォームドコンセントとの関連性について述べなさい．
12) 薬物の適用方法を4つあげ，その特徴について述べなさい．
13) 急性薬物中毒の初期治療について述べなさい．
14) ヘルシンキ宣言に則って臨床試験を実施するための条件について述べなさい．

キーワード

薬力学　薬物動態学　合理的薬物治療　トキシコロジー（毒性学）　薬物療法　トランスポーター　薬物受容体　アゴニスト（作用薬）　アンタゴニスト（拮抗薬）　用量反応曲線　初回通過効果　バイオアベイラビリティ　半減期　薬物有害反応　薬物依存　催奇形性　薬物相互作用　耐性　プラセボ　コンプライアンス　インフォームドコンセント　薬物送達システム（DDS）　急性中毒・慢性中毒　ヘルシンキ宣言　倫理指針

● トピックス ●

グレープフルーツジュースと薬の飲み合わせ

　グレープフルーツジュースは消化管，特に小腸における薬物の吸収過程での代謝を強く阻害するため，本来小腸を通過する際に分解されるべき薬物が分解されずに血中に移行してしまう．その結果，適正な血中薬物濃度を維持できるように処方されたはずの薬物が，分解されずに体内へ吸収されることにより，通常量の数倍あるいは10倍量の薬物を投与された場合と同じ現象を起こしてしまう．当然，薬物の過剰投与と同様の有害作用が発現する．

　グレープフルーツジュースによって阻害される酵素の代表にCYPがある．CYPは主に肝臓に存在しているが，消化管内にも多く存在している．CYPには多くの分子種（同じグループに属する酵素で，性質が異なるもの）があるが，そのうちCYP3A4という酵素がグレープフルーツジュースによって阻害される．CYP3A4で代謝を受け，かつ小腸での吸収過程で影響を受けることが明らかにされている医薬品に，降圧薬の一種であるカルシウム拮抗薬のフェロジピン，向精神薬のトリアゾラムなどがある．

　なお，グレープフルーツジュースの成分でCYP3A4を阻害すると考えられている物質は，腸管からの吸収がほとんどないので，多量に長期間飲み続けない限り血中に移行して肝臓のCYP3A4を阻害するようなことはない．そのため，静脈内投与や筋肉内，皮下投与された薬物では，このような現象は起こらない．

カフェイン含有飲料，OTC医薬品の適切な摂取を

1. 過剰摂取がまねく急性中毒の危険

　近年，カフェインの過剰摂取による事故が社会的に問題になっている．特に，薬物としての認識があまりないカフェインを多く含む嗜好品としてエナジードリンクが問題になっている．急性中毒の事例として，市販のエナジードリンクを3本と栄養ドリンクを1本飲み，その直後に体調の変化を訴え，悪寒，手のしびれ，ふらつきなどを起こした例がある．その市販のエナジードリンクには清涼飲料水としての表示のみで，ボトルにはカフェイン使用量の表示はされておらず，消費者はカフェインの摂取量を特に意識することなく飲んでいたという．一般的なエナジードリンク1本あたり100㎎程度のカフェインが含まれているが，含量が多いものでは300㎎に達するものもある．

　多くの報告の平均的な値を参考にすると，適度なカフェイン摂取量として，平均的な成人の場合では1日あたり200〜400㎎未満とされ，致死量として5〜10ｇとされている．当然であるが，急性中毒量はおおむね1〜数ｇという範囲になり，上述の例のように比較的カフェイン含量が多いエナジードリンクを短時間に2〜3本飲んだりすると，それだけで急性中毒におちいることも考えられる．

　飲酒によるアルコール摂取や喫煙によるニコチン摂取と異なり，カフェインには使用に対する法的年齢制限がない．世界的にはその摂取に法的な制限を加える国も出てきているが，現状の日本ではカフェインはいまだ"自由に摂取することのできる薬物"である．わが国においてはカフェインが強い薬理作用をもった薬物であり，急性中毒のリスクを含んでいるという認識は残念ながら低い．

カフェインは，その摂取量によって急性中毒の事故に結びつき得ることを，薬理学を学んでいる者がきちんと理解して社会に伝えていく必要がある．

2. セルフメディケーション〜適正な自主服薬に向けて

　セルフメディケーションとは WHO において「自分自身の健康に責任をもち，軽度な身体の不調は自分で手当てすること」と定義されており，適度な運動やバランスの取れた食事，十分な睡眠・休息により，日頃から自身の体調を管理するとともに，軽度な疾病に伴う症状の改善には薬剤師等による適切なアドバイスのもとで身近にある OTC（Over The Counter）医薬品を利用することが推奨されている．

　OTC 医薬品は薬局・薬店・ドラッグストアなどで処方せんなしに購入できる医薬品であり，一般用医薬品と要指導医薬品に分類される．一般用医薬品はリスクの程度に応じて，第1類から第3類に区分され，販売時のルールや情報提供の必要性などが決められている．要指導医薬品は特に注意が必要で十分な情報提供を要する医薬品であり，医療用医薬品として長い間使用され，安全性が十分に確認されて OTC 医薬品として販売が可能になった薬（スイッチ OTC 医薬品）が含まれている．第1類医薬品と要指導医薬品は薬剤師による情報提供が義務化されており，さらに要指導医薬品は対面での販売のみで，インターネットによる販売は不可となっている．なお，要指導医薬品として分類されたスイッチ OTC 医薬品は，原則3年間販売された後，安全性に問題がなければ一般用医薬品へ移行される．

　OTC 医薬品は，医療用医薬品（処方薬）と比べ，薬の作用が比較的おだやかで副作用が少ないもの，とされているが，汎用されている総合感冒薬や解熱鎮痛剤，漢方製剤においてもスティーブンス・ジョンソン症候群（SJS），中毒性表皮壊死融解症（TEN），肝障害などの重篤な有害作用も報告されているため注意が必要である．

　また，OTC 医薬品は多剤併用時の安全性についての情報がとぼしい．そのため，すでに医療用医薬品（処方薬）を服用している基礎疾患保有者等への使用には細心の注意を払う必要がある．さらに近年，OTC 医薬品による乱用・依存が増加傾向にある．OTC 医薬品にはリン酸コデインやプソイドエフェドリン，ブロムワレリル尿素など厚生労働大臣が指定する「濫用等のおそれのある医薬品」のみならず，総合感冒薬や鎮痛薬，鎮咳去痰薬には複数の依存性物質が配合されており，本来の効能とは異なる意欲増進，不安・緊張の緩和などの効果を期待して乱用し，依存におちいる．特に最近では 10 代の薬物関連障害患者が使用している代表的な薬物となっている．OTC 医薬品は入手しやすく，比較的安価であることから，最も身近な乱用薬物となり得るという認識をもつ必要がある．

　高齢化や生活習慣病の増加に伴う国民医療費の増大を緩和するという背景のもと，健康の維持・増進および疾病の予防を目的として，セルフメディケーション税制なども施行され，OTC 医薬品の重要性はますます高まることが考えられる．OTC 医薬品を適正に使用し，セルフメディケーションの推進，ひいては健康寿命の延伸につなげていきたい．

[参考]
1. 農林水産省ホームページ，「カフェインの過剰摂取について」．
2. 日本薬剤師会ホームページ，「『セルフメディケーション』について」．

Ⅱ　小児，妊婦，高齢者の薬物治療

学習目標

小児，妊婦，高齢者の生理的変化および薬物動態への影響について学び，薬物治療を行う際の有効性と安全性への理解を深める．

A　小　児

　小児の薬物代謝機能は，当然成人とは異なる．このため小児の薬用量を決めるための種々の換算式や算出表が考案されている．代表的な換算式を表 1.11 にあげるが，一般に体表面積に比例させるのがよいと考えられている．それは体内でのエネルギー代謝（基礎代謝）が体表面積に比例するからである．体表面積を加味した簡単な算出法を表 1.12 に示す．

表 1.11　小児薬用量の換算式

> 1　ヤング（Young）の式：成人量 x 年齢 /（年齢＋ 12）
> 2　アウグスベルガー（Augsberger）の式：成人量 x（4 x 年齢＋ 20）/ 100
> 3　クラーク（Clark）の式：成人量 x 小児体重 / 71

表 1.12　ハルナック（von Harnack）の年齢別薬用量算出表（成人を 1 とする場合）

未熟児	新生児	0.5 年	1 年	3 年	7.5 年	12 年	成人
1/10	1/8	1/5	1/4	1/3	1/2	2/3	1

　これらの換算式の適用にあたって注意すべきは，小児は単に"小型の大人"ではないということである．

　肝臓における薬物代謝機能は，出産時ははなはだ未熟であるが，幼児期に至って大人のレベルに近づき小児期には大人のレベルを超えるものもある．例えば，新生児において，グルクロン酸抱合を行う肝臓の酵素活性が未熟なため，ビリルビンが代謝されず脳に沈着し，毒性を現すのが新生児核黄疸である．

　一方，喘息治療薬テオフィリンの代謝は，大人より小児のほうが

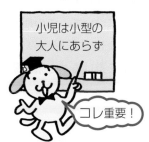

速い．腎臓の機能にも同様に，成長発達に伴う変化が小児では認められる．さらに，小児は大人と異なりさまざまな臓器や器官が発育過程にあり，特に慢性疾患の薬物治療の場合にはできる限り正常な発育を維持し，発育を損なわないための配慮が必要である．

　そのほかにも小児に特有な現象や注意点があるので，そのいくつかを列挙する．

　小児期の性ホルモンの投与：一次・二次性徴に対する影響を十分考慮する必要がある．
　副腎皮質ステロイド：身長増加の抑制，性成熟の遅延．
　テトラサイクリン抗菌薬：骨発育の抑制，乳歯の黄変，エナメル質の形成阻害．
　クロラムフェニコール：灰白症候群（薬剤使用後2〜7日後に皮膚が灰白色になり，チアノーゼを示して末梢循環不全で死亡する）．
　解熱鎮痛薬：アスピリンの投与でライ症候群*の発生の可能性が指摘されている．
　筋肉内注射：筋短縮症の危険がある．

B　妊　婦

　妊婦の治療に際しては，妊娠によって変化している母体に対する影響と同時に，子宮内の胎児に対する影響を常に考慮に入れる必要がある．

　妊娠期には，全身水分量が増加するのに伴い，薬物が分布する領域である細胞外液量や全身水分量が増える．妊婦の全身水分量の増加は，その半分近くは胎児，羊水，胎盤によるものであることに注意しなくてはならない．薬物結合タンパク質であるアルブミンは，濃度にして0.5〜1.0 g/dLほど，妊娠満期に減少する．このような変化に起因する薬物動態の変化に注意しなければならない．

　また，子宮内の胎児への影響には，妊婦の体内に入った薬物が胎盤を通過し，胎児の体内へ移行して奇形を発生したり，胎児の呼吸・循環障害を起こしたりする直接的な影響と，子宮の収縮や血圧の低下によって組織や臓器に変化が起こり，その影響が胎児に何らかの障害を与える間接的な影響とがある．

　分子量が600〜1,000以下の薬物は，胎盤を容易に通過して胎児に達する．また，脂溶性の高い物質，血中タンパク質との結合が弱い物質が胎盤を通過しやすい．特に妊娠第8週までに胎児の諸器官が形成されるため，サリドマイド事件のような催奇形性について，この期間は最も注意が必要となる．

　表1.13に妊婦への与薬を慎重に行う必要のあるものや，与薬を避けるべき禁忌薬物をあげ，その副作用を示す．

妊婦への与薬は
十分注意
しなくては

＊　ライ症候群：感染症状に続いて小児にみられる突然の意識不明．脳浮腫や肝および腎尿細管の著しい脂肪変性を伴い，死に至る．

表 1.13　妊婦への与薬で注意すべき薬物と禁忌薬物

1　抗生物質およびサルファ剤
- テトラサイクリン：骨発育障害，先天性白内障，胎児歯牙の黄染
- アミノ配糖体：難聴，腎障害
- クロラムフェニコール：灰白症候群（Gray 症候群）
- サルファ剤：胎児・新生児の核黄疸
- その他：経口メトロニダゾールは禁忌，ペニシリン系・セファロスポリン系が比較的危険が少ない

2　ホルモン剤
- 卵胞ホルモン製剤：生後，女児が成長後に腹痛を起こすという報告がある
- 黄体ホルモン製剤：女性胎児外性器の男性化

3　精神神経用剤
- 抗てんかん薬：フェノバルビタール，フェニトイン，プリミドン，トリメタジオンを服用した母親から口唇裂・口蓋裂，心奇形，四肢奇形，中枢神経系異常の報告がある
- 抗不安薬：口唇裂・口蓋裂，心奇形

4　その他
- 降圧薬：アンジオテンシン変換酵素阻害薬（ACE 阻害薬），アンジオテンシンⅡ阻害薬（ARB）も胎児奇形を起こすため，高血圧を有する妊婦だからといって，投与は絶対に行ってはならない（禁忌）
- レセルピン，メチルドパ，フロセミドなどの使用に際して注意を要する

　出産後の授乳期には，母乳中への薬物の移行が乳児の薬物の摂取 − 作用という形で問題となる場合がある．例えば，抗がん剤や，プロピルチオウラシルや，放射性ヨードなど抗甲状腺剤を服用する必要があるときには授乳を中止する．抗てんかん薬プリミドン，抗ヒスタミン薬シプロヘプタジン，サイアザイド系降圧薬（利尿薬）の服薬期間中は，授乳を避けたほうが望ましい．

C　高齢者

　高齢者では，腎臓・肝臓・心血管系・呼吸器系の加齢に伴う機能低下，予備能の減退が著しい．このため，与薬された薬物は，排泄や肝臓における代謝の遅れによって，体内に蓄積しやすくなる．そのため薬物の有害作用が発現しやすくなっている．

　高齢者では薬物に対して，より敏感に，ときには異常に反応するようになる．これは，①吸収された薬の分解と排出が低下する，②身体のホメオスタシス（homeostasis：内部恒常性）を保つ能力が衰えるために，薬に対する抵抗力が減退することが原因と考えられている．

　以下に留意すべき薬物のいくつかをあげる．

睡眠薬：体外への排出能力が低下しているので，持ち越し効果（ふらつき，運動失調など）が現れやすい．ときには異常反応として，錯乱状態になることがある．したがって，長時間作用性の睡眠薬（フルラゼパム，ニトラゼパム）の使用は避けたほうがよい．

モルヒネ系の鎮痛薬：過量による呼吸麻痺，がんこな便秘に留意する．

抗うつ薬：抗コリン作用が現れやすい．

β 受容体遮断薬：薬の効き目が低下してくる．しかし過量では，心不全，喘息の悪化がみられる．

ジゴキシン：高度の徐脈と不整脈．ジゴキシンの生物学的半減期は通常 1.5 日であるが，高齢者では 2 日以上に延長するので与薬量の減量が必要となることが多い．

糖尿病治療薬（インスリン，ピオグリタゾン，トルブタミド）：過度の低血糖による意識障害，心不全．

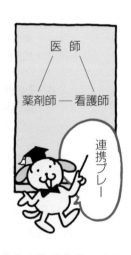

高齢者は，複数の疾患の治療のため多剤を併用していることが多い．そのため薬物相互作用を起こしやすい．また，多剤併用による服薬方法の複雑化，服薬に対する理解不足，自己判断による服薬の中断など，さまざまな要因によって服薬遵守率（コンプライアンス）の低下を認める場合が多い．

薬物療法や正しい服薬方法の重要性を十分に理解してもらうことや，多剤併用による薬物相互作用の出現の早期発見のため，医師・看護師・薬剤師間の連携が重要になる．特に，直接高齢患者の話を聞く機会の多い看護師の役割は大切である．

［学習課題］

1) 妊婦に対する薬物療法での留意点について述べなさい．
2) 小児や高齢者に対する薬物療法での留意点について述べなさい．

キーワード

ライ症候群　　サリドマイド事件　　催奇形性　　ホメオスタシス　　多剤併用　　服薬遵守率

Ⅲ　医薬品の管理

学習目標

医薬品を扱うときに必要な法律や調剤について学び，医薬品の使用，管理等に必要な知識を習得する．また，臨床的に汎用されている薬の剤形と適用について学び，薬物療法を行う際の安全性と有効性について理解を深める．

A　医薬品と法規

1）薬機法

　薬機法*は，医薬品，医療機器，医薬部外品，化粧品，再生医療等製品の品質，有効性，安全性を確保することを目的として定められた法律である．薬機法に基づいて医薬品の性状および品質の適正をはかるため，厚生労働大臣が薬事・食品衛生審議会の意見を聴いて定めた医薬品の規格基準書として日本薬局方が制定されている．

2）日本薬局方

　薬局方は医薬品の規格書であり，法的な拘束力をもっている．日本以外の国でもそれぞれ薬局方が制定されており，WHO にも国際薬局方がある．日本薬局方には，重要な医薬品の品質，純度，強度などの主要な事柄が定められており，薬局方に収載された医薬品は，その基準に適合したものでなければ販売または授与できない．そのほかにも純度試験法，剤形に関する規定，毒薬・劇薬の指定等細部にわたって規定され，5 年ごとに改訂されている．

（1）毒薬・劇薬

　毒薬または劇薬とは，人または動物の身体に摂取・吸収，または外用された場合，有効量が致死量に近い，蓄積作用が強い，薬理作用が激しいなどのため，人または動物の機能に危害を与える，またはそのおそれがあるものとして厚生労働大臣が指定する医薬品である．

＊　正式名称は「医薬品，医療機器等の品質，有効性及び安全性の確保等に関する法律」．医薬品医療機器等法とも略される．2013 年に薬事法が同法に改正・改題された．2014 年施行．

　毒薬：作用がきわめて強力で，毒性が強いものとして厚生労働大臣が薬事・食品衛生審議会の意見を聴いて指定する医薬品をさす．毒薬の表示には，その直接の容器または直接の被包に，黒地に白わく，白字をもって，その品名および「毒」の文字を記載しなければならない．また，その貯蔵・陳列場所には，鍵を施さなければならない（薬機法第44条1項，48条2項）．

　劇薬：劇性が強いものとして厚生労働大臣が薬事・食品衛生審議会の意見を聴いて指定する医薬品をさす．劇薬の表示は，直接の容器または直接の被包に，白地に赤わく，赤字をもって，その品名および「劇」の文字を記載しなければならない（薬機法第44条2項）．

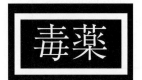 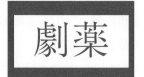 

図1.10　毒薬と劇薬のラベル表示

（2）麻薬，向精神薬，覚せい剤

　法規によって指定された薬には，毒薬，劇薬のほかに，麻薬，向精神薬，覚せい剤などがあり，その取り扱いには注意が必要である．

　麻薬：モルヒネをはじめ，それに類似する鎮痛薬，コカインなどは法規によって麻薬に指定されている．これらの薬物は，医学的にきわめて重要なものが多いが，連用により慢性中毒症状として精神・身体依存性が形成される．その結果，薬物がなくては正常な機能を維持できなくなるため，薬を入手するために手段を選ばなくなり，犯罪に結びつく事例が多く，社会的に悪影響を及ぼす危険性がある．そのため，「麻薬及び向精神薬取締法」によって厳しく規制し，取り扱いの適正化がはかられている．

　麻薬を使用した治療は，麻薬施用者の免許を受けた医師，歯科医師，獣医師に限られる．また，2人以上の麻薬施用者が診療に従事する麻薬診療施設では，免許を受けた麻薬管理者を置かなければならない．麻薬管理者になるためには医師，歯科医師，獣医師あるいは薬剤師が必要となる．麻薬の保管は，施錠した麻薬金庫に保管し，受払い数量を毎

表1.14　麻薬の分類

分　類	代表的な薬剤
アヘン系	モルヒネ塩酸塩，リン酸コデイン
合成麻薬	塩酸ペチジン，フェンタニル
コカイン系	コカ葉，塩酸コカイン
その他	LSD-25（幻覚催起物質）

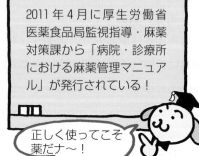

年報告しなければならない．表示には「麻」の文字を記す．

　向精神薬：ジアゼパムやトリアゾラム，フェノバルビタールなどの催眠薬，鎮静薬などは，1990（平成2）年8月に「麻薬及び向精神薬取締法」が施行され，麻薬取締法の体系のなかで規制されるようになり，研究，医療以外の目的で使用できないようになった．これらの向精神薬は盗難の防止につき必要な注意をしながら，それを取り扱う者が実地に扱う場合以外は，鍵をかけた施設内で保管しなければならない．また，薬を廃棄しようとするときには，焼却その他回収できないような方法で行わなければならない．

　覚せい剤，覚せい剤原料：メタンフェタミン塩酸塩のような覚せい剤はその濫用による個人的・社会的な悪影響を防止するため，「覚せい剤取締法」により取り扱いが規制されている．「覚せい剤取締法」では，覚せい剤以外に，覚せい剤の原料となる物質（覚せい剤原料）の規制も含まれている．医薬品として使用されているものに，気管支喘息治療薬であるエフェドリン塩酸塩やパーキンソン病治療薬であるセレギリン塩酸塩などが含まれている．覚せい剤の保管は麻薬と同様に施錠した金庫に保管し，受払い数量を毎年報告しなければならない．また，覚せい剤原料の保管は施錠可能な保管設備に他の薬物と区別して保管する必要がある．覚せい剤の使用は医師個人に対してではなく，医療機関単位で指定される．

表1.15　主な向精神薬

分類	一般名	商品名	作　用
第1種	メチルフェニデート	リタリン	中枢興奮
	モダフィニル	モディオダール	〃
	セコバルビタール	アイオナールNa注射用	催眠鎮静
第2種	アモバルビタール	イソミタール	催眠鎮静
	ペントバルビタール	ラボナ	
	ブプレノルフィン	レペタン，ノルスパン，ザルバン	鎮痛
	ペンタゾシン	ペルタゾン，ソセゴン	〃
	フルニトラゼパム	サイレース	催眠鎮静
第3種	アルプラゾラム	コンスタン，ソラナックス	精神安定
	エスタゾラム	ユーロジン	催眠鎮静
	エチゾラム	デパス	精神安定
	オキサゾラム	セレナール	〃
	クアゼパム	ドラール	睡眠改善
	クロキサゾラム	セパゾン	精神安定
	クロチアゼパム	リーゼ	〃
	クロナゼパム	リボトリール，ランドセン	抗てんかん
	クロバザム	マイスタン	〃
	クロラゼプ酸二カリウム	メンドン	精神安定
	クロルジアゼポキシド	バランス，コントール	〃
	ジアゼパム	ホリゾン，セルシン	〃

分類	一般名	商品名	作　用
第3種	ゾピクロン	アモバン	睡眠改善
	ゾルピデム	マイスリー	〃
	トリアゾラム	ハルシオン	〃
	ニトラゼパム	ベンザリン，ネルボン	催眠鎮静
	バルビタール	バルビタール	
	ハロキサゾラム	ソメリン	睡眠改善
	フェノバルビタール	フェノバール	抗てんかん
	フルジアゼパム	エリスパン	催眠鎮静
	フルラゼパム	ダルメート，ベノジール	〃
	ブロチゾラム	レンドルミン	睡眠改善
	ブロマゼパム	レキソタン	精神安定
	ペモリン	ベタナミン	精神刺激
	マジンドール	サノレックス	食欲抑制
	メダゼパム	レスミット	精神安定
	ロフラゼプ酸エチル	メイラックス	〃
	ロラゼパム	ワイパックス	〃
	ロルメタゼパム	エバミール，ロラメット	睡眠改善
	ブロマゼパム	セニラン	精神安定
	ミダゾラム	ドルミカム	全身麻酔・麻酔導入

B 医薬品の安全な使用と管理

医薬品の安全性は生体側の種々の要因によって影響される．併用薬による薬物相互作用のみならず食物，嗜好品の中に含まれる天然物により医薬品の代謝が阻害され過量投与されたのと同じ状況になることがある．逆に，薬物代謝酵素の誘導による代謝亢進が起こり期待される薬効が得られないこともある．また，遺伝的な要因により医薬品の代謝能力が著しく低下している場合や加齢による代謝能力，腎機能低下などによる薬物の体内貯留などが起きることもある．さらに特定の医薬品に対するアレルギーなどを示す患者もいる．医薬品の有効性を最大限に引き出し，かつ安全性を確保して効果的な治療を行うためには，医薬品の体内動態に影響を及ぼす要因について十分に理解し適切な与薬計画を行うことが重要である．

医療機関では，多くの部署で多数の医薬品が使用され同時に保管されている．「薬機法」や「麻薬及び向精神薬取締法」に定められるように，毒薬，劇薬あるいは麻薬などについては普通薬と区別して保管される．また，温度や湿度，光などに不安定な医薬品はそれらの影響を受けないような場所や保管庫で管理される．

1) 混合の可否

2種類以上の医薬品を混合あるいは配合することによって物理的，化学的変化を生じることを配合変化という．配合変化には配合不可，配合不適および配合注意の3種類がある．配合不可は2種類以上の医薬品を同時に使用することによって有害な物質を生じたり，薬効が著しく低下したりするために配合できない組み合わせをいう（テオフィリンシロップと他のシロップ剤，水および単シロップなど〔徐放性が消失する〕）．配合不適は何らかの工夫を加えることによって併用できる組み合わせをいう（アスピリンと炭酸水素ナトリウムの混合により，アスピリンが分解されてしまう）．配合注意は混合することによって変色などの変化が生じるが薬効には影響がないため，使用可能なものをさす（酸化マグネシウムとダイオウ，センナの配合で，薬効に影響はないが赤色に変色してしまう）．

個々の患者に対する薬物療法を行う際に，複数の医薬品を混合して与薬することは臨床的に頻繁に行われている．個々の医薬品の効果を十分にいかすためには，混合するときの薬物間の配合変化に十分に配慮する必要がある．特に注射剤などは溶液にするために溶解補助剤やpHの調整が行われていることも多く，混合することによって薬物が析出してしまう場合があるので特に注意が必要である．

2) 禁 忌

特定の病気の人，ある種の薬を飲んでいる人，あるいは妊娠中の女性に薬を使用できないことがある．初診のときに，持病やアレルギー，服用中の薬，妊娠の有無を問診するのは，そのような「禁忌薬」を避けるという重要な意味がある．

　疾病：特定の病気や病歴，臨床所見などにより使用できない　→　その病気を悪化させたり，重い副作用を起こす可能性がある．

　アレルギー：ある薬もしくは同系の薬にアレルギーや過敏症のある人に禁止される薬　→　ショックやアナフィラキシー，喘息発作，血管浮腫など激しい症状を起こすおそれがある．

　併用：飲み合わせの悪い薬を飲んでいる人に禁止される薬　→　薬物間相互作用により，作用の減弱，副作用の増強などの悪影響を及ぼすおそれがある．

　妊婦：妊娠中およびその可能性のある女性に禁止される薬　→　発育不良，流産，場合によっては奇形など，胎児に影響を及ぼすおそれがある．

3)　医薬品の有効期間

　医薬品の有効期間は，医薬品の品質についてその安全性，有効性を保証する期間をさし，有効期限とは医薬品の使用期限の最終年月をさす．

　日本薬局方には，「日本薬局方の医薬品で，医薬品各条において表示量，表示単位または有効期限の規定があるものについては，その含量，含有単位または最終有効年月を直接の容器または直接の被包に記載しなければならない」と記されている．薬機法では，ワクチンのような生物学的製剤や抗菌性物質製剤については，それらの製品が検定されたときからの有効期間を表示することが定められている．

　医薬品の安定性は，同じ医薬品でも剤形が異なることにより，変わってくることがある．特に，用時溶解の医薬品に関しては，溶解後の安定性に注意を払う必要がある．また，光に対して不安定な医薬品は，通常遮光された容器に入れられているが，使用時，特に注射薬のような場合，注射筒に移した後の遮光にも注意が必要である．

　医薬品の取り扱い方法は，容器，被包に記載されているので，これらの事項を十分理解しておくことが重要である．

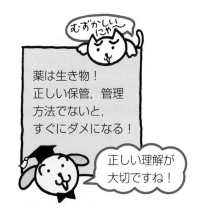

むずかしいにゃ〜

薬は生き物！
正しい保管，管理
方法でないと，
すぐにダメになる！

正しい理解が
大切ですね！

4)　医薬品の保存方法

　医薬品には使用期限があり，各医薬品に適する保管方法がある．医薬品の性質により，室温で保存するもの，冷蔵庫で保存するもの，光があたらないように保存するものに分けて管理し，常に品質の保たれた医薬品が患者へ届くよう配慮する．

　医薬品の保存温度は，おおむね室温保存，冷所保存といった表現で指示される．日本薬局方では，「標準温度は20℃，常温は 15 〜 25℃，室温は 1 〜 30℃，微温は 30 〜 40℃とする．冷所は別に規定するもののほか 15℃以下の場所とする」といった具体的数値が規定されている．すなわち，分解しやすいものは，15℃以下の場所に保管することになる．また，ワクチンや抗毒素などの生物学的製剤では，「凍結を避け，10℃以下に保存する」よう指示されているものが多い．

表 1.16 医薬品の保管に関する一般的注意事項

●毒薬や劇薬は他の医薬品と区別して保管する.
●薬品名が類似しているもので薬効が異なるものは離れた場所に保管する.
●品質を確保するため，先入れ先出しを行う.
●医薬品は，使用中に他の容器に移し替えない.
●医薬品の入ったビンや容器をキャップを外したまま放置しない.
●注射薬の溶解後や混合後は，安定性に特に注意を払う.
●医薬品は直射日光の当たるところには置かない.
●どんなに慣れた作業でも，医薬品のラベルの確認は絶対に怠らない.

　小児用に汎用されている液剤では，矯味成分として，ガムシロップのような糖質が含まれているものがある．このようなものは，室温に保存すると微生物の発育の温床になるため，必ず冷所に保管する.

C 処方箋と調剤

1) 基礎知識

　薬物療法を行う際に，薬物をそのままの形（原末）で使用することはほとんどなく，剤形の項目（表1.5参照）に示すような種々の製剤として，患者の年齢，病状にあった与薬量が医師から処方箋の形で指示され，薬剤師によって調剤されて患者に交付される.

　製剤された薬剤は，薬理作用の強い薬物の微量与薬を正確に行うことを可能にし，調剤を行う際の秤量精度の向上と同時に調剤作業の向上につなげることもできる.

　また，種々の剤形を選択することにより，患者が服薬しやすくなったり，小児や高齢者のように特定の剤形が服薬できない場合の与薬を可能にしたりできる．さらに，薬物の吸収や安定性を考慮して剤形を選択することで，薬物の有効性を向上させることもできる.

処方箋の
目的を説明
しよう

2) 記載内容と取り扱い上の留意点

処方箋

　処方箋とは，医師が患者に与える治療用薬剤の種類や分量，服用法などを指示する薬用書であ

表 1.17 処方箋の記載内容

●患者の氏名・年齢（生年月日）・性別
●処方：医薬品名，分量
●留意事項（薬剤師に対する指示）と用法・用量（患者に対する指示），与薬日数.
　用量は，通常 1 回量・1 日の回数*が記載される
●交付年月日・使用期間
●病院または診療所の名称および所在地，医師の記名・押印または署名

＊　国際的には1回量であるが，わが国では1日量と1回量の記載が現在は混在している.

る.

　麻薬を含む薬剤の処方は, 通常の処方箋とは異なり, 特別の麻薬処方箋によって行われる. 麻薬処方箋には, 上記の通常の処方箋に加え, 患者の住所, 医師の麻薬施用者の免許証番号を記入することが必要である. また, 麻薬処方箋は, 一般の処方箋とは区別して整理・保管しなければならない. さらに, これらの記載は, 墨またはインクを用いなければならない.

　処方箋用語は, 日本語, ラテン語のほかドイツ語, 英語が混用され, 略語が用いられることが多い. 調剤は原則として薬剤師が行い, 調剤済みの処方箋は病院・診療所では2年間, 薬局では3年間の保存が義務付けられている.

　処方薬品は通常, 以下に示す4種の構成成分から組み立てられるが, 必ずしもすべてを備えていないこともある.

①主剤：薬効の主体となるもの.
②佐剤（補助剤）：主剤の薬効を助け, 副作用を緩和するもの.
③矯味, 矯臭剤（矯正剤）：薬の味, 臭い, 色をよくし, 服薬しやすくする. 小児用に多い.
④賦形剤：薬の変質を防ぎ, 調剤や服用に便利なように適度な形や量を与える無害, 無作用のものをいう. 通常, デンプンや乳糖などが用いられる. 水剤の場合は水である.

調　剤

　調剤は, 医師の処方箋に従って治療薬剤を調製する行為である. 調剤は薬剤師のみが行うことのできる専門業務であり, 看護師は法的に調剤を行うことはできない. しかし, 医師は医師法により医療上特別の理由がある場合には, 自己の作成した処方箋に基づいて調剤することが許されている. このような場合, 看護師も調剤の現場で医師に協力することもある.

(1) 計量器具

　調剤に使用する計量器具は, 清潔にしておかなければならないのはもとより, 前に使用した薬剤による汚染, 混入にも十分注意を払わなくてはならない.

　散剤では, 湿気を含みやすいものもあるので, こぼしたりした場合にはすぐにふき取るようにしなければならない. はかりの上には, 秤量皿や秤量紙をのせ, その上で計り取るようにする.

　液体の薬剤を計る場合には, メートルグラス（図1.12）を使用する. その際, 一度ビンからメートルグラスに計り取った薬剤は, 多く取りすぎてしまった場合, ビンの内容物を汚染してしまう可能性があるため, もとのビンに戻してはならない. 余分に取ってしまった分は, 必ず捨てる.

　また, 外したビンのフタは, 不用意に調剤台の上に直接置くと, 汚染されることがあるため十分注意する. 秤量後のビンは, フタがしっかり閉じられていることを確認した後, 定められた場所に戻す.

　薬の量に関しては, あらかじめ希釈されたものを使用する場合もあるので, 処方に従って定められた量を計る際には, その薬剤の濃度には十分注意する.

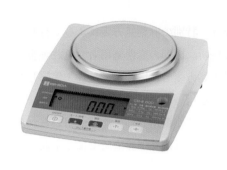

図 1.11 電子天秤

（写真提供：イシダ）

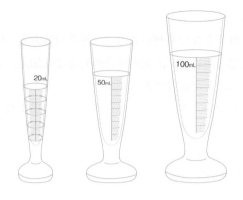

図 1.12 メートルグラス

　薬の計量は，固形薬品は「g」，液状の薬品は「mL」を単位とし，他の単位を示すときは記載しなければならない．

> 1 g＝1,000 mg
> 0. 001 g＝1 mg＝1,000 μg［μg をガンマ（γ）とする場合もある］

　液状の薬品はメートルグラスで計るが，1 mL 以下は，標準滴ビンで計る．服用量の概量を示すものに，茶匙（ティースプーン．約 5 mL），食匙（大さじ．15 mL），コップ（200 mL）がある．

（2）濃度を示す単位

　質量百分率（g/100 g，%）：0.1%強心薬のジゴキシン散とは，全量 100 g に 0.1 g のジゴキシンを含み，ジゴキシン 1 g に 999 g の賦形剤を加えて調製する．ジゴキシンを 1,000 倍に希釈してつくったものであるので 1,000 倍ジゴキシン散ともいう．ジゴキシンの通常薬用量は 0.25 〜 0.5 mg であるので，1,000 倍散のジゴキシンを用いれば 0.25 〜 0.5 g を計ればよく，通常用いている秤で秤量できる．

　質量対容量百分率（g/dL，dL = 100 mL，w/v%）：粉末状の薬品を液体に溶解して調製した場合に用いる．注射剤のようなものに w/v% を使用する．5%ブドウ糖溶液はブドウ糖 5 g を取り，全量を 100 mL とする．

　体積百分率（mL/100 mL，vol%）：液状の薬品を液状の溶媒で希釈した場合に用いる．消毒用エタノールのようなものに用いる．消毒用エタノールは通常約 80%のものが用いられるが，これはエタノール約 80 mL を 100 mL に希釈したものである．

（3）倍 散

　散剤では，薬物をそのまま（原末）で使用すると，非常に少ない量となることが多いため，秤量の正確さや，服薬のしやすさのために，まったく薬理作用をもたないもの（賦形剤）で希釈した倍散を使う．100 倍散とは，1 g の薬剤に賦形剤を加えて正確に 100 g に希釈したものである．

言いかえると，薬物の含量は 1 ％ということになる．同様に 1,000 倍散は 0.1％の濃度になる．

D 医薬品添付文書

　医薬品はその有用性が明らかであることから，市場に出回っている．しかし，有用性の裏側には多かれ少なかれ有害作用，副作用がある．医薬品を安全かつ有効に使用し，患者の治療効果を向上させるためには，その医薬品の有用性を熟知しておくことはもとより，有害作用や相互作用を把握しておくことが重要である．

　医薬品には，それぞれその使用にあたっての使用禁忌や副作用，有害作用，薬物相互作用について記載した添付文書がある．添付文書には記載されている情報がいつの時点のものか，特に注意が必要な事例（警告），禁忌，使用上の注意などの危険性の回避に関する情報や，効能・効果，用法・用量，臨床成績といった有用性に関する情報など，26 項目にわたって記載されている（表1.18）．この添付文書は製薬会社が発行しているものであるが，記載内容については，厚生労働省等がその発行・改訂にかかわっており，公的な文書の意味合いをもっている．

表 1.18　添付文書の記載項目

ア．作成又は改訂年月	9.3　肝機能障害患者	16.3　分布
イ．日本標準商品分類番号	9.4　生殖能を有する者	16.4　代謝
ウ．承認番号，販売開始年月	9.5　妊婦	16.5　排泄
エ．貯法，有効期間	9.6　授乳婦	16.6　特定の背景を有する患者
オ．薬効分類名	9.7　小児等	16.7　薬物相互作用
カ．規制区分	9.8　高齢者	16.8　その他
キ．名称	10.　相互作用	17.　臨床成績
	10.1　併用禁忌（併用しないこと）	17.1　有効性及び安全に関する試験
1.　警告	10.2　併用注意（併用に注意すること）	17.2　製造販売後調査等
2.　禁忌（次の患者には投与しないこと）	11.　副作用	17.3　その他
3.　組成・性状	11.1　重大な副作用	18.　薬効薬理
3.1　組成	11.2　その他の副作用	18.1　作用機序
3.2　製剤の性状	12.　臨床検査結果に及ぼす影響	19.　有効成分に関する理化学的知見
4.　効能又は効果	13.　過量投与	20.　取扱い上の注意
5.　効能又は効果に関連する注意	14.　適用上の注意	21.　承認条件
6.　用法及び用量	15.　その他の注意	22.　包装
7.　用法及び用量に関連する注意	15.1　臨床使用に基づく情報	23.　主要文献
8.　重要な基本的注意	15.2　非臨床試験に基づく情報	24.　文献請求先及び問い合わせ先
9.　特定の背景を有する患者に関する注意	16.　薬物動態	25.　保険給付上の注意
9.1　合併症・既往歴等のある患者	16.1　血中濃度	26.　製造販売業者　等
9.2　腎機能障害患者	16.2　吸収	

注：医薬品添付文書の記載項目は上記26項目に改正され2019年4月1日施行となったが，経過措置として5年の移行期間が設けられており，2024年3月31日までは旧項目／改正項目の記載が共存することとなる．

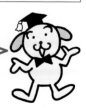

添付文書は薬を使用するときの最も身近な説明書．一度は必ず読むようにね！

[学習課題]

1）毒薬，劇薬，麻薬の特徴とその管理について述べなさい．
2）処方箋の記載内容，倍散と％との関係について述べなさい．
3）医薬品添付文書の記載内容について述べなさい．

キーワード

薬機法　　日本薬局方　　毒薬・劇薬　　処方箋　　調剤　　医薬品添付文書　　禁忌

● トピックス ●

ジェネリックの汎用，医薬品のネット販売

　ジェネリック医薬品とは，新薬の特許が切れた後，新薬の開発元とは異なる製薬会社によって製造・販売される新薬と同じ有効成分の医薬品のことである．新薬（先発医薬品）の特許期間は申請された後20〜25年間認められ，その間は開発した製薬会社が独占的に販売することが可能となり，通常商品名で処方されることが多い．先発医薬品の特許が切れると有効成分や製法は公開され，ジェネリック医薬品（後発医薬品）として，より安い価格で国民に提供できるようになる．ジェネリック医薬品は一般名（成分名）で取り扱われることが多い．

　ジェネリック医薬品は製造法が確立されているため，開発のリスクやコストは先発医薬品に比べてはるかに少なくて済み，国の認可を受ける際にも薬の成分の有効性や安定性は先発医薬品で確認済みであるため，臨床試験が省略される．ジェネリック医薬品は，年々増加の一途をたどる医療費削減のための重要な選択肢の一つとして，その使用を厚生労働省も推奨している．ただし，ジェネリック医薬品と先発医薬品の主成分は基本的に同じでも，加えられる添加物や製剤の方法は必ずしも同一ではない．この違いが，薬の効き方や体内動態に微妙に現れることもある．同じ成分を用いても，先発品とまったく同じ医薬品をつくるのは極めて困難なことである．このことは，ジェネリック医薬品を先発医薬品と比較して単に品質が劣るということではないが，先発医薬品と同じ成分を含んではいても，医薬品としては似ていて違うものという意味も含んでいることを知ったうえで使用する必要がある．

　また，旧薬事法の改正により一般用医薬品のインターネット販売，郵便等販売が原則認められた．この規制緩和は，僻地や離島で薬局等に容易に出向くことのできない高齢者や障がいを持った人々などにとっては利便性向上という意味で有用であろう．しかし，医薬品，特に第1類に分類される医薬品のような，副作用の問題やその使用に関する安全性の担保という意味では，店舗における薬剤師との対面販売に比べて多くのリスクを含むこととなる．

　利用者の利便性を優先するか，安全性についても利用者の自己責任を重視するかについては議論の余地を多く含んだままの状態になっている．これらの点に関する最善の方法の確立に関しては，今後の慎重なルールづくりが重要になってくるであろう．

末梢神経系作用薬

Ⅰ　自律神経作用薬

交感・副交感神経作用薬の作用機序，交感・副交感神経刺激薬と
交感・副交感神経遮断薬の臨床応用および副作用を学ぶ．

A　基礎知識

1）末梢神経の種類

　末梢神経系は，体性神経系と自律神経系の2種類に分けられる（図2.1）．体性神経系は，運動神経と知覚神経で構成される．自律神経系は交感神経と副交感神経より構成されており，一般に両神経の機能は促進と抑制のように相反する．これらは循環，呼吸，消化，代謝，体温，外分泌などの一部または全部を不随意的に調節しており，生体内部環境の恒常性（homeostasis）を維持するのに役に立っている．

　一般に，交感神経はストレスなどの外部環境の変化に適応するように働くのに対して，副交感神経は安静時のエネルギーの保持，貯蔵に関与している．したがって，交感神経の興奮による反応は全身に広がって現れるが，副交感神経の興奮による反応は個々の支配臓器に限局して現れる．

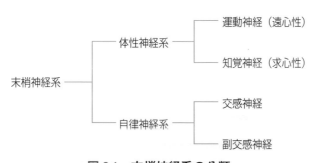

図 2.1　末梢神経系の分類

通常，交感神経と副交感神経の両者が1つの器官を二重に支配し，互いに拮抗的な関係にある．

ただし，臓器・血管など効果器によっては，交感神経または副交感神経の支配に優位性がある．皮膚や血管では交感神経が優位に支配しており，他の器官では副交感神経支配が優位である．

2）交感神経と副交感神経の役割

交感神経は，「闘争・憤怒・逃走」に適する状態を速やかにつくりだす．これらの状態は強力な骨格筋活動が必要であり，筋肉には十分な血液と酸素が送り込まれなければならない．

心機能は促進され，気管は拡張して呼吸によって十分な酸素が体内に取り込まれる．皮膚や内臓への血流は血管収縮によって減り，その分，骨格筋への血流が増す．エネルギー源として，肝臓でのグリコーゲン分解によるグルコースの放出と，脂肪組織での脂肪分解による脂肪酸の遊離が起こる．外界から光を十分取り込むため，瞳孔は散大する．

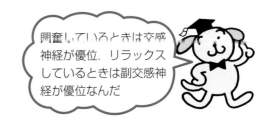

興奮しているときは交感神経が優位．リラックスしているときは副交感神経が優位なんだ

この「闘争・憤怒・逃走」条件下では，食物の消化管からの吸収や排泄といった機能は不要であるため，減弱する．このように交感神経の興奮はエネルギー消費を高める異化作用に関係している．

一方，副交感神経はエネルギーの摂取，同化作用に関係しており，体力の回復がはかられる．副交感神経の刺激による唾液や腸液の分泌増加は消化機能に必須である．腸内容物の輸送も，腸管平滑筋の運動亢進によって速められ，最終的に便として排泄される．膀胱壁の筋の運動も亢進し，尿が排泄される．瞳孔は縮瞳する．

自律神経の働きによって制御されている機能の具体例をあげてみると，心拍数，心筋の収縮力，血管抵抗，気管支径，消化管や膀胱の壁の運動，目の遠位・近位の視力調節，分泌腺からの分泌調節などがあり，多彩である（表2.1）．

3）自律神経の刺激伝達システム

運動神経（下位運動ニューロン）や知覚神経は末梢ではシナプスを形成しないのに対し，自律

表 2.1　自律神経刺激に対する主要臓器の反応

	交感神経	副交感神経
瞳孔	散瞳	縮瞳
心臓	心拍数増加	心拍数減少
末梢血管（血圧）	収縮（上昇）	拡張（下降）
気管支平滑筋	弛緩	収縮
消化管運動	抑制	亢進
消化管分泌	抑制	亢進

神経系では，交感・副交感神経ともに節前神経と節後神経の2つのニューロンからなる（図2.2）．節前神経線維はそれぞれ交感神経節，副交感神経節で節後神経細胞とシナプスを形成し，節後神経線維が効果器へと分布する．一般に節前神経は有髄神経で，節後神経は無髄神経である．

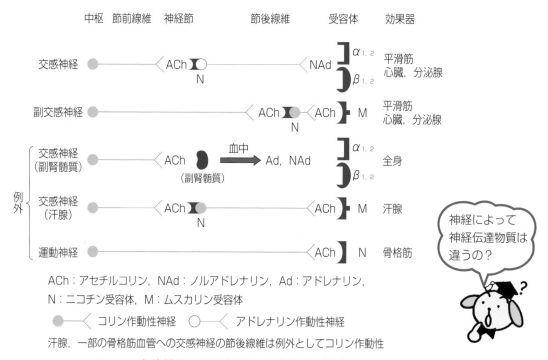

ACh：アセチルコリン，NAd：ノルアドレナリン，Ad：アドレナリン，
N：ニコチン受容体，M：ムスカリン受容体

●―〈　コリン作動性神経　　○―〈　アドレナリン作動性神経

汗腺，一部の骨格筋血管への交感神経の節後線維は例外としてコリン作動性

図 2.2　自律神経と運動神経の伝達物質と受容体

　自律神経の節前線維，節後線維の神経終末には，神経伝達物質（neurotransmitter）が顆粒内に貯蔵されている．アセチルコリンやノルアドレナリン（ノルエピネフリンともいう）などの神経伝達物質は，神経インパルスに反応した開口分泌によりシナプス間隙中に放出され，節後線維細胞あるいは効果器上に存在する受容体（receptor）と結合し，興奮が伝達される．

　自律神経の主な神経伝達物質は，アセチルコリン（ACh）とノルアドレナリン（NAd）で，それぞれを伝達物質とする神経をコリン作動性神経，アドレナリン作動性神経と呼ぶ．

　主に副交感神経は節前，節後神経ともにコリン作動性であるのに対し，交感神経は節前神経がコリン作動性，節後神経はアドレナリン作動性である．しかし，例外もあり，汗腺や一部の骨格筋の血管へ分布する交感神経の節後神経はコリン作動性である．また，交感神経の興奮により，副腎髄質細胞からアドレナリン（エピネフリンともいう）とノルアドレナリン（アドレナリンの10％程度）が直接血中に放出される．

　自律神経節にはドパミンや γ-アミノ酪酸（GABA）を伝達物質とする介在神経があり，また多くのペプチドが，自律神経の伝達物質として作用している可能性も示されている．

B 治療薬

1) アドレナリン作動薬（交感神経刺激薬）

アドレナリン作動薬は，アドレナリン作動性神経の刺激時と類似した効果を示す薬物であり，交感神経刺激薬ともいわれる．作用形式には，アドレナリン受容体に直接作用するものと，内因性の交感神経伝達物質であるノルアドレナリンの放出増強などを介して，間接的に作用するものがある．これらの作用は，ノルアドレナリンなどの伝達物質が受容体（レセプター）に結合することにより，その作用を発現する．

アドレナリンとノルアドレナリンの受容体は共通で，アドレナリン受容体は α と β 受容体に分類される．それらは，それぞれさらに α_1，α_2 と β_1，β_2，β_3 のサブタイプに分類されている．

α_1 受容体刺激は，主として平滑筋の収縮のような効果器での刺激反応を引き起こす．α_2 受容体はシナプス前部の神経末端に存在し，刺激によりノルアドレナリンの放出を抑制する．

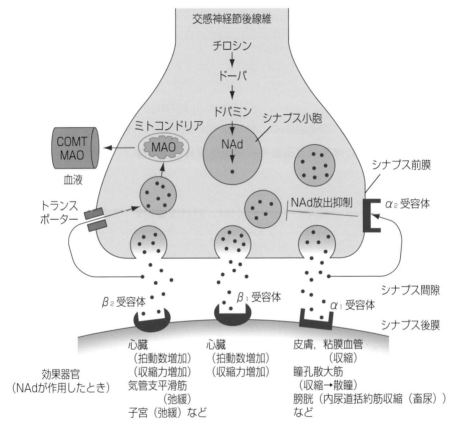

・：NAd（ノルアドレナリン）　MAO：モノアミンオキシダーゼ
COMT：カテコール-*O*-メチルトランスフェラーゼ

図2.3　交感神経終末部におけるノルアドレナリン伝達機構

　β_1受容体刺激は，主として心機能の促進（頻脈，心収縮増強）や腎臓でのレニン分泌増加をもたらす．β_2受容体刺激は，気管支平滑筋や骨格筋に分布する血管平滑筋の弛緩反応を引き起こす．

　カテコール骨格を化学構造にもつアミンをカテコールアミンと総称する．そのうちドパミン，ノルアドレナリン，アドレナリンの3つは代表的な神経伝達物質である．

　これらは中枢神経系ではいずれも重要な神経伝達を担っているが，末梢神経系では交感神経節後線維の終末からノルアドレナリンが伝達物質として，副腎髄質からはアドレナリンとノルアドレナリンがホルモンとして放出される．

　これらカテコールアミンはシナプス小胞に貯蔵されており，細胞膜の脱分極に伴う Ca^{2+} の流入が引き金となって開口分泌し，シナプス間隙に放出される（図2.3）．放出されたカテコールアミンは，シナプス後膜あるいは前膜上の受容体と結合して作用を示し，大半は神経終末に再取り込みされシナプス小胞に再び貯蔵される．残りは細胞内外でカテコール -O- メチルトランスフェラーゼ（catechol-O-methyltrans-ferase：COMT）やミトコンドリア外膜にあるモノアミンオキシダーゼ（monoamine oxidase：MAO）などにより代謝され尿中に排泄される．

　代表的なカテコールアミンには以下のようなものがある．

・ノルアドレナリン（noradrenaline）
・アドレナリン（adrenaline），ボスミン®
・イソプレナリン（isoprenaline，イソプロテレノールともいう），プロタノール®

　これら3薬物の受容体に対する選択性や力価は異なり，比較したものを表2.2に示す．

表2.2　アドレナリン作動薬の受容体選択性

受容体	カテコールアミン	選択的作動薬
α_1	Ad ≧ NAd ≫ Iso	フェニレフリン
α_2	Ad ≧ NAd ≫ Iso	クロニジン
β_1	Iso > Ad = NAd	ドブタミン
β_2	Iso ≧ Ad ≫ NAd	サルブタモール，テルブタリン

Ad：アドレナリン，NAd：ノルアドレナリン，Iso：イソプレナリン

アドレナリン作動薬の薬理作用

（1）心・血管系

　α_1作用により皮膚，骨格筋，粘膜，腎などの末梢血管が収縮するため，末梢血管抵抗が増大し，ノルアドレナリンでは収縮期血圧，拡張期血圧とも上昇する．心拍数は圧受容体を介する迷走神経の反射により減少する．

　アドレナリンでは，α_1作用による細小動脈の収縮と

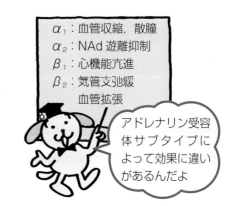

α_1：血管収縮，散瞳
α_2：NAd 遊離抑制
β_1：心機能亢進
β_2：気管支弛緩
　　血管拡張

アドレナリン受容体サブタイプによって効果に違いがあるんだよ

β_1作用による心収縮力の増加で収縮期血圧は上昇するが，β_2作用により骨格筋の血管は拡張し，全体として末梢血管抵抗は減少するため拡張期血圧は低下し，平均血圧はほとんど変化しない．β_1作用により心拍数は増加する．

（2）気管支平滑筋・消化管

　β_2作用により，気管支拡張作用や胃・腸管の平滑筋の弛緩作用（蠕動運動の減弱）を示す．特にβ_2刺激薬では，気管支喘息の発作時に著明な拡張作用が認められる．

アドレナリン作動薬の臨床応用

　アドレナリン，ノルアドレナリンは急性低血圧やショック時の血圧維持に用いられ，アドレナリン，イソプレナリンは心ブロックなどの心機能低下時に用いられる．気管支喘息発作時にはイソプレナリン（吸入），アドレナリン（皮下）が用いられる．アドレナリンは血管収縮によって局所からの薬物吸収を遅延させるために，局所麻酔薬に添加される．

　各受容体に選択的に作用する薬物が開発され，臨床応用されている．α_1刺激薬は血管を収縮し，血圧を上昇させたり，充血や鼻閉の改善に用いられ，フェニレフリン，エチレフリン，ナファゾリンなどがある．α_2刺激薬にはノルアドレナリンの遊離が抑制され血圧が下降するクロニジンや，眼の毛様体に作用し房水産生を抑制するブリモニジンがある．β_1刺激薬には心機能亢進作用があり，心不全の急性増悪の治療に用いられ，ドパミンやドブタミンがある．β_2刺激薬には気管支拡張作用のあるサルブタモール，プロカテロール，子宮弛緩作用のあるリトドリンなどがある．β_3刺激薬には膀胱弛緩作用があるミラベグロンなどがある（表2.3）．

2）抗アドレナリン作動薬（交感神経遮断薬）

　アドレナリン受容体に結合して，アドレナリン，ノルアドレナリンあるいはアドレナリン作動性薬物の作用を特異的に遮断する薬物である．一般的に高血圧，狭心症，不整脈などに広く用い

表2.3　アドレナリン作動薬

分　類	一般名	商品名	臨床応用	禁忌・副作用
α，β 刺激薬	アドレナリン（エピネフリン）	ボスミン	気管支喘息，急性血圧低下ショック，局所麻酔薬の作用延長，心停止，手術時の局所出血の予防と治療	下記症状の患者には与薬禁忌 動脈硬化症，甲状腺機能亢進症，糖尿病，重症不整脈，精神神経症，コカイン中毒 併用禁忌　他のカテコールアミン製剤，抗精神病薬（ブチロフェノン系，フェノチアジン系薬物等）
		エピペン	ハチ毒，食物，薬物等に起因するアナフィラキシーショックの補助治療	副作用　肺水腫，呼吸困難，心停止，心悸亢進，不整脈，不安，頭痛

表 2.3　アドレナリン作動薬(つづき)

分　類	一般名	商品名	臨床応用	禁忌・副作用
α, β 刺激薬	ノルアドレナリン (ノルエピネフリン)	ノルアドリナ リン	急性低血圧, ショック による循環不全	下記症状の患者には与薬禁忌 重症不整脈 (心室頻拍), コカイン 中毒 併用禁忌　他のカテコールアミン 製剤 副作用　徐脈, 心悸亢進, 血圧異 常上昇, 不安, 頭痛
非選択的 β刺激薬	イソプレナリン (イソプロテレノール)	プロタノール	徐脈, 急性心不全, 気 管支喘息 (β₁, β₂ 選択性が低い ため使いにくい)	下記症状の患者には与薬禁忌 特発性肥大性大動脈弁下狭窄, ジギ タリス中毒 併用禁忌　他のカテコールアミン 製剤 副作用　血清カリウム値の低下, 心 悸亢進, 頻拍
α₁刺激薬	フェニレフリン ナファゾリン	ネオシネジン プリビナ プリビナ液	急性血圧低下ショック, 発作性上室頻拍 結膜充血, 鼻閉改善 診断・治療用散瞳	下記症状の患者には与薬禁忌 緑内障 与薬禁忌　閉塞隅角緑内障 副作用　心悸亢進, 胸中苦悶, 徐 脈, 血圧上昇, 眼圧上昇
α₂刺激薬	クロニジン ブリモニジン	カタプレス アイファガン	高血圧症 緑内障	副作用　幻覚, 錯乱, 眠気, 徐脈
β₁刺激薬	ドブタミン ドパミン	ドブトレックス イノバン	急性循環不全における 心収縮力の増強・昇圧 特に混合型 (α₁, β₁ 作用)	下記症状の患者には与薬禁忌 特発性肥大性大動脈弁下狭窄 副作用　不整脈 (頻脈, 期外収縮)
β₂刺激薬	サルブタモール プロカテロール リトドリン	ベネトリン メプチン ウテメリン	気管支喘息 気管支喘息 切迫流・早産	副作用　血清カリウム値の低下 副作用　血清カリウム値の低下 下記症状の患者には与薬禁忌 高血圧症, 糖尿病, 甲状腺機能亢進症 など
β₃刺激薬	ミラベグロン	ベタニス	過活動膀胱 (尿意切迫, 頻尿, 切迫性尿失禁)	下記症状の患者には与薬禁忌 重篤な心疾患, 妊婦 副作用　尿閉, 血圧上昇, 心拍数 増加

表 2.4　抗アドレナリン作動薬

分　類	一般名	商品名	臨床応用	禁忌・副作用
非選択的 α 遮断薬	フェントラミン	レギチーン	褐色細胞腫の術前・術中の血圧調節，褐色細胞腫の診断	下記症状の患者には与薬禁忌 冠動脈疾患，低血圧
選択的 α₁ 遮断薬	プラゾシン	ミニプレス	本態性高血圧症，腎性高血圧症，前立腺肥大症に伴う排尿障害	副作用 意識喪失，めまい，動悸
	ドキサゾシン	カルデナリン	高血圧症，褐色細胞腫による高血圧症	副作用 失神，意識障害
	ブナゾシン	デタントール	本態性高血圧症，褐色細胞腫による高血圧症	副作用 起立性低血圧
	タムスロシン	ハルナール	前立腺肥大症に伴う排尿障害	副作用 失神，意識喪失，肝障害
	ナフトピジル	フリバス		
非選択的 β 遮断薬	プロプラノロール	インデラル	狭心症，不整脈（期外収縮・発作性頻拍の予防），本態性高血圧症，褐色細胞腫手術時	下記症状の患者には与薬禁忌 気管支喘息，糖尿病性ケトアシドーシス，心原性ショック，うっ血性心不全，低血圧症，徐脈 副作用 うっ血性心不全，徐脈，末梢動脈血行不全，房室ブロック，無顆粒球症，気管支けいれん
	ピンドロール	カルビスケン	本態性高血圧症，狭心症	下記症状の患者には与薬禁忌 気管支喘息，糖尿病性ケトアシドーシス，徐脈，心原性ショック，妊婦 副作用 心不全，喘息症状
	カルテオロール	ミケラン	狭心症，不整脈，心臓神経症，本態性高血圧症	下記症状の患者には与薬禁忌 気管支喘息，糖尿病性ケトアシドーシス，心原性ショック，うっ血性心不全，低血圧症，徐脈 副作用 低血糖，心不全，徐脈に伴う失神
	チモロール	チモプトール点眼液	緑内障，高眼圧症	下記症状の患者には与薬禁忌 気管支喘息，心不全 副作用 眼類天疱瘡，気管支けいれん

表 2.4 抗アドレナリン作動薬 (つづき)

分　類	一般名	商品名	臨床応用	禁忌・副作用
選択的 β_1 遮断薬 (心臓選択性 β 遮断薬)	メトプロロール	セロケン	本態性高血圧症，狭心症，頻脈性不整脈	下記症状の患者には与薬禁忌 徐脈，心原性ショック，うっ血性心不全，低血圧症，妊婦 副作用 うっ血性心不全，喘息症状
	アセブトロール	アセタノール		
	アテノロール	テノーミン		
α, β 遮断薬	アモスラロール	ローガン	本態性高血圧症，狭心症，不整脈	下記症状の患者には与薬禁忌 糖尿病性ケトアシドーシス，徐脈，心原性ショック，うっ血性心不全，気管支喘息 副作用 起立性低血圧，徐脈，喘息様症状
	カルベジロール	アーチスト	特に慢性心不全の予後改善	
	ラベタロール	トランデート	特に妊婦高血圧症	
アドレナリン作動性神経遮断薬	レセルピン	アポプロン	高血圧症，統合失調症	下記症状の患者には与薬禁忌 うつ病，消化性潰瘍 副作用 うつ状態
	メチルドパ	アルドメット	高血圧症	下記症状の患者には与薬禁忌 肝炎活動期，モノアミンオキシダーゼ（MAO）阻害薬服用中の患者 副作用 溶血性貧血，血液障害

られている.

（1）α 受容体遮断薬（α 遮断薬, α ブロッカー）

　α 受容体には，血管平滑筋などの交感神経の効果器に分布する α_1 受容体と，α_2 受容体の 2 つのサブタイプがある．末梢神経系では α_1 受容体の働きが重要である．

　非選択的 α 遮断薬にはフェントラミンなどがある．フェントラミンは，カテコールアミン産生腫瘍の褐色細胞の診断や腫瘍摘出手術の際に用いられる．

　選択的 α_1 遮断薬は高血圧の治療や前立腺肥大症に伴う排尿障害に用いられる．消化管からの吸収は良好で，少量の経口与薬量で有効である．副作用として，初回服薬時に起立性低血圧を起こすことがある．そのほか頻脈，頻尿，胃腸障害，頭痛などが知られている．選択的 α_1 遮断薬には，プラゾシン，ドキサゾシン，ブナゾシン，タムスロシン，ナフトピジルなどがある（表2.4）.

（2）β受容体遮断薬（β遮断薬，βブロッカー）

β受容体には心機能亢進，脂肪分解亢進に働くβ$_1$受容体と，気管支，血管などの平滑筋を弛緩させるβ$_2$受容体の2つのサブタイプがある．β受容体遮断薬は選択的にβ受容体と結合し，この受容体を介する反応を競合的に遮断する薬物であり，主に循環器系の疾患（高血圧，不整脈，狭心症）の治療に用いられる．β受容体遮断薬はサブタイプの選択性から，非選択的β遮断薬，β$_1$遮断薬，β$_2$遮断薬に分類されているが，β$_2$遮断薬は臨床的には用いられていない（表2.4）．

非選択的β遮断薬は，プロプラノロール，ピンドロール，ナドロール，カルテオロールをはじめとして多種あり，不整脈，狭心症，高血圧の治療に用いられる．副作用として，心不全，徐脈がある．特に，気管支喘息の患者には用いてはならない．

選択的β$_1$遮断薬には，メトプロロール，アセブトロール，アテノロールなどがあり，非選択的β遮断薬と同様に，主に本態性高血圧症，狭心症，不整脈の治療に用いられるが，気管支喘息患者にも比較的に安全に与薬できる．しかし，β$_2$遮断作用も弱いながら有しているので注意が必要である．

（3）α，β受容体遮断薬

アモスラロール，カルベジロール，ラベタロールはβ$_1$，β$_2$およびα$_1$受容体遮断作用をもち，高血圧治療に用いられる．特にカルベジロールは心不全に，ラベタロールは妊婦高血圧の第一選択薬として用いられる．

（4）アドレナリン作動性神経遮断薬（ニューロンブロッカー）

アドレナリン作動性神経終末に作用し，間接的にノルアドレナリンによる神経伝達を遮断する薬物である．主に高血圧の治療に用いられていたが，現在その使用頻度は減っている．

これらの薬物は，ノルアドレナリンの放出の抑制，シナプス小胞内へのカテコールアミンの貯蔵を阻害し，カテコールアミンの枯渇や生合成の阻害，偽伝達物質の生成などの作用機序により，交感神経の機能を減弱させる．

レセルピンには，シナプス小胞と結合し，カテコールアミンの貯蔵を阻害し，枯渇させることによる強い交感神経抑制作用があり，高血圧の治療に用いられる．中枢神経抑制作用があるので，うつ病患者には禁忌である．

α-メチルドパは，偽伝達物質を生成し，カテコールアミンの作用を減弱させる．

3）副交感神経作動薬（副交感神経刺激薬，コリン作動薬）

コリン作動薬の薬理作用

アセチルコリン（ACh）は副交感神経節後線維・運動神経・自律神経節において，化学伝達物質として働いている．AChは，コリン作動性神経の神経終末でアセチル-CoAとコリンから合成され，大部分はシナプス小胞内に貯蔵される．

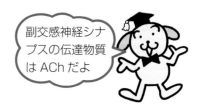

副交感神経シナプスの伝達物質はAChだよ

ニコチン受容体

交感神経節前線維終末
副交感神経節前線維終末
運動神経終末

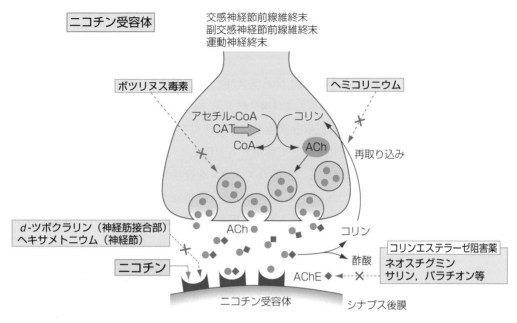

<効果器官>
神経節　副腎髄質（Ad, NAd分泌）　骨格筋（収縮, けいれん）

ムスカリン受容体

副交感神経節後線維終末

放出された ACh は AChE
によって速やかにコリン
と酢酸に分解されるんだ

わかったかな？

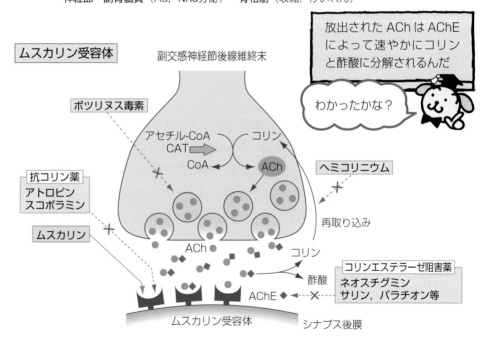

<効果器官>
胃・腸管（運動亢進（消化））　膀胱（収縮（蓄尿））　瞳孔括約筋（収縮（縮瞳））
排尿筋（収縮（排尿））

●：ACh（アセチルコリン）　　◆：AChE（アセチルコリンエステラーゼ）
CAT：コリンアセチルトランスフェラーゼ

図 2.4　コリン作動性神経終末における神経伝達

　副交感神経が興奮すると，神経終末からACh が放出され，血管，消化管，分泌腺などに分布するアセチルコリン受容体に結合する．その結果，血管拡張，血圧低下，徐脈，腸運動・腺分泌の亢進，瞳孔の縮小などが起こる．

　しかし，放出された ACh は速やかにシナプス膜に結合したアセチルコリンエステラーゼ（AChE）によりコリンと酢酸に分解される（図2.4）．AChE の阻害薬は AChE を阻害することにより，結果としてシナプス間隙内の ACh 濃度を高める作用をする間接的なコリン作動薬である．

　ACh は少なくとも2種の受容体を介して作用する（図2.2，図2.4）．1 つは自律神経節，骨格筋の神経筋接合部，副腎髄質に存在し，少量のニコチンを投与した場合と同じ反応を示すことからニコチン受容体（N 受容体）という．もう一方は副交感神経支配の効果器に存在し，ムスカリン投与時と同じ効果が現れることからムスカリン受容体（M 受容体）という．ムスカリン受容体は存在する効果器により，$M_1 \sim M_5$ のサブタイプに分類される．

副交感神経刺激薬（コリン作動薬）の臨床応用

　副交感神経刺激薬の臨床応用は，主にそのムスカリン様作用を利用したものである．

　ACh は，生体内のいたるところにある AChE で分解されてしまうので，消化管の麻痺や円形脱毛症の治療などの限られた場合に使用されるのみである．したがって，AChE で分解されにくく，直接 M 受容体に結合するコリン作動薬（コリンエステル類）や，AChE を阻害し，シナプス間隙の Ach 濃度を高める間接的コリン作動薬（コリンエステラーゼ阻害薬）が臨床に用いられる場合が多い（表2.5）．

（1）AChE で分解されにくいコリン作動薬（アセチルコリン類似薬）

　手術後の腸管麻痺や腹部膨満，尿閉（排尿困難）の治療に用いられる．副作用として，発汗，流涎，悪心，嘔吐などがある．気管支喘息や甲状腺機能障害には禁忌である．

　アセチルコリン類似薬のコリンエステル類には，アセチルコリン，ベタネコールなどがある．コリン作動性アルカロイド類にはピロカルピンがあり，眼圧低下作用や縮瞳作用があることから，緑内障や治療用縮瞳に用いられる．

（2）コリンエステラーゼ阻害薬

　コリンエステラーゼ阻害薬は AChE を可逆的に阻害することにより，ACh の作用を持続的に増強する．手術後の腸管麻痺，排尿困難，重症筋無力症，アルツハイマー型認知症などの治療に用いられる．

　副作用として，悪心，嘔吐，腹痛，下痢，発汗，唾液分泌過多などの副交感神経刺激による症状がある．

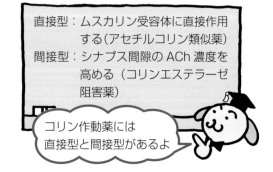

直接型：ムスカリン受容体に直接作用する（アセチルコリン類似薬）
間接型：シナプス間隙の ACh 濃度を高める（コリンエステラーゼ阻害薬）

コリン作動薬には直接型と間接型があるよ

　コリンエステラーゼ阻害薬には，ネオスチグミン，エドロホニウムなどがある．

　また，中枢神経系に作用するコリンエステラーゼ阻害薬であるドネペジルは認知症の治療薬として用いられている．

表 2.5　コリン作動薬

	分　類	一般名	商品名	臨床応用	禁忌・副作用
直接型	コリンエステル類	アセチルコリン	オビソート	麻酔後の腸管麻痺，円形脱毛症	下記症状の患者には与薬禁忌 気管支喘息，甲状腺機能亢進症，重篤な心疾患，消化性潰瘍，腸閉塞，尿路閉塞，パーキンソン症候群 副作用 ショック様症状（発汗，流涙・唾液分泌増加，顔面紅潮，血圧低下，徐脈），腹痛，下痢，縮瞳
		ベタネコール	ベサコリン	慢性胃炎，迷走神経切断後，手術後および分娩後の腸管麻痺，麻痺性イレウス，尿閉	
	コリン作動性アルカロイド類	セビメリン	エポザック	シェーグレン症候群の口腔乾燥症	下記症状の患者には与薬禁忌 虹彩炎
		ピロカルピン	サンピロ	緑内障，縮瞳薬	
間接型	可逆的コリンエステラーゼ阻害薬	ネオスチグミン	ワゴスチグミン	慢性胃炎，重症筋無力症，手術後および分娩後の腸管麻痺や排尿困難，クラーレ剤による遷延性呼吸抑制．	下記症状の患者には与薬禁忌 消化管または尿路の器質的閉塞，脱分極性筋弛緩薬を服用中の患者 副作用 コリン作動性クリーゼ（腹痛，下痢，発汗，唾液分泌過多，縮瞳，線維束れん縮）
		ピリドスチグミン	メスチノン	重症筋無力症	
		ジスチグミン	ウブレチド	重症筋無力症，排尿困難	
		アンベノニウム	マイテラーゼ	重症筋無力症	
		エドロホニウム	アンチレクス	重症筋無力症の診断	下記症状の患者には与薬禁忌 消化管または尿路の器質的閉塞 副作用 けいれん，呼吸中枢麻痺
		ドネペジル塩酸塩	アリセプト	アルツハイマー型認知症における症状の進行抑制	下記症状の患者には与薬禁忌 ピペリジン系薬過敏症 副作用 失神，徐脈，心ブロック，消化性潰瘍，肝障害，脳血管障害など

（3）有機リン系コリンエステラーゼ阻害剤

　有機リン剤は，コリンエステラーゼを不可逆的に阻害する．臨床に用いられることは少ない．パラチオン，スミチオン，マラチオンなどが農薬（殺虫剤）として広く用いられている．

　誤飲などによる有機リン中毒が臨床上問題となる．有機リン剤は，コリンエステラーゼと不可逆的に結合するが，その結合を離す目的でプラリドキシム（PAM）が中毒治療に用いられている．その他，有機リン剤中毒の治療にはアトロピンが用いられる．有機リン剤のなかには，サリン，タブン，ソマンなど，化学兵器（神経ガス）として開発されたものもある．

4）副交感神経遮断薬（抗コリン薬）

副交感神経遮断薬の薬理作用

　AChのムスカリン様作用を遮断する薬物を，一般的に抗コリン薬といい，抗ムスカリン様作用薬とも呼ぶ．

　AChのムスカリン受容体が遮断されると，AChが結合できなくなる．その結果，副交感神経遮断と交感神経優位の状態が生じて，心拍数の増加，気管支および消化管腺分泌の抑制，散瞳，平滑筋の緊張低下などが現れる．

副交感神経遮断薬の臨床応用

　消化管・尿管・胆管のけいれん，胃・十二指腸潰瘍，気管支喘息，慢性閉塞性肺疾患，過活動膀胱，有機リン中毒の治療などに用いられるほか，麻酔前与薬や散瞳薬として用いられる（表2.6）．

　抗コリン薬の副作用には，抗ムスカリン様作用に基づく散瞳，眼圧上昇，口渇，便秘，尿閉，頻脈，皮膚潮紅，発熱などがある．また，緑内障，前立腺肥大による排尿障害，麻痺性イレウスなどがある患者には禁忌である．

　抗コリン薬には，ベラドンナアルカロイド（天然物質）のアトロピン，アトロピン代用薬（合成物質）があり，そのうちトロピカミドは眼底検査時の散瞳薬として，ブチルスコポラミン，ピレンゼピンは胃・十二指腸潰瘍や鎮痙薬として，イプラトロピウム，チオトロピウムは気管支拡張薬として，ソリフェナシン，オキシブチニンは過活動膀胱の治療に用いられる．

　また，中枢神経系に作用する抗コリン薬であるトリヘキシフェニジルはパーキンソン病治療に用いられている．

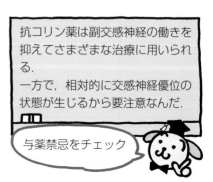

抗コリン薬は副交感神経の働きを抑えてさまざまな治療に用いられる．
一方で，相対的に交感神経優位の状態が生じるから要注意なんだ．

与薬禁忌をチェック

表 2.6　抗コリン薬

分　類	一般名	商品名	臨床応用	禁忌・副作用
ベラドンナアルカロイド	アトロピン	硫酸アトロピン	胃・十二指腸潰瘍，胃腸のけいれん性疼痛，胆管・尿管の疼痛，パーキンソン病，麻酔前投薬，有機リン剤中毒の解毒	下記症状の患者には与薬禁忌 緑内障，前立腺肥大による排尿障害，麻痺性イレウス
		硫酸アトロピン点眼液	診断または治療を目的とする散瞳と調節麻痺	下記症状の患者には与薬禁忌 緑内障
アトロピン代用薬	トロピカミド	ミドリンM点眼液	診断または治療を目的とする散瞳と調節麻痺	下記症状の患者には与薬禁忌 緑内障
	プロパンテリン	プロ・バンサイン	鎮けい薬：胃・十二指腸潰瘍，胃酸過多症，幽門けいれん，胃炎，腸炎など	下記症状の患者には与薬禁忌 緑内障，前立腺肥大による排尿障害，心疾患，麻痺性イレウス
	ピレンゼピン	ガストロゼピン	胃潰瘍・十二指腸潰瘍，急性・慢性胃炎の急性増悪期	副作用 口渇，便秘，下痢
	ブチルスコポラミン	ブスコパン	次の患者におけるけいれんならびに運動機能亢進：胃・十二指腸潰瘍，食道けいれん，幽門けいれん，胃炎，腸炎，機能性下痢，胆のう・胆管炎，胆石症，胆道ジスキネジー，尿路結石症，膀胱炎，月経困難症	下記症状の患者には与薬禁忌 出血性大腸炎，緑内障，前立腺肥大による排尿障害，心疾患，麻痺性イレウス
	イプラトロピウム	アトロベント	気管支拡張薬	下記症状の患者には与薬禁忌 緑内障，前立腺肥大による排尿障害
	チオトロピウム	スピリーバ	〃	
	ソリフェナシン	ベシケア	過活動膀胱における尿意切迫，頻尿，切迫性尿失禁	下記症状の患者には与薬禁忌 尿閉，緑内障，腸管閉塞，麻痺性イレウスなど
	オキシブチニン	ネオキシテープ	〃	
	トリヘキシフェニジル	アーテン	パーキンソン病	下記症状の患者には与薬禁忌 緑内障，重症筋無力症
	ビペリデン	アキネトン	〃	副作用 悪性症候群，眼の調節障害，尿閉，口渇，便秘，口内炎

看護上の留意点

自律神経には交感神経（外部環境の変化に適応するように働く）と副交感神経（安静時のエネルギー保持・貯蔵に関与）があり，循環，呼吸，消化，代謝，体温，分泌などを調節している生命維持に欠かせない神経系である．自律神経に作用する薬物は，いわゆるバイタルサインに直接影響を及ぼすものが多いので，与薬後の血圧，脈拍，心電図，臨床検査値の変動には注意を要する．

［学習課題］

1）交感神経刺激薬（アドレナリン作動薬）の臨床応用について述べなさい．
2）交感神経遮断薬（抗アドレナリン作動薬）の臨床応用と副作用について述べなさい．
3）副交感神経刺激薬（コリン作動薬）の臨床応用と副作用について述べなさい．
4）副交感神経遮断薬（抗コリン薬）の臨床応用と副作用について述べなさい．

キーワード

アドレナリン作動薬　　アセチルコリン　　アドレナリン　　ノルアドレナリン　　イソプレナリン
サルブタモール　　抗アドレナリン作動薬　　プロプラノロール　　コリン作動薬　　ネオスチグミン
アセチルコリンエステラーゼ　　コリンエステラーゼ阻害薬　　抗コリン薬　　アトロピン

II　筋弛緩薬

学 習 目 標

筋弛緩薬の作用および臨床応用について学ぶ.

A　基礎知識

　筋弛緩薬は，神経筋接合部に作用して，骨格筋の弛緩を起こす薬物である．作用機序の違いにより，非脱分極性筋弛緩薬と脱分極性筋弛緩薬とに分類されている（表2.7）．末梢性筋弛緩薬は全身麻酔による手術時には特に必要である．

表 2.7　非脱分極性筋弛緩薬と脱分極性筋弛緩薬の比較

	非脱分極性筋弛緩薬	脱分極性筋弛緩薬
作用様式	競合遮断	脱分極
筋れん縮	なし	あり
持続時間	30 〜 60 分	5 分
代謝・排泄	多くは尿や胆汁中へ未変化体で排泄	血漿中の非特異的コリンエステラーゼで急速に分解
拮抗薬	コリンエステラーゼ阻害薬	なし
代表的薬物	ベクロニウム ロクロニウム	スキサメトニウム

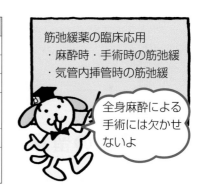

筋弛緩薬の臨床応用
・麻酔時・手術時の筋弛緩
・気管内挿管時の筋弛緩

全身麻酔による手術には欠かせないよ

　神経筋接合部のニコチン受容体において，非脱分極性筋弛緩薬は運動神経終末から放出されたアセチルコリン（ACh）の作用を競合的に阻害し，AChによる刺激が抑制されて骨格筋弛緩作用を示す．末梢性筋弛緩薬の開発は南米産植物由来の毒矢の成分であるクラーレから単離されたツボクラリンから始まった．代表的な非脱分極性筋弛緩薬にはベクロニウム，ロクロニウムなどがある．

　脱分極性筋弛緩薬は，構造上アセチルコリンに類似している．アセチルコリン受容体と反応し，脱分極を持続的に起こして再分極を阻止する．その結果，筋弛緩状態が得られる．代表的な脱分極性筋弛緩薬としてスキサメトニウムがある．

B　治療薬

　代表的な筋弛緩薬には，ベクロニウム，ロクロニウム，スキサメトニウムなどがあり，麻酔時，

気管内挿管時の筋弛緩に用いられる（表 2.8）．これらの筋弛緩薬を投与すると，横隔膜，肋間筋を含めて，全身の横紋筋が弛緩する．したがって，呼吸が抑制されるか止まる．ベクロニウム，ロクロニウムは，作用発現時間が 1 ～ 3 分，作用持続時間は 20 ～ 30 分と短い．スキサメトニウムは副作用が多いため，現在はほとんど使用されない．

　与薬に際しては，その作用および使用法について熟知した医師だけが使用することができる．また，その使用時はガス麻酔器または人工呼吸器などを用いて，調節呼吸を行う必要がある．

　筋弛緩薬の主な臨床適応は全身麻酔時，手術時および気管内挿管時の筋弛緩のための使用であるが，骨折脱臼の整復時，精神神経科における電撃療法の際の筋弛緩などにも用いられる．

　筋弛緩薬の重大な副作用として，ショック，遷延性呼吸抑制（無呼吸）などがある．また，スキサメトニウムの投与により，吸入麻酔中に高熱を発する悪性高熱症を起こすことがある．

表 2.8　筋弛緩薬

分類	一般名	商品名	臨床応用	禁忌・副作用
非脱分極性筋弛緩薬	ベクロニウム ロクロニウム	マスキュラックス エスラックス	麻酔時・手術時の筋弛緩，気管内挿管時の筋弛緩	下記症状の患者には与薬禁忌 重症筋無力症，筋無力症候群，妊婦 副作用 ショック，遷延性呼吸抑制
脱分極性筋弛緩薬	スキサメトニウム	スキサメトニウム	麻酔時の筋弛緩，気管内挿管時，骨折脱臼の整復時，精神神経科における電撃療法の際の筋弛緩	副作用 ショック，悪性高熱症，気管支けいれん，遷延性無呼吸，心停止，呼吸抑制，横紋筋融解症

● 看護上の留意点

　末梢性筋弛緩薬の臨床適応は主に，全身麻酔時，手術時，気管内挿管時の筋弛緩に用いられる．しかし，横隔膜，肋間筋を含む全身の横紋筋が弛緩してしまうため，呼吸の抑制や停止が起こる．使用法を熟知した医師だけが使用でき，その際は必ず人工呼吸器等で呼吸調節を行う必要がある．

［学習課題］

神経筋接合部遮断薬（末梢性筋弛緩薬）の臨床応用について述べなさい．

キーワード

非脱分極性筋弛緩薬　　脱分極性筋弛緩薬　　ベクロニウム　　ロクロニウム

III　局所麻酔薬

学　習　目　標

局所麻酔薬の基礎的知識について学ぶ.

A　基礎知識

　局所麻酔薬は，局所の神経に作用して刺激伝導を可逆的に遮断し，知覚，特に痛覚を選択的に麻痺させることを目的とする薬である. 適応部位により自律神経, 運動神経の麻痺も引き起こし, 使用濃度などによっては中枢神経にも作用が及ぶ. 局所麻酔薬の作用時間を延長させる目的で, アドレナリンを添加することがある.

　局所麻酔薬は知覚を麻痺させる目的以外に, 不整脈の治療薬としても用いられる. 局所麻酔薬は, 基本構造からエステル型とアミド型に分類される. エステル型は血漿コリンエステラーゼで速やかに加水分解されるため, 作用時間は短い. アミド型は肝臓の酵素で代謝される. 局所麻酔薬を用いる局所麻酔法には, 表面麻酔, 浸潤麻酔, 伝達麻酔, 脊椎麻酔, 硬膜外麻酔がある (表2.9).

表 2.9　局所麻酔法

表面麻酔	粘膜, 皮膚, 角膜などに直接薬物を接触させ, 表面の知覚を麻痺させる方法で, 溶液, ゼリー, スプレーなどに溶解したものを用いる
浸潤麻酔	皮下に薬物を注射して, その浸潤部位の知覚を麻痺させる方法
伝達麻酔	神経や神経叢に薬物を注射して, その神経の支配領域の知覚を麻痺させる方法
脊椎麻酔	脊椎のクモ膜下腔の脳脊髄液中に薬物を注入し, 脊髄と脊髄に入る知覚神経の支配領域の知覚を麻痺させる方法
硬膜外麻酔	硬膜外腔に薬物を注射して, 脊髄と脊髄に入る知覚神経の支配領域の知覚を麻痺させる方法

B　治療薬

　代表的局所麻酔薬にはリドカイン, ブピバカイン, メピバカイン, ロピバカイン, テトラカイン, プロカイン, オキシブプロカインなどがある. それぞれの薬物の特徴や, 剤形によって適応

が決められている.

　リドカインには極小量のエピレナミン（＝エピネフリン）添加製剤がある. アドレナリンの α_1 作用による局所の血管収縮作用を利用して，麻酔の作用時間延長やリドカインの吸収遅延による中毒予防に有効である. しかし，末端の組織（指先，耳介，陰茎）では壊死が生じる可能性があるので使用してはならない.

　局所麻酔薬の重大な副作用として，ショック，アナフィラキシーショックが知られている. その他意識障害，振戦，けいれん，悪性高熱症がある（表 2.10 ）.

表 2.10　局所麻酔薬

分類	一般名	商品名	剤形	適応				
				表面麻酔	浸潤麻酔	伝達麻酔	脊椎麻酔（脊髄くも膜下麻酔）	硬膜外麻酔
アミド型	リドカイン	キシロカイン	注射剤	○	○	○		○
		〃	歯科用注		○	○		
		〃	点眼液	○				
		キシロカインE注（エピレナミン含有）	注射剤	○	○	○		○
		キシロカインビスカス	経口剤	○				
		キシロカインゼリー	ゼリー	○				
		キシロカインスプレー	スプレー	○				
		ペンレス	貼付剤	○				
	メピバカイン	カルボカイン	注射剤		○	○		○
		スキャンドネスト	〃		○（歯科）			
	ブピバカイン	マーカイン	〃			○	○	○
	レボブピバカイン	ポプスカイン	〃			○		
	ロピバカイン	アナペイン	〃			○		○
エステル型	テトラカイン	テトカイン	注射剤	○	○	○	○	○
	プロカイン	塩酸プロカイン	〃		○	○		○
	オキシブプロカイン	ベノキシール点眼液	点眼液	○				

看護上の留意点

　局所麻酔薬は，局所の神経に作用して刺激伝導を可逆的に遮断し，知覚や痛覚を選択的に麻痺させる薬物である．局所麻酔法には，表面麻酔，浸潤麻酔，伝達麻酔，脊椎麻酔，硬膜外麻酔がある．その使用法も簡便なものが多いが，重大な副作用として，アナフィラキシーショックやアレルギー反応等があるので，患者の急変には十分に注意する．

[学習課題]

局所麻酔法の臨床応用について述べなさい．

キーワード

局所麻酔法　　リドカイン　　プロカイン　　アナフィラキシーショック

中枢神経系作用薬

学習目標

全身麻酔薬，鎮静睡眠薬，麻薬性鎮痛薬，抗てんかん薬，向精神薬，抗パーキンソン病薬，認知症治療薬，中枢神経興奮薬の基本的な薬理作用と患者の症状，病型に応じて選択される代表的な薬物を学ぶ．

中枢神経作用薬の多様な中枢性，末梢性副作用とそれに対する対処法を学ぶ．

解剖と生理

中枢神経系は全身の運動，知覚，精神機能および自律神経系を統合する．解剖学的には大脳，間脳（視床，視床下部），脳幹（中脳，橋，延髄），小脳，脊髄に区分される（図3.1）．

大脳：大脳皮質は前頭葉，頭頂葉，側頭葉，後頭葉に区分される．前頭葉は運動機能の中枢，

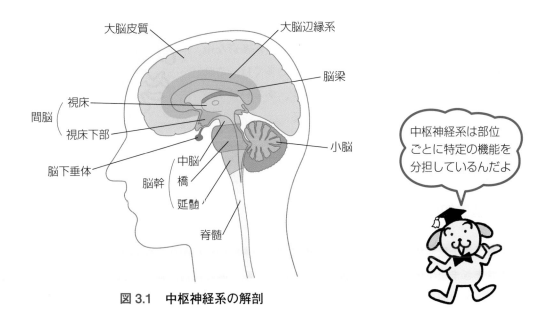

図3.1　中枢神経系の解剖

思考，意思などの高次精神機能の中枢である．前頭葉の運動野にある運動神経は反対側の脊髄まで神経線維を伸ばしている（錐体路）．頭頂葉には全身の皮膚感覚・深部感覚，側頭葉には聴覚，後頭葉には視覚の中枢がある．皮質下にある基底核のうち線条体（尾状核＋被殻）は筋緊張・円滑な運動のコントロールを行う（錐体外路）．生物学的に古い帯状回，皮質下の海馬・扁桃体などは大脳辺縁系といわれ，本能，情動，記憶に関係する．

　間脳：視床は全身の反対側からの感覚神経線維が集まり，大脳皮質へ送る中継路となっている．視床下部は自律神経機能の高次中枢で，体温，摂食，飲水，睡眠，下垂体機能（内分泌機能）の調節も行っている．

　脳幹：大脳と小脳や脊髄を結ぶ神経線維の通路となるほか，ほとんどの脳神経（顔面神経，三叉神経，迷走神経など）の中枢がある．延髄網様体には生命維持に不可欠な呼吸中枢，血管運動中枢（血圧・脈拍調節），嘔吐中枢，咳中枢があり，覚醒状態の維持もつかさどっている．

　小脳：平衡機能，姿勢反射などの体位調節や微細な協同運動を調節し，小脳が障害されると歩行失調やふるえが生じる．

　脊髄：運動神経と自律神経（交感・副交感神経）が脊髄前根から出ていき，知覚神経は脊髄後根から入る．

中枢神経系の神経伝達物質

　神経終末から放出される主要な神経伝達物質は，末梢神経系ではアセチルコリンとノルアドレナリン（ノルエピネフリン）である．一方，中枢神経系では，アセチルコリン・ノルアドレナリン・アドレナリン（エピネフリン）・ドパミン・セロトニンなどのモノアミン類，グルタミン酸・γ-アミノ酪酸（GABA）・グリシンなどのアミノ酸，サブスタンスP・エンクファリンをはじめとするペプチド類など，非常に多くの神経伝達物質が多彩な中枢神経機能を担っている．中枢神経作用薬の多くは，これらの神経伝達物質の機能を神経終末レベル，あるいは受容体レベルで促進または抑制する薬物である．

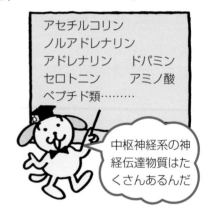

アセチルコリン
ノルアドレナリン
アドレナリン　ドパミン
セロトニン　アミノ酸
ペプチド類………

中枢神経系の神経伝達物質はたくさんあるんだ

麻　酔

A　基礎知識

　外科手術を無痛状態で安全に行うためには，手術時の疼痛を除去するとともに，手術の妨げになるさまざまな生体反応（骨格筋や腸管の収縮，咳・嘔吐反射，血圧・脈拍の変動，唾液・粘液の分泌，精神的ストレスなど）を抑制する必要がある．そのために手術中は鎮痛，意識消失，筋

弛緩，自律神経反射の抑制を維持するための薬物が投与され，頻繁にバイタルサインをチェックして患者の安全を管理する．

　1つの全身麻酔薬だけではすべての作用は得られず，筋弛緩薬，鎮痛薬や抗コリン薬など複数の薬物が併用される．局所的な小手術では局所麻酔薬で鎮痛し，意識下で手術が行われる．

B 治療薬

全身麻酔薬

作用機序と分類

　全身麻酔薬は可逆的に意識を喪失させ，すべての感覚・知覚を抑制する薬物で，無痛的に手術を行うために用いられる．全身麻酔薬は，中枢神経系を大脳皮質→大脳基底核→小脳→脊髄→延髄の順に広範囲に抑制するため，まず意識レベルを低下させ，次いで知覚機能，運動機能の順で抑制する．さらに麻酔が深くなると，生命維持の中枢である延髄が抑制され呼吸麻痺，血圧低下で死亡する（表3.1）．全身麻酔薬には肺から吸入して用いる吸入麻酔薬と，静脈内投与される静脈麻酔薬に分けられる．

表 3.1　麻酔深度と諸症状（吸入麻酔時）

麻酔深度	麻痺部位	症候
第1期：導入期	大脳皮質（感覚野）	意識消失までの時期，痛覚減弱〜消失
第2期：発揚期	大脳皮質（全域）	高位中枢からの抑制消失，うわ言や体動などの見かけの興奮状態
第3期：手術期	視床，基底核，脊髄	熟睡状態，骨格筋弛緩，反射消失，呼吸・循環状態は安定，手術に最適
第4期：中毒期	延髄	血圧著明低下，呼吸不整〜停止，瞳孔散大

使い方

（1）吸入麻酔薬

　吸入麻酔薬は，吸入濃度の調節により麻酔の深さと作用時間の調節が静脈麻酔薬よりも容易である．通常，各種の麻酔薬の特徴を生かし（表3.2），亜酸化窒素，揮発性麻酔薬，酸素を併用して麻酔を維持する．

①イソフルラン，セボフルラン，デスフルラン（揮発性麻酔薬）

　常温では揮発性液体であり，気化させて数パーセントの濃度で持続的に吸入させる．三者の薬理作用上の相違点はほとんどない．いずれも鎮痛作用，筋弛緩作用は強いが，呼吸抑制作用，血圧低下作用がある．

表3.2　吸入麻酔薬の性質

一般名 （商品名）	揮発性			ガス性
	イソフルラン （フォーレン）	セボフルラン （セボフレン）	デスフルラン （スープレン）	亜酸化窒素 （笑気）
導入・覚醒	速	きわめて速	きわめて速	きわめて速
鎮痛作用	++	++	++	++
筋弛緩作用	++	++	++	－
呼吸抑制作用	+	+	+	－
血圧降下作用	+	+	+	－
使用濃度	2%	4%	6%	50－70%

②亜酸化窒素（笑気）

　亜酸化窒素は常温で気体であり，50%以上の濃度で吸入させることが多い．鎮痛作用は強いが，単独では十分な麻酔作用（安定した睡眠を伴う鎮痛）が得られない．呼吸や循環系への抑制作用は少なく，筋弛緩作用はない．

(2)　静脈麻酔薬

　静脈麻酔薬（表3.3）は，静脈内注射だけで容易に速やかに全身麻酔状態を得ることができ，手術室内の空気汚染がないという利点をもつ．しかし，いったん静注すると麻酔の深さや作用時間を調節することが困難であるため，呼吸抑制や血圧低下に十分注意する．

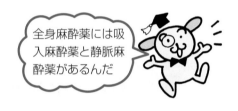

全身麻酔薬には吸入麻酔薬と静脈麻酔薬があるんだ

　筋弛緩作用は少なく，レミフェンタニル，ケタミン以外は鎮痛作用も弱い．そのため静脈麻酔薬で麻酔を導入した後，吸入麻酔で維持することが多い．

表3.3　代表的な静脈麻酔薬

静脈麻酔薬	商品名	持続時間	特　徴
プロポフォール	ディプリバン	5分	白色懸濁液．導入・覚醒とも非常に速い
レミフェンタニル	アルチバ	1分	超短時間型麻薬性鎮痛薬
チオペンタール	ラボナール	10～15分	超短時間型バルビツール酸誘導体
ケタミン	ケタラール	10～15分	解離性麻酔薬，悪夢生じる．鎮痛作用強い
ミダゾラム	ドルミカム	10～60分	ベンゾジアゼピン誘導体，作用発現が非常に速い

①プロポフォール

　非水溶性であるため懸濁液として使用する．麻酔導入・覚醒とも非常に速く，調節も容易であるため頻用されている．持続点滴で，麻酔中の睡眠の維持にも使用される．鎮痛作用はなく，静

注時に血管痛が生じることがある.

②レミフェンタニル

　超短時間型の麻薬性鎮痛薬. 作用発現は約1分と非常に速く, 体内に蓄積しないため, 必要に応じて与薬量を調節しやすい.

③チオペンタール

　超短時間型バルビツール酸誘導体である. 鎮痛作用はなく, 呼吸抑制, 血圧低下が生じやすい.

④ケタミン

　静注または筋注で用いられる. 脳波上で, 大脳皮質の抑制と大脳辺縁系の活性化が同時にみられるため解離性麻酔薬といわれ, 覚醒時に幻覚や悪夢を見ることがある.

　鎮痛作用は強く血圧上昇作用がある.

⑤ミダゾラム

　ベンゾジアゼピン誘導体で強力な鎮静, 催眠作用を示す. 作用発現が1～2分と非常に速い. 体内に蓄積しないため, 集中治療における鎮静や人工呼吸管理を目的に持続投与されることも多い.

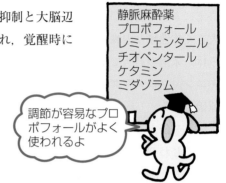

静脈麻酔薬
プロポフォール
レミフェンタニル
チオペンタール
ケタミン
ミダゾラム

調節が容易なプロポフォールがよく使われるよ

副作用・相互作用

　麻酔の深さが増すと, ほとんどの麻酔薬で呼吸抑制, 血圧低下が生じる. プロポフォールは小児の集中治療における人工呼吸中の鎮静目的では使用しない(禁忌). 悪性高熱症は, 揮発性麻酔薬や筋弛緩薬スキサメトニウムの投与時にまれに生じる死亡率の高い副作用で, 筋強直を伴う急速な体温上昇が特徴である. 筋弛緩薬ダントロレンが特異的治療薬である.

参考

神経遮断性鎮痛（neuroleptanalgesia：NLA）

　強力な鎮痛薬と神経遮断薬を併用し, 意識はあるが周囲に対し無関心な鎮静状態と無痛状態を得る麻酔法. 鎮痛薬としてフェンタニル, 神経遮断薬としてドロペリドールを用いるのが原法だが, ペンタゾシンやミダゾラムを用いる変法が内視鏡検査で広く使われている.

全静脈麻酔（total intravenous anesthesia：TIVA）

　作用時間が短く, 体内蓄積が少ない睡眠薬, 鎮痛薬, 筋弛緩薬の持続点滴静注を組み合わせて行う静脈麻酔法. 手術室内の空気汚染が生じない. 睡眠にプロポフォール, 鎮痛にフェンタニルやレミフェンタニル, 筋弛緩にロクロニウムなどを用いる.

疼　痛

A　基礎知識

疾病の病態

　機械的，熱的，化学的刺激などさまざまな刺激が痛みの原因となり，全身に分布する知覚神経の終末によって刺激が受容される．発生部位により大きく体性痛と内臓痛に分けられる．炎症時の痛みは，末梢の局所で産生される起炎物質（ブラジキニン，プロスタグランジンなど）による刺激が原因となる．

> 体性痛と内臓痛．
> 即時痛（有髄神経）と遅延痛（無髄神経），いずれも大脳皮質知覚領域に伝わる
>
> 痛みにもいろいろな種類があるんだ

　痛みを伝える知覚神経には太い有髄神経と細い無髄神経があり，前者は速く鋭い即時痛，後者は鈍くじわりとした遅延痛を脊髄まで伝える．さらに脊髄から視床を経て，大脳皮質知覚領域（頭頂葉）まで神経の興奮が伝達される（図3.2）．その過程で多くの神経伝達物質が，その受容体（オピオイド受容体など）を介して痛覚神経に影響を与える．

　また，中脳や延髄などの脳幹部から脊髄へは，疼痛の伝達を抑制する下行性の神経系が投射している．

治療方針

　歯痛，頭痛，炎症部位の痛みなどの体性痛の多くはアスピリン，ジクロフェナク，ロキソプロフェンなどのプロスタグランジン産生を抑制する非ステロイド性抗炎症薬（NSAIDs）や抗炎症作用の弱い解熱鎮痛薬であるアセトアミノフェンが有効である．しかし，これらの薬物は強い内臓痛，例えば末期がん，術後，骨折後，心筋梗塞後の激痛に対してはあまり効果がなく，モルヒネに代表されるオピオイド受容体を刺激する強力な麻薬性鎮痛薬が用いられる．

■参　考■

内因性オピオイド物質

　本来，脳内の**オピオイド受容体**は，脳内のモルヒネ様物質である**エンケファリン**，**βエンドルフィン**などの数種のペプチドが結合する受容体である．これらの物質はいずれも神経細胞内で合成され，神経終末から放出され，生体内で痛みの抑制をはじめ多くの生理作用に関与している．

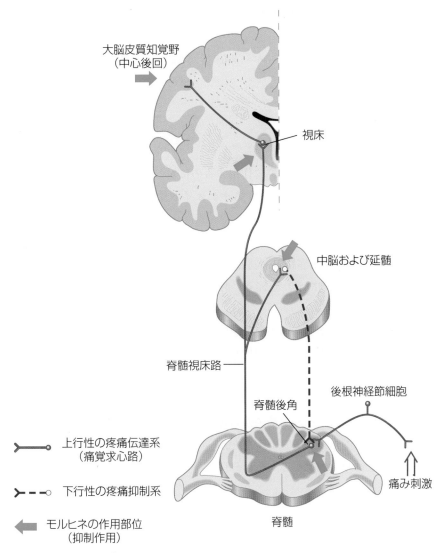

大脳皮質知覚野
（中心後回）

視床

中脳および延髄

脊髄視床路

後根神経節細胞

脊髄後角

上行性の疼痛伝達系
（痛覚求心路）

下行性の疼痛抑制系

痛み刺激

モルヒネの作用部位
（抑制作用）

脊髄

図 3.2　痛覚求心路とモルヒネの作用

B　治療薬

1）解熱鎮痛薬

　代表的な解熱鎮痛薬である非ステロイド性抗炎症薬（NSAIDs）は第 5 章「抗炎症薬」を参照．

　アセトアミノフェンやピリン系のスルピリンは明らかな鎮痛・解熱作用を有するが，NSAIDs
に比べ抗炎症作用は弱い，いずれも作用機序は明確ではない．頭痛，歯痛，腰痛，咽頭痛，外傷
時の疼痛などの鎮痛のほか，感冒などの解熱に用いられることも多い．

　アセトアミノフェンは内服薬や坐薬がある．アスピリンやロキソプロフェンなどの NSAIDs

に比較して安全性が高いため，小児の鎮痛・解熱にしばしば用いられる．通常量では副作用が少ないが，過剰投与で肝障害が生じる．

一方，スルピリンは筋注で投与されるが，注射時に過敏症やショックを起こすこともあり，その使用は限られる．

2) 麻薬性鎮痛薬

作用機序と分類

解熱鎮痛薬が主として末梢の炎症部位に作用するのに対し，モルヒネに代表される麻薬性鎮痛薬（表3.4）は脳，脊髄，末梢臓器に存在するオピオイド受容体を刺激して，鎮痛作用をはじめ以下のような種々の薬理作用を示す．

中枢作用：中枢神経内の痛覚伝導路の抑制と，痛覚抑制系の活性化により強い鎮痛作用を示し，しばしば鎮静作用，多幸感（陶酔感）を伴う．呼吸抑制，催吐作用や特徴的な縮瞳も中枢作用である．

末梢作用：末梢血管拡張により心臓の負荷を軽減する．消化管平滑筋の緊張亢進で消化管運動が低下し便秘を起こす．これらの作用を利用して急性肺水腫や急性左心不全などに対しても用いられる．

代表的な麻薬性鎮痛薬には，ケシの種子から得られるアヘンに含まれるモルヒネ，コデインや合成鎮痛薬であるペチジン，フェンタニルなどがあり，強い鎮痛作用と依存性を示す．また，ペンタゾシン，ブプレノルフィンはモルヒネの作用に拮抗するが，単独でも鎮痛作用を示すため拮抗性鎮痛薬とも呼ばれる．

使い方

①モルヒネ

5～10mgの皮下注射で数十分後には眠気，気分の変容とともに痛覚が麻痺する．ほとんどすべての疼痛に著効を示し，麻酔前投与としても用いられる．しかし，括約筋収縮作用のため，胆石や尿管結石では逆に疼痛を増大することがある．

経口，坐薬，皮下注射，静脈内点滴，いずれの与薬方法でも有効である．血中半減期は約3時間なので，末期がん患者に対して持続した鎮痛を得るためには徐放剤も用いられる．呼吸抑制を生じるため，重篤な呼吸抑制や気管支喘息発作中の患者，慢性肺疾患に続発する心不全の患者および急性アルコール中毒の患者では禁忌である．

②ペチジン

モルヒネの約1/10の鎮痛作用をもつ．呼吸抑制，依存性もモルヒネより弱い．平滑筋弛緩作用があるため胆石，尿管結石の疝痛にも用いられる．

表 3.4　麻薬性鎮痛薬および関連薬物

分　類	一般名	商品名	剤　形	鎮痛作用*	主な臨床応用
麻薬性鎮痛薬	モルヒネ	塩酸モルヒネ	経口剤, 注射剤	1	鎮痛
		アンペック	注射剤, 坐剤		〃
		オプソ	経口剤		〃
		MS コンチン（徐放剤）	〃		〃
		カディアン（徐放剤）	〃		〃
	ペチジン	ペチロルファン	注射剤	1/10	〃
	オキシコドン	オキシコンチン（徐放剤）	経口剤	1.5	〃
		オキファスト	注射剤		〃
	フェンタニル	デュロテップ	貼布剤	80	〃
		フェントス	〃		〃
	レミフェンタニル	アルチバ	注射剤		〃
	トラマドール	トラマール	経口剤, 注射剤	1/10	〃
		ワントラム（徐放剤）	経口剤		〃
	コデイン	リン酸コデイン	〃	1/6	鎮咳
拮抗性鎮痛薬	ペンタゾシン	ソセゴン	注射剤, 経口剤	1/3	鎮痛
	ブプレノルフィン	レペタン	注射剤, 坐剤	30	〃
	エプタゾシン	セダペイン	注射剤	1/2	〃
麻薬拮抗薬	ナロキソン	塩酸ナロキソン	注射剤	なし	麻薬による呼吸抑制

＊　モルヒネの鎮痛作用を 1 として相対的に示した.

③オキシコドン

　経口与薬での生体内利用率が高く，モルヒネの 1.5 倍の鎮痛作用をもつ．経口剤（徐放剤），注射剤が用いられる.

④フェンタニル

　モルヒネの約 80 倍の強力な鎮痛作用をもつが作用持続時間が短いため，持続効果が得られる貼布剤が頻用される．注射剤は NLA や全静脈麻酔に用いられることが多い．貼布剤もある.

⑤レミフェンタニル

　全静脈麻酔のとき，鎮痛目的で持続点滴静注される．超短時間作用型であり，作用発現時間，作用持続時間ともに約 1 分と非常に早いため調節しやすい.

⑥コデイン，トラマドール

　鎮痛作用はモルヒネの 1/6（コデイン）から 1/10（トラマドール）程度だが，呼吸抑制，吐き気，便秘作用は弱く，依存性も低い．コデインは鎮咳作用が強く，臨床的には鎮咳薬として用いられ，含有量が 1/100 以下では麻薬取締法の対象から除外されている.

⑦ペンタゾシン，ブプレノルフィン，エプタゾシン

　代表的な拮抗性鎮痛薬で，臨床では拮抗薬としてではなくモルヒネ代用薬として用いられる．副作用として吐き気，呼吸抑制などがある．モルヒネに比べ依存性は低く麻薬には指定されていないが，大量長期使用で依存を生じることもあり，その使用と管理は慎重を期すべきである.

⑧ナロキソン

単独では鎮痛作用を示さないが，麻薬性鎮痛薬のオピオイド受容体への結合を阻害し，その鎮痛作用に拮抗するため麻薬拮抗薬と呼ばれる．臨床的には麻薬性鎮痛薬による呼吸抑制に対して用いられる．

副作用・相互作用

急性中毒では呼吸抑制により死亡することがある．また，麻薬性鎮痛薬の連用により著明な耐性が生じ，同じ鎮痛を得るためにより大量の薬物が必要になる．

この耐性と多幸感，および依存性により慢性中毒を生じやすい．精神的依存とともに身体的依存（断薬により不安，不眠，けいれんなどの強い禁断症状が出現）が認められる．

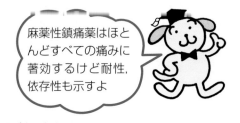

麻薬性鎮痛薬はほとんどすべての痛みに著効するけど耐性，依存性も示すよ

参考

進行がん患者への麻薬投与（WHO方式）

WHO（世界保健機関）は進行がん患者の強い痛みに対し，非麻薬性鎮痛薬（アスピリンなどの非ステロイド性抗炎症薬〔NSAIDs〕，アセトアミノフェン），弱作用麻薬（コデイン，トラマドールなど），強作用麻薬（モルヒネ，オキシコドン，フェンタニルなど）を段階的に投与していく**3段階がん疼痛治療法**を提唱している．特に使用がためらわれがちなモルヒネの積極的な投与，すなわち疼痛時の頓用ではなく，無痛を維持するために規則正しく経口投与することを推奨している．

片頭痛治療薬

片頭痛は発作性に生じる片側性の拍動性の頭痛であり，閃輝暗点（チカチカとした光が見える）などの前駆症状を伴うことも多い．発症機序は不明だが，前駆症状期には頭蓋内外の血管収縮，頭痛時には逆に血管拡張が生じ，この血管の反応にはセロトニンの関与が推測されている．発症時の治療にはセロトニン 5-HT$_{1B/1D}$ 受容体を刺激して血管を収縮させるスマトリプタンやゾルミトリプタン，麦角アルカロイドのエルゴタミンが用いられる．カルシウム拮抗薬のロメリジンは脳血管の収縮を抑制し，発作予防に有用である．

神経障害性疼痛に用いられる鎮痛薬

帯状疱疹後疼痛，糖尿病性神経障害，脊髄損傷後疼痛など，知覚神経や中枢神経の障害により生じる難治性疼痛を神経障害性疼痛という．NSAIDs や麻薬性鎮痛薬の効果が低いが，プレガバリンや抗うつ薬のデュロキセチンが有効である．プレガバリンやミロガバリンは中枢神経系の神経終末部への Ca^{2+} の流入を阻害し，グルタミン酸などの興奮性神経伝達物質の遊離を抑制し，疼痛にかかわる神経伝達を阻害する．副作用としてめまい，眠気が生じることが多い．プレガバリンとデュロキセチンは線維筋痛症に伴う疼痛にも用いられる．

不眠症

A 基礎知識

睡眠のパターンと睡眠障害

　通常の睡眠では，眼球運動を伴うレム睡眠（rapid eye movement：REM）と，深い睡眠であるノンレム睡眠がくり返されて熟眠感が得られる（図3.3）．レム睡眠は睡眠の 20 ～ 30% を占め，血圧，心拍などの自律神経機能が変動する一方で筋弛緩を伴い，夢を見る時期と考えられる．

　睡眠障害（不眠症）では寝つけなかったり（入眠障害），早朝に覚醒する（熟眠障害）などで睡眠時間が短縮し，正常な睡眠パターンが崩れる．

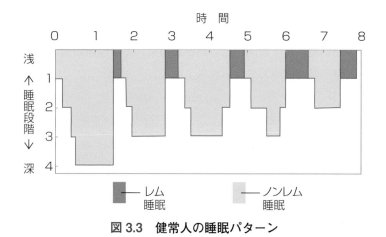

図 3.3　健常人の睡眠パターン

（笠井清登，脳波的睡眠図（レム睡眠とノンレム睡眠）：大熊輝雄（2013）
現代臨床精神医学 第 12 版，p.43，金原出版より転載，一部改変）

治療方針

　睡眠障害の型や原因を検証し，心理的要因や生活パターンに原因がある場合はそれらの改善を指導し，不必要な睡眠薬の与薬はなるべく避ける．睡眠薬を用いる場合，眠気やふらつきが日中も残ることがあり，長期連用で習慣性・依存を生じうるため，適切な量をなるべく短時間投与するように心がける．

　睡眠薬は睡眠時間を延長するだけでなく，レム睡眠・ノンレム睡眠の正常なパターンを保てるベンゾジアゼピン誘導体が選択されることが多い．睡眠障害の型により睡眠薬の種類を使い分け，入眠障害に対しては効果が早い短時間作用型の入眠薬，熟眠障害に対しては中間型や長時間型の熟眠薬を選択する．

B 治療薬

睡眠薬

a．ベンゾジアゼピン誘導体

作用機序と分類

代表的な薬物はベンゾジアゼピン誘導体とその類縁薬物であり，脳内のγ-アミノ酪酸(GABA)の受容体に結合してGABAの神経抑制作用を強め，間接的にノルアドレナリンやセロトニンなどの作用を抑制する．

ベンゾジアゼピン誘導体では図3.4に示すように，投与量を増し薬物血中濃度が上昇するに従い，抗不安，抗てんかん（けいれん），睡眠，筋弛緩などの作用が順に出現する．そのため，睡眠障害のほかに神経症（特に全般性不安障害），てんかんなどのけいれん性疾患などに広く応用される（表3.5）．

レム睡眠の抑制が少ないため，生理的に近い睡眠が得られる．作用時間の長さによって超短時間型，短時間型，中間型，長時間型に分けられる．

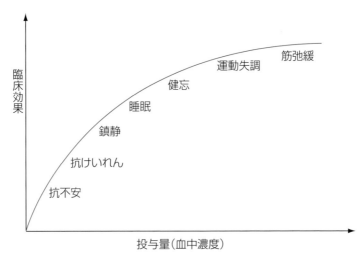

図3.4 ベンゾジアゼピン誘導体の示す臨床作用

表3.5 ベンゾジアゼピン誘導体の臨床応用

適 応	主なベンゾジアゼピン誘導体
不安	ジアゼパム，エチゾラム，ロラゼパム
不眠	トリアゾラム，エスタゾラム，ブロチゾラム
筋固縮	ジアゼパム
麻酔導入	ジアゼパム，ミダゾラム
てんかん重積症	ジアゼパム，ロラゼパム（静注）

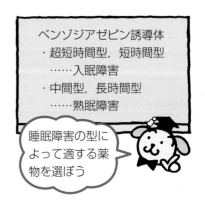

ベンゾジアゼピン誘導体
・超短時間型，短時間型
……入眠障害
・中間型，長時間型
……熟眠障害

睡眠障害の型によって適する薬物を選ぼう

使い方

　トリアゾラム（超短時間型），リルマザホン（短時間型），ニトラゼパム（中間型），フルラゼパム（長時間型）など作用時間の異なる催眠薬が多数使用されている（表 3.6）．ベンゾジアゼピン関連薬のゾルピデム（超短時間型）は選択的に睡眠作用を示す．

　超短時間型，短時間型は半減期がそれぞれ数時間以下，10 時間以下で入眠障害に用いられ，翌日に眠気が残りにくいが，健忘や中止後の不眠が生じやすい．中間型は半減期が 24 時間前後，長時間型では 100 時間にも及び，熟眠障害に用いられる．いずれも経口投与後，消化管からよく吸収され肝臓で代謝され排泄される．緑内障や重症筋無力症の患者では禁忌である．

　過度の眠気，転倒が生じないように注意深く観察する．特に高齢者では作用が強く出やすいので注意する．一般にベンゾジアゼピン誘導体は安全性が高いため，安易に連用される傾向にあるが，耐性・依存性が生じないよう与薬は慎重にする．連用後には徐々に減量するように注意する．

表 3.6　睡眠薬として用いられる主なベンゾジアゼピン誘導体と関連薬物

分 類	一般名	商品名	剤 形	応 用
超短時間型	トリアゾラム	ハルシオン	経口剤	
	ゾピクロン	アモバン	〃	
	ゾルピデム	マイスリー	〃	就眠
	エスゾピクロン	ルネスタ	〃	
短時間型	リルマザホン	リスミー	〃	
	ブロチゾラム	レンドルミン	〃	就眠
中間型	ニトラゼパム	ネルボン，ベンザリン	〃	
	エスタゾラム	ユーロジン	〃	熟眠
長時間型	フルラゼパム	ダルメート	〃	
	クアゼパム	ドラール	〃	熟眠

副作用・相互作用

　ベンゾジアゼピン誘導体は比較的安全な薬物である．一般的な副作用としては中枢抑制作用による翌日の眠気（特に長時間型），判断力の低下，運動失調や筋弛緩作用による転倒，健忘（服用後の記憶喪失）などがある．バルビツール酸誘導体に比べ頻度と程度は低いが，長期服用により耐性（効果が次第に低下し増量が必要になる），精神的・身体的依存が生じることがあり，急な服用中止で反動的な不眠，不安などの禁断症状が認められる．

b．バルビツール酸誘導体

作用機序と分類

　バルビツール酸誘導体もベンゾジアゼピン誘導体と同様，GABA 受容体に結合して GABA の神経抑制作用を増強する．作用時間によって超短時間型，短時間型，中間型，長時間型に分けられる（表 3.7）．

表 3.7 主なバルビツール酸誘導体の分類と臨床適応

作用時間	一般名	商品名	剤　形	応　用
超短時間型 （30分以内）	チオペンタール	ラボナール	注射剤	静脈麻酔
短時間型 （3時間以下）	ペントバルビタール	ラボナ	経口剤	入眠
中間型 （3〜6時間）	アモバルビタール	イソミタール	〃	熟眠
長時間型 （6時間以上）	フェノバルビタール	フェノバール	経口剤，注射剤	抗けいれん薬

使い方

　バルビツール酸誘導体は古くから用いられてきた薬物であるが，レム睡眠も抑制し，さまざまな副作用や耐性，依存性が生じやすいため，睡眠薬としては現在はほとんど用いられなくなった．

　睡眠薬としての使用頻度は減り，超短時間型のチオペンタールが静脈麻酔薬として，長時間型のフェノバルビタールが抗けいれん薬として使用される．

副作用・相互作用

　バルビツール酸誘導体は呼吸抑制，血圧低下作用が強い．連用で耐性，身体的依存（中止により不安，振戦，けいれんなどの強い禁断症状が出現）が生じやすい．また，肝臓の薬物代謝酵素を活性化するため，他の薬物の効果を減弱させることがある．

C．メラトニン受容体作用薬とオレキシン受容体拮抗薬

　ラメルテオンは体内時計にかかわる視床下部のメラトニン受容体を刺激して催眠効果を示す．作用は強くないが，睡眠覚醒のリズムを正常化する．一方，スボレキサントやレンボレキサントは覚醒保持に関与する視床下部のオレキシン受容体を遮断して睡眠をもたらす．いずれも筋弛緩，記憶障害などの副作用や依存性，耐性，反跳性不眠がない．

神経症，気分障害，統合失調症

A　基礎知識

1）神経症
疾病の病態

　仕事，学業，人間関係などさまざまな心理的ストレスが誘因となって強い不安，緊張，恐怖，不眠が持続し，日常生活に支障をきたす状態を神経症といい，しばしば不安とともに血圧上昇，動悸，発汗などの自律神経症状を伴う．

主症状により全般性不安障害（漫然としたコントロール困難な不安，イライラが持続する），パニック障害（突然，強い不安や恐怖とともに窒息感や動悸などの発作を生じる），恐怖症（広場，閉所などの特定の対象に対して強い不安と恐怖感を感じる），社会（社交）不安障害（人に注目される場面で強い不安を感じる），強迫性障害（無意味な行為や思考をくり返さないと不安になる），解離性障害（ヒステリー），外傷後ストレス障害（PTSD，大きな災害・事故などに遭遇後，一定の潜伏期を経て強い不安などが生じる）などに分類される．中枢神経系の，特にモノアミン（セロトニンやノルアドレナリン）神経系の興奮が関与していると推測されている．

治療方針

神経症に対しては，誘因となっているストレスを見いだし取り除くことが必要であるが，不安や緊張を早期に軽減するためには抗不安薬が用いられる．代表的な抗不安薬は，睡眠薬としても多用されるベンゾジアゼピン誘導体であり，強い催眠を生じない量でも不安や緊張を緩和する作用を示す．パニック障害，社会不安障害などにはSSRI（選択的セロトニン再取り込み阻害薬）（後出の「向精神薬」参照）が有効とされる．

2）気分障害（うつ病，躁うつ病）

疾病の病態

感情の起伏が病的なレベルまで達する気分障害には，抑うつ気分や悲哀感を主症状とする「うつ」と，気分の高揚を主症状とする「躁」の両病相がある．うつ状態だけを周期的にくり返すうつ病（大うつ病性障害）と，両相が現れる躁うつ病（双極性障害）があるが，前者が圧倒的に多い．初発は青年期に多いが，老年期までどの年齢層でも生じうる．うつ病の生涯有病率は約6％で女性に多く，頻度の高い疾患である．一方，双極性障害の生涯有病率は1％程度で男女差はない．心理的ストレスが誘因になることも多いが，本質的には脳内に原因がある内因性精神障害と考えられ，脳内のセロトニンやノルアドレナリン神経系の異常が関与する．

治療方針

うつに対しては，できるだけ休息を取らせ患者の精神的負担を軽減するとともに，抑うつ気分を改善するため抗うつ薬を数週間以上は与薬する．躁に対しては特異的に抗躁作用を示す炭酸リチウムなどの気分安定薬を用いる．

3）統合失調症

疾病の病態

統合失調症は，多くは10代後半から20代に初発し，被害的な内容の妄想，幻聴を主とする幻覚，精神運動興奮などの陽性症状と，精神的荒廃による無為，自閉などの陰性症状が主症状である．一般に急性期は陽性症状が，慢性期には陰性症状が目立つようになる．陽性症状は大脳辺縁

系のドパミン神経系の過剰活動が関与すると考えられる．陰性症状には大脳皮質のドパミン神経系の機能低下の関与も推測されるが，明確ではない．

治療方針

　統合失調症の陽性症状と陰性症状の治療と再発予防のため，抗精神病薬を与薬する．長期連用されることが多いが，副作用の発現頻度も高いため，身体症状にも十分注意して使用する．

B　治療薬

向精神薬

　向精神薬とは精神機能に作用して，各種の精神疾患の治療に用いられる薬物で，大きく抗不安薬，抗うつ薬，抗精神病薬に分類される（表3.8）．

a．抗不安薬
作用機序と分類

　ベンゾジアゼピン系誘導体は前出の「睡眠薬」参照．

　タンドスピロンは脳内のセロトニン 5-HT$_{1A}$ 受容体に作用して，神経活動を抑制する．

使い方

　ジアゼパムは長時間作用型，ロラゼパムは中間型，エチゾラムは短時間型のベンゾジアゼピン誘導体で，いずれも神経症の不安，緊張を除く．肝臓で代謝されるため，特に長時間作用型は，肝機能が低下する高齢者や肝疾患患者では体内で蓄積され，副作用が出やすいので注意が必要となる．緑内障・重症筋無力症患者には禁忌である．

　タンドスピロンは比較的軽症の神経症に用いられる．

　抗うつ薬であるフルボキサミン，パロキセチンなどの選択的セロトニン再取り込み阻害薬（SSRI）は，ベンゾジアゼピン誘導体が効きにくいパニック障害，社会不安障害，強迫性障害，PTSD にも効果があり，広く用いられている．

副作用・相互作用

　ベンゾジアゼピン誘導体は「睡眠薬」参照．

　タンドスピロンは睡眠作用，筋弛緩作用，健忘が少なく，耐性や禁断症状は生じない．

b．気分障害（うつ病，躁うつ病）治療薬
作用機序と分類

　抗うつ薬の多くは，神経終末から放出されたノルアドレナリンやセロトニンの神経終末への再

表 3.8　向精神薬

一般名	商品名	剤　形	特　徴
抗不安薬			
ジアゼパム	セルシン，ホリゾン	経口剤，注射剤	長時間型ベンゾジアゼピン誘導体
ロラゼパム	ワイパックス	経口剤	中間型ベンゾジアゼピン誘導体
エチゾラム	デパス	〃	短時間型ベンゾジアゼピン誘導体
タンドスピロン	セディール	〃	セロトニン 5-HT$_{1A}$ 受容体作用薬
抗うつ薬			
イミプラミン	トフラニール	経口剤，注射剤	三環系抗うつ薬
アミトリプチリン	トリプタノール	〃	三環系抗うつ薬
フルボキサミン	デプロメール，ルボックス	経口剤	SSRI*
パロキセチン	パキシル	〃	SSRI
セルトラリン	ジェイゾロフト	〃	SSRI
エスシタロプラム	レクサプロ	〃	SSRI
ボルチオキセチン	トリンテリックス	〃	SSRI ＋セロトニン受容体調節作用
ミルナシプラン	トレドミン	〃	SNRI**
デュロキセチン	サインバルタ	〃	SNRI
ベンラファキシン	イフェクサー	〃	SNRI
ミルタザピン	リフレックス，レメロン	〃	NaSSA***
抗精神病薬			
クロルプロマジン	コントミン，ウインタミン	経口剤，注射剤	フェノチアジン誘導体
ハロペリドール	セレネース	〃	ブチロフェノン誘導体
リスペリドン	リスパダール	経口剤	セロトニン・ドパミン拮抗薬
パリペリドン	インヴェガ	〃	セロトニン・ドパミン拮抗薬
ペロスピロン	ルーラン	〃	セロトニン・ドパミン拮抗薬
ブロナンセリン	ロナセン	経口剤，貼付剤	セロトニン・ドパミン拮抗薬
ルラシドン	ラツーダ	〃	セロトニン・ドパミン拮抗薬
オランザピン	ジプレキサ	経口剤，注射剤	MARTA****
クエチアピン	セロクエル	経口剤	MARTA
クロザピン	クロザリル	〃	MARTA
アセナピン	シクレスト	〃	MARTA
アリピプラゾール	エビリファイ	〃	ドパミン受容体部分作用薬
ブレクスピプラゾール	レキサルティ	〃	ドパミン受容体部分作用薬＋セロトニン5-HT$_{1A}$受容体部分作用など

＊ SSRI：選択的セロトニン再取り込み阻害薬
＊＊ SNRI：セロトニン・ノルアドレナリン再取り込み阻害薬
＊＊＊ NaSSA：ノルアドレナリン作動性・特異的セロトニン作動性抗うつ薬
＊＊＊＊ MARTA：多元受容体標的化抗精神病薬

取り込み阻害作用をもつ（図 3.5）.
　古典的なイミプラミン，アミトリプチリンなどの三環系抗うつ薬，マプロチリンなどの四環系抗うつ薬などに加え，近年は副作用の少ない新規の抗うつ薬であるフルボキサミン，パロキセチンなどの選択的セロトニン再取り込み阻害薬（selective serotonin reuptake inhibitor：SSRI）やミルナシプラン，デュロキセチンといったセロトニン・ノルアドレナリン再取り込み阻害薬

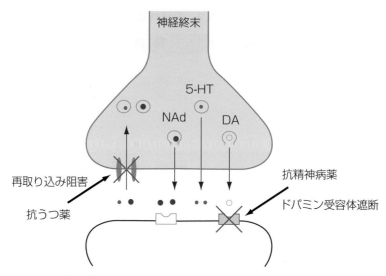

図3.5 抗精神病薬と抗うつ薬の作用機序

（serotonin-noradrenaline reuptake inhibitor：SNRI）が広く用いられている．ノルアドレナリン作動性・特異的セロトニン作動性抗うつ薬（Noradrenergic and specific serotonergic anti depressant：NaSSA）であるミルタザピンも用いられている．

　一方，躁状態に対する治療薬（気分安定薬あるいは抗躁薬）としては炭酸リチウムのほか，抗てんかん薬のカルバマゼピンやバルプロ酸ナトリウムなどがある．

使い方

　抗うつ薬はうつ病の 60 〜 70％に有効であるが，その効果発現には 2 〜 3 週間の服用が必要である．気分高揚，意欲亢進をもたらし，不安・焦燥を取り除く．鎮静・催眠作用もあり不眠にも有効である．三環系抗うつ薬は抗コリン作用が強いため，緑内障には禁忌である．一方，SSRIや SNRI は抗コリン作用がほとんど認められず安全性も高いため，高齢者にも用いやすい．

　炭酸リチウムは，躁状態に対して特異的に効果を示し，70 〜 80％の患者に有効である．また，躁・うつ病相のいずれに対しても再発予防効果を示す．リチウムは有効血中濃度と中毒濃度の差が少ないため，定期的な血中濃度のモニタリングが必要である．リチウム中毒では消化器症状（吐き気）から始まり，振戦，めまい，けいれん，意識障害などがみられ，死亡することもある．抗てんかん薬のカルバマゼピン，バルプロ酸ナトリウム，ラモトリギンも躁状態の治療や再発予防に用いられ，炭酸リチウムとともに気分安定薬と呼ばれる．

副作用・相互作用

　三環系抗うつ薬の副作用には過度の鎮静，眠気のほかに，抗コリン作用（神経伝達物質アセチ

ルコリンに拮抗するアトロピン様作用）により，口渇，便秘，排尿障害，視調節障害（焦点が合いにくい），眼圧亢進が認められる．また，末梢 α アドレナリン受容体遮断作用により起立性低血圧も認められる．心毒性による不整脈や突然死も知られる．SSRIはこれらの副作用が少ないが，消化器症状（吐き気）が比較的多く，セロトニン機能亢進によるセロトニン症候群（焦燥，興奮，振戦，発熱，下痢など）が生じることがある．抗うつ薬により逆に情動不安定（攻撃性や不穏など）が強まったり，24歳以下では自殺のリスクが増加する可能性もある（パロキセチンでは18歳未満は慎重に与薬）．また，抗うつ薬の中断や急な減量で胃腸症状，不安，不眠，耳鳴りなどの離脱症状を認めることがある（特に SSRI）．

ｃ．抗精神病薬
作用機序と分類

　抗精神病薬は主として大脳辺縁系のドパミン受容体遮断作用により，統合失調症の妄想，幻覚（陽性症状）に対して抑制効果を示す．しかし，それ以外の部位のドパミン受容体遮断作用は副作用をもたらす．一方，大脳皮質（前頭葉）のドパミン神経系の刺激やセロトニン受容体遮断は陰性症状の改善に有効とされる．

　代表的な定型抗精神病薬にはクロルプロマジンなどのフェノチアジン誘導体，ハロペリドールなどのブチロフェノン誘導体がある．非定型抗精神病薬のリスペリドン，パリペリドン，ペロスピロンなどはドパミン受容体に加えてセロトニン受容体も遮断するセロトニン・ドパミン拮抗薬（serotonin-dopamine antagonist：SDA）に分類され，オランザピン，クエチアピン，クロザピンなどはそれ以外の多くの受容体も遮断するため MARTA（multi-acting receptor-targeted antipsychotics：多元受容体標的化抗精神病薬）といわれる．アリピプラゾールやブレクスピプラゾールは状況に応じてドパミン受容体を刺激あるいは遮断し（ドパミン受容体部分作用薬），ドパミン神経系を安定させる新しいタイプの非定型抗精神病薬である．これらの非定型抗精神病薬はいずれも錐体外路症状が少なく，陰性症状にもある程度有効なため，広く用いられている．

使い方
①クロルプロマジン

　抗コリン作用，抗アドレナリン作用が強いため末梢性の副作用がみられやすいが，錐体外路症状は抗コリン作用で拮抗されるため比較的軽い．ハロペリドールに比べ鎮静作用が強い．
②ハロペリドール

　ドパミン受容体遮断作用が強く，強力な抗精神病作用（抗幻覚・妄想）をもち急性期によく用いられる．抗コリン作用が弱いため錐体外路症状が発現しやすい．
③リスペリドン

　代表的なセロトニン・ドパミン拮抗薬で，錐体外路系副作用が少なく陰性症状にもある程度効果がある．

④オランザピン

　MARTA の特徴を有する代表的な薬物．錐体外路系副作用が少なく，陰性症状，不安・うつ症状など多彩な精神症状に効果があるとされる．糖尿病患者には禁忌である．

⑤アリピプラゾール

　ドパミン受容体部分作用薬で，錐体外路系副作用が少なく，陰性症状にも効果がある．双極性障害の諸症状，治療抵抗性うつ病にも用いられる．なお，ハロペリドール，リスペリドン，パリペリドン，アリピプラゾールなどには2〜4週間効果が持続する徐放性筋注剤がある．

副作用・相互作用

　中枢性副作用：中枢抑制による眠気，鎮静に加え，線条体のドパミン受容体遮断によりパーキンソン症候群（無動，筋強直，振戦）などの錐体外路症状が生じやすい．長期服用後にはジスキネジア（口・舌・顔面の不随意運動）が現れることがある．脳下垂体からのプロラクチン分泌促進（乳汁分泌の亢進）もみられる．悪性症候群はまれではあるが，最も重い副作用で，高熱，筋強直，無動，意識障害を示し，死亡することもある（表 3.9）．

　末梢性副作用：抗アドレナリン作用，抗コリン作用をもつ薬物も多く，前者により起立性低血圧，後者により口渇，便秘，排尿障害，視調節障害，眼圧上昇などが生じる．非定型抗精神病薬では，オランザピンなどの MARTA で高血糖が生じることがある（表 3.9）．クロザピンの重篤な副作用に無顆粒球症がある．

表 3.9　抗精神病薬の代表的な副作用

副作用	作用機序
中枢性副作用	
1. 眠気，過剰鎮静	中枢 α アドレナリン受容体遮断
2. 錐体外路症状	
パーキンソン症候群（無動，筋強直，振戦）	線条体のドパミン受容体遮断
遅発性ジスキネジア（口周囲の不随意運動）	不明
3. 乳汁分泌，乳房拡大	脳下垂体のドパミン受容体遮断によるプロラクチン分泌促進
4. 悪性症候群（高熱，筋強直，無動，意識障害）	不明
末梢性副作用	
1. 抗コリン性副作用	末梢ムスカリン受容体遮断
口渇，便秘，排尿障害，視調節障害，眼圧上昇	
2. 起立性低血圧	末梢 α アドレナリン受容体遮断
3. 高血糖（オランザピンなど）	不明

てんかん

A　基礎知識

疾病の病態

てんかんとは脳神経の異常興奮により，発作性の脳波異常とともに意識障害，けいれん，異常行動などが生じる疾患である．てんかんには多くの種類があるが，原因が明確でない真性てんかんと，脳腫瘍，脳血管障害や外傷などに続発する二次性てんかんに大きく分けられる．

主な真性てんかんには，①強直間代発作（大発作，意識消失とともに全身性の強直けいれん，次いで間代けいれん），②欠神発作（小発作，数秒間の意識消失），③複雑部分発作（精神運動発作，数分の意識障害・幻覚・自動症などを伴う側頭葉てんかん）などがあり，多くは小児期に発症する．

治療方針

てんかん治療の目的は発作の治療と再発予防であり，長期間薬物を与薬する必要がある．てんかんの種類により有効な薬物は異なるため，正しくてんかんの種類を診断して適正な薬物を選択し，副作用を監視しながら治療を継続する．

B　治療薬

抗てんかん薬

作用機序と分類

抗てんかん薬の多くは，興奮性のグルタミン酸神経系の機能抑制あるいは抑制性のGABA神経系の機能増強により抗けいれん作用を示す．薬物により有効なてんかんの種類が異なる（表3.10）．フェニトイン，フェノバルビタールは欠神発作以外に有効で，カルバマゼピンは部分発作に，バルプロ酸はすべてのてんかんに有効である．ベンゾジアゼピン誘導体のジアゼパム，クロナゼパムなども多くの種類のてんかんに有効である．一方，エトスクシミドは欠神発作の第一選択薬である．近年，ガバペンチン，トピラマート，ラモトリギン，レベチラセタム，ペランパネル，ラコサミドなどの新世代の抗てんかん薬が承認され，選択の幅が広がった．

使い方

①フェニトイン

強直間代発作の第一選択薬で欠神発作には無効．通常量では眠気は生じない．フェニトインは用量を増すと血中濃度が急激に上昇するため，副作用が出現しやすくなる．

②フェノバルビタール

長時間作用型のバルビツール酸誘導体で強直間代発作に用いられ，欠神発作には無効．耐性や

表3.10 抗てんかん薬の選択と副作用

一般名	商品名	剤 形	有効なてんかん	主な副作用
フェニトイン	アレビアチン	経口剤，注射剤	強直間代発作，部分発作	眼振，複視，運動失調，歯肉増殖，多毛
フェノバルビタール	フェノバール	〃	強直間代発作，部分発作	眠気，禁断症状（不安・不眠・けいれん発作）
バルプロ酸ナトリウム	デパケン	経口剤	すべてのてんかんに有効	胃腸症状，運動失調
カルバマゼピン	テグレトール	〃	部分発作	眠気，複視，運動失調
エトスクシミド	ザロンチン	〃	欠神発作	眠気，胃腸症状
ジアゼパム	セルシン，ホリゾン，ダイアップ	注射剤，坐剤	てんかん重積状態（静注）	呼吸抑制，眠気，筋力低下
ロラゼパム	ロラピタ	注射剤	てんかん重積状態（静注）	〃
クロナゼパム	リボトリール	経口剤	部分発作，ミオクロニー発作	〃
ガバペンチン	ガバペン	〃	他の抗てんかん薬で効果不十分な部分発作	眠気，ふらつき
ラモトリギン	ラミクタール	〃	強直間代発作，欠神発作，部分発作など	眠気，めまい
ペランパネル	フィコンパ	〃	部分発作，他の抗てんかん薬で効果不十分な強直間代発作	眠気，攻撃性等の精神症状

依存性があり，急激な与薬中止で発作が誘発されるので注意を要する．肝臓の薬物代謝活性を上昇させるため，他の薬物の代謝が促進されて効果が低下することがある．

③バルプロ酸ナトリウム

すべてのてんかんに有効であり広く用いられている．躁状態の治療や双極性障害の再発予防にも用いられる（気分安定薬）．

④カルバマゼピン

欠神発作以外に有効であり，部分発作の第一選択薬である．気分安定薬であり，三叉神経痛にも用いられる．

⑤エトスクシミド

欠神発作の第一選択薬であり，強直間代発作，部分発作には効かない．

⑥ジアゼパム，ロラゼパム

代表的なベンゾジアゼピン誘導体．てんかん重積状態（30分以上発作が持続）に対して静注される（前出の「向精神薬，a．抗不安薬」参照）．

⑦ガバペンチン

他の抗てんかん薬で効果不十分なてんかん患者の部分発作に併用して用いる．

⑧ラモトリギン

強直間代発作，欠神発作，部分発作などに単独あるいは併用して用いる．気分安定薬としても

用いられる.

副作用・相互作用

　副作用として中枢神経抑制による眠気や運動失調, 吐き気など消化器症状が生じやすい. 有効な血中濃度の維持とこれらの中毒症状の予防のため, 血中濃度のモニタリングが必要である.

　副作用の発現には常に留意し, めまい, ふらつきによる転倒を予防し, これらの副作用とてんかん再発の両方の可能性から車の運転は避けるように指導する. 多くの抗てんかん薬に胎児毒性(催奇形性) があるため, 妊娠を希望する女性には十分なカウンセリングが必要である.

　フェニトインは中毒量では眼症状(眼振, 複視)や運動失調が生じ, 連用により歯肉増殖, 多毛などの特異な副作用もみられる.

　新世代の抗てんかん薬は副作用が比較的少なく, 従来薬のような肝臓の薬物代謝酵素活性の上昇などによる薬物相互作用は少なく, 安定性が高い.

■ パーキンソン病

A　基礎知識

疾病の病態

　パーキンソン(Parkinson)病は無動, 振戦(手・足のふるえ), 筋固縮, 姿勢反射障害を主症状とする原因不明の神経変性疾患である. 大脳基底核の線条体のドパミンが減少し, ドパミン神経系に比較してアセチルコリン神経系が相対的に機能亢進することで上記の錐体外路症状が生じる. 脳血管障害, 外傷, ドパミン遮断作用をもつ抗精神病薬や消化管作用薬(スルピリド, メトクロプラミドなど)でも同様な症状が生じることがあり, パーキンソン症候群と呼ばれる.

治療方針

　脳内のドパミンとアセチルコリンのバランスを改善するため, ドパミン作用薬が主に用いられ補助的に抗コリン薬も使用される. パーキンソン病は慢性的に進行するため, 次第に薬物の種類や与薬量が増加し, それにもかかわらずコントロールが不十分になることも多い.

B　治療薬

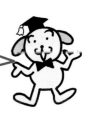

パーキンソン病にはドパミン前駆物質のレボドパやドパミン受容体作用薬が主に用いられるよ

抗パーキンソン病薬
作用機序と分類

　線条体において減少したドパミンと, 機能亢進したアセチルコリンのバランスを回復させるために, 主にドパミン作用薬(レボドパ, ドパミン受容体作用薬)が, 補助的にドパミン代謝酵素

表 3.11　抗パーキンソン病薬の特徴

一般名	商品名	剤　形	特　徴
レボドパ	ドパストン	経口剤，注射剤	ドパミン前駆物質
レボドパ+カルビドパ レボドパ+ベンセラジド	ネオドパストン マドパー	経口剤 〃	末梢でのレボドパからドパミンへの代謝の阻害薬カルビドパやベンセラジドとの併用薬
ブロモクリプチン	パーロデル	〃	ドパミン受容体作用薬（麦角系）
ペルゴリド	ペルマックス	〃	〃
カベルゴリン	カバサール	〃	〃
プラミペキソール	ビ・シフロール	〃	ドパミン受容体作用薬（非麦角系）
ロピニロール	レキップ	〃	〃
ロチゴチン	ニュープロパッチ	貼付剤	〃
アポモルヒネ	アポカイン	注射剤（皮下）	〃
セレギリン	エフピー	経口剤	ドパミン分解酵素の MAO$_B$ 阻害薬[*]
ラサギリン	アジレクト	〃	〃
エンタカポン	コムタン	〃	ドパミン分解酵素の COMT 阻害薬[**]
オピカポン	オンジェンティス	〃	
トリヘキシフェニジル	アーテン	〃	中枢性抗コリン作用薬
ドロキシドパ	ドプス	〃	ノルアドレナリン前駆物質

[*] MAO$_B$：B型モノアミンオキシダーゼ．[**] COMT：カテコール-O-メチルトランスフェラーゼ

阻害薬（MAO$_B$ 阻害薬，COMT 阻害薬）や中枢性抗コリン薬（トリヘキシフェニジル）が用いられる（表 3.11）．

　レボドパはドパミンの前駆物質であり，脳内で代謝されドパミンとなる．末梢でのドパミンの生成とそれによる消化器症状を抑制し，レボドパの脳内への移行性を高めるため，末梢での代謝を阻害するカルビドパやベンセラジドを併用することが多い．

　ドパミン受容体作用薬には，麦角系のブロモクリプチン，ペルゴリド，カベルゴリン，非麦角系のプラミペキソール，ロピニロール，ロチゴチン，アポモルヒネがあり，脳内の受容体に直接結合して刺激する．

　ドパミンは脳内の代謝酵素（MAO$_B$ と COMT）で分解されるため，MAO$_B$ 阻害薬のセレギリン，ラサギリンや COMT 阻害薬のエンタカポン，オピカポンはドパミンの作用を増強延長させる．ドロキシドパは，脳内で代謝されノルアドレナリンとなる．パーキンソン病の脳内で，ドパミンとともに減少するノルアドレナリンを補充する．

使い方

　レボドパはパーキンソン病に対して最も有効な治療薬であるが，長期使用により後述のような問題が出現する．そのため高齢者ではレボドパ+カルビドパ（あるいはベンセラジド）で治療が開始されることが多いが，高齢者でなければ通常は非麦角系のドパミン受容体作用薬から開始し，

効果が不十分になったらレボドパを併用する．緑内障では禁忌である．

　セレギリンなどのMAO_B阻害薬やエンタカポンなどのCOMT阻害薬は，レボドパの効果に日内変動が生じるようになった進行期に，レボドパの効果を増強・延長するために併用する．

　トリヘキシフェニジルは振戦に有効といわれる．ドパミン作用薬に対して補助的に使われることが多いが，薬剤性のパーキンソン症候群に対しては積極的に用いる．高齢者では認知症症状が出やすいため慎重に用いる．ドロキシドパは無動，特にすくみ足に有効といわれる．

副作用・相互作用

　レボドパなどのドパミン作用薬では，末梢性副作用として吐き気などの消化器症状や起立性低血圧，不整脈，中枢性副作用として興奮，幻覚，不随意運動（口をもぐもぐする・体をねじる）などの症状が生じる．また，急激な服薬中止により悪性症候群を発症することもある．

　レボドパの長期使用により，症状の日内変動，不随意運動（ジスキネジア），精神症状が出現して，コントロールが困難になることが多い．制酸薬，ビタミンB_6はレボドパの効果を弱める．

　ドパミン受容体作用薬のうち，麦角系のペルゴリドやカベルゴリンの長期使用患者では心臓弁膜症の合併頻度が高いことが報告されている．抗コリン薬では，末梢性抗コリン作用（口渇，便秘，排尿障害，視調節障害）以外に中枢性の幻覚，錯乱，記憶障害が出現することもある．

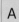 **認知症，アルツハイマー病**

A 基礎知識

疾病の病態

　認知症とは，いったん正常まで発達した知能が後天的原因で低下する病態をいう．65歳以上の高齢者に認知症が生じやすいが，それ以下の初老期に発症することもある．

　認知症は健忘から徐々に始まる．初期には新しいことを学習できなくなり，徐々に昔の記憶，言葉，顔も忘れるようになる．性格変化や異常行動も出現して生活に大きな支障をきたす．

　原因としてはアルツハイマー病が約半数を占め，次いで脳血管性認知症が多い．脳血管性認知症は多発脳梗塞などの脳血管病変に伴うもので，アルツハイマー病は原因不明の大脳皮質の変性疾患である．アルツハイマー病では脳内のアセチルコリンが減少しており，認知症症状と関連すると推測されている．

治療方針

　脳血管性認知症では，リハビリテーションにより脳機能の回復をはかるとともに，動脈硬化の進行を防ぎ，アスピリンなどの抗血小板薬で脳血栓の形成を予防する．アルツハイマー病では有効な治療法はないが，脳内のアセチルコリン濃度を増加させる薬物が用いられている．

| B | 治療薬 |

アルツハイマー病（認知症）治療薬

　アルツハイマー病の中核症状である記憶障害に対し有効な治療薬はない．アセチルコリンの分解酵素であるアセチルコリンエステラーゼ阻害薬のドネペジル，ガランタミンとリバスチグミンは脳内のアセチルコリン濃度を高め，認知症症状の進行を抑制することができる．また，グルタミン酸受容体の一つNMDA受容体の拮抗薬であるメマンチンは，脳神経細胞の細胞死を防ぎ，中等度から高度アルツハイマー病の進行抑制に用いられる（表3.12）．

表3.12　アルツハイマー病治療薬の特徴

一般名	商品名	剤　形	特　徴
ドネペジル	アリセプト	経口剤	アセチルコリンエステラーゼ阻害薬
ガランタミン	レミニール	経口剤，内用液	〃
リバスチグミン	イクセロン，リバスタッチ	貼付剤　〃	〃
メマンチン	メマリー	経口剤	NMDA受容体拮抗薬

その他

1）中枢神経興奮薬

　代表的な中枢神経興奮薬にはキサンチン誘導体や覚醒アミンがあるが，中枢興奮作用を目的として臨床適応されることは少ない．

a．キサンチン誘導体（カフェイン，テオフィリン，テオブロミン）

　サイクリックAMP（cAMP）の分解酵素ホスホジエステラーゼの阻害作用などにより，細胞内サイクリックAMP濃度を増加させて多くの細胞を興奮させる．中枢作用である大脳皮質・延髄の興奮作用のほか，骨格筋・心筋興奮作用，気管支拡張作用，利尿作用などの末梢作用も示す（表3.13）．カフェインはコーヒー，テオフィリンは茶，テオブロミンはココアに多く含まれるが，臨床的にはテオフィリンとその誘導体アミノフィリンが気管支喘息に用いられる．

表3.13　キサンチン誘導体の作用の比較

	中枢興奮作用	心筋興奮作用	気管支拡張作用	利尿作用
カフェイン	+++	+	+	+
テオフィリン	++	+++	+++	+++
テオブロミン	+	++	++	++

b．覚醒アミン（アンフェタミン，メタンフェタミン）

覚醒アミンは神経終末からのノルアドレナリン，ドパミンの遊離を促進し，これらのアミンの作用を増強する．覚醒，疲労感減退，気分高揚，呼吸刺激，食欲減退などの中枢作用に加え，用量を増すと心刺激，血圧上昇などの末梢の交感神経刺激作用も出現する．

アンフェタミン，メタンフェタミンとも連用により耐性と強い精神的依存を生じ，乱用者では統合失調症様の精神症状（妄想，幻覚）を発症するため，覚せい剤取締法で厳重に規制されている．多動症の子ども，ナルコレプシーに対しては興奮薬のメチルフェニデートが用いられるが，依存性があるため，使用にあたっては十分注意する．

c．ナルコレプシー，注意欠陥多動性障害（ADHD）治療薬

メチルフェニデートはドパミンとノルアドレナリンの再取り込み阻害により中枢神経興奮作用を示し，ナルコレプシー（睡眠発作，情動に伴う脱力発作，入眠時幻覚など）やADHDに用いられる．ノルアドレナリン再取り込みの選択的阻害作用をもつアトモキセチン，体内でアンフェタミンに代謝されるリスデキサンフェタミンメシルやアドレナリン α_2 受容体刺激薬のグアンファシンもADHDに適用される．

2）中枢性筋弛緩薬

おもに脊髄における運動ニューロンを含む多シナプス反射を抑制して，抗けいれん作用を示す．トルペリゾン，エペリゾン，チザニジンやGABA$_B$受容体アゴニストのバクロフェンなどがある．脳血管障害，脳性麻痺，脊髄損傷などに伴うけい性麻痺などに用いる．副作用には，眠気，めまい，ふらつきなどの精神神経症状のほか，悪心・嘔吐，食欲不振などの消化器症状もある．

ベンゾジアゼピン誘導体であるジアゼパム，エチゾラムも脊髄での反射を抑制し，中枢性筋弛緩薬として用いられる．

🔘 看護上の留意点

中枢神経作用薬の多くは多彩で強い中枢性・末梢性副作用を示し，また麻薬性鎮痛薬や睡眠薬には耐性や依存性もあるため，その使用，管理は厳重に行わなければならない．全身麻酔薬や麻薬性鎮痛薬は循環系・呼吸系の抑制が生じやすいため頻繁にバイタルサインをチェックする．

睡眠薬・抗不安薬・抗うつ薬・抗精神病薬，認知症治療薬を服用している患者では病識の欠如による怠薬，自殺企図による大量服薬に注意する．突然の怠薬により症状が逆に強まることもある．うつ病患者は常に自殺の危険性があり，発病初期や回復期に自殺をはかることも多い点に留意する．また，患者の心理的負担を増すので，しかったり励ましたりは避け，共感的・受容的態度に努める．

[学習課題]

1) 全身麻酔薬，睡眠薬，抗精神病薬，麻薬性鎮痛薬，抗パーキンソン病薬の代表的な薬物を2つずつあげなさい．

2) 抗てんかん薬，抗不安薬，気分障害治療薬は患者の病型により異なった薬物を用いる．代表的な病型と適用される薬物を示しなさい．

3) 上記の薬物の代表的な副作用をあげなさい．

キーワード

神経伝達物質　麻酔薬　非ステロイド性抗炎症薬（NSAIDs）　麻薬性鎮痛薬　アセトアミノフェン　モルヒネ　オピオイド受容体　ベンゾジアゼピン誘導体　γ-アミノ酪酸（GABA）　バルビツール酸誘導体　SSRI　SNRI　パーキンソン症候群　ジスキネジア　ドパミン作用薬　アルツハイマー病　アセチルコリン　覚醒アミン　ナルコレプシー　ALS

● トピックス ●

神経難病の新しい治療薬

　神経・筋の疾患には，筋萎縮性側索硬化症（ALS），ハンチントン（Huntington）病，脊髄小脳変性症，脊髄性筋萎縮症，多発性硬化症，難治性てんかん，筋ジストロフィーなど，治療が困難で予後が不良な多くの難病がある．遺伝性疾患や原因不明の疾患も多く，薬物治療にも限界はあるが，近年，新たな治療薬が次々と開発・市販されている．

　ALSに対して，興奮性神経伝達物質グルタミン酸の作用を抑制するリルゾールやフリーラジカルを消去するエダラボンが用いられるが，効果は限定的である．脊髄小脳変性症にはタルチレリン（甲状腺刺激ホルモン放出ホルモンの誘導体），多発性硬化症にはフィンゴリモド（スフィンゴシン-1-リン酸受容体作用薬），シポニモド，グラチラマーやナタリズマブ，難治性てんかんにはガバペンチン，トピラマート，ラモトリギン，レベチラセタムなどの新世代抗てんかん薬が用いられるようになった．

　さらに新しい作用機序の薬物として，いくつかの神経・筋難病で遺伝子治療用薬物が開発され，脊髄性筋萎縮症に対するヌシネルセン，トランスサイレチン型家族性アミロイドポリニューロパチーに対するパチシラン，デュシェンヌ型筋ジストロフィーに対するビルトラルセンのような核酸医薬が市販された．これらを用いて神経・筋難病患者の予後やQOLが大きく改善する日も遠くないかもしれない．

心臓・血管作用薬

I　抗高血圧薬（降圧薬）

> **学習目標**
>
> 高血圧の病態生理と薬物治療の基本（薬理作用, 副作用）を学ぶ.

■ 高血圧

A　基礎知識

疾病の病態

　日本高血圧学会の高血圧治療ガイドライン（2019 年版）によると，正常血圧を 120/80 mmHg 未満，正常高値血圧を 120-129/80 mmHg 未満，高値血圧を 130-139 かつ / または 80-89 mmHg，高血圧を 140/90 mmHg 以上と定義している.

　高血圧は，病因がはっきりしない一次性（本態性）高血圧と，病因の明瞭な二次性高血圧に大別され，90% 以上が一次性とされる. 二次性高血圧としては，腎血管性高血圧，原発性アルドステロン症，クッシング症候群，褐色細胞腫などがある.

　高血圧の大部分は一次性とされ，はっきりとした病因が不明である. このことから，高血圧は単一の原因で起こるものではなく，種々の要因が相互に関連して起こると考えられている. Page の提唱するモザイク説によれば，血圧は図 4.1 に示すさまざまな因子により調節されており，これらが調和して平衡状態で働くような機構が必要である.

　個体によりこれら因子に偏りがあるため，高血圧を生じると考えられる. 各因子の意味する内容は以下のとおりである.

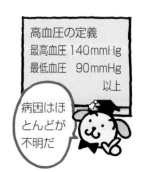

高血圧の定義
最高血圧 140mmHg
最低血圧　90mmHg
　　　　　　以上

病因はほとんどが不明だ

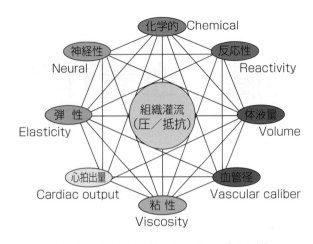

図4.1　高血圧発症におけるモザイク説

①化学的（体液性）：アンジオテンシン，カテコールアミン，アルドステロンなど

②反応性：血管および心臓の感受性

③体液量：血漿および心細胞外液量

④血管径：末梢血管抵抗

⑤粘性：血液の流体力学的性質

⑥心拍出量：高血圧の初期に増加

⑦弾性：高齢者では血管の弾性が失われる

⑧神経性：交感神経系の亢進

　その他，遺伝的要因，食事などの環境要因も重要である．

　高血圧そのものでは患者はあまり症状を訴えない．しかし，高血圧の状態が長期間持続すると高血圧合併症が起こる．そのため高血圧は，"サイレントキラー"（沈黙の殺人者）とも呼ばれる．

　高血圧合併症として，①脳血管障害（一過性脳虚血発作，脳卒中，脳出血，脳梗塞），②心疾患（左心室肥大，うっ血性心不全，狭心症，心筋梗塞），③腎障害（タンパク尿，慢性腎不全，尿毒症）があげられる．

治療方針

　高血圧の治療の目的は，高血圧合併症の発症を予防し，患者の余命を延長し，生命の質（QOL）を高めることであり，降圧自体は手段であって目的ではない．

（1）非薬物療法

　肥満者の減量：肥満者にみられるインスリン分泌亢進が，腎尿細管のインスリン依存性 Na^+ 再吸収を高め，細胞外液量を増加させる．また，交感神経系の活動亢進も認められる．減量により

これらが改善する．

　食塩制限：1 日 6 g 程度の食塩制限により血圧が低下する．すべての高血圧患者が食塩制限に反応するわけではないが，ある種の降圧薬の効果を高める．

　アルコール制限：アルコール摂取は血圧を上昇させ，脳血管事故の危険を増加させる．

　運動：身体の活動を増すと，心血管疾患の発生頻度は減少する．HDL コレステロールを増加させる．

　その他，精神緊張の緩和，カリウムを多く含む食物（パセリ，ほうれん草，アボカド，バナナなど）の摂取，禁煙によっても血圧は低下する．

（2）薬物療法

　降圧利尿薬：サイアザイド系利尿薬，ループ利尿薬，カリウム保持性利尿薬がある．

　交感神経抑制薬：α 遮断薬，β 遮断薬，$\alpha\beta$ 遮断薬，交感神経節後神経遮断薬，自律神経節遮断薬，中枢性 α_2 アゴニストがある．

　血管拡張薬

　カルシウム（Ca）拮抗薬

　アンジオテンシン I 変換酵素（ACE）阻害薬

　アンジオテンシン II 受容体拮抗薬（ARB）

　これらのうち，第一選択薬としては利尿薬，カルシウム拮抗薬，ACE 阻害薬，アンジオテンシン II 受容体拮抗薬のいずれを使用してもよいが，患者によって使い分けも必要である．

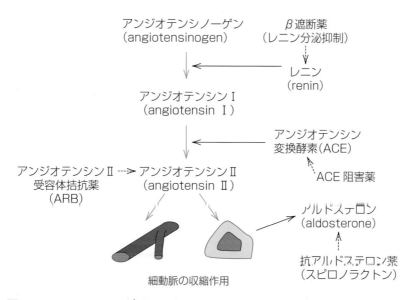

図 4.2　レニン-アンジオテンシン-アルドステロン系に作用する降圧薬

B　治療薬

抗高血圧薬

a．降圧利尿薬

作用機序と分類

　初期の降圧作用は，利尿効果による循環血液量の減少作用によるが，長期降圧効果は，体内 Na^+ 量減少，血管平滑筋細胞内 Na^+ 濃度減少，細胞内 Ca^{2+} 濃度の低下による末梢血管抵抗の減少によると考えられている．

使い方

　第一選択薬として広く使用され，特に高齢者，心不全を合併する高血圧に適応になるが，代謝面への影響を考えると，少量使用がよい．また，多くの降圧薬にナトリウム，水の貯留作用があるので，併用投与が効果的である．

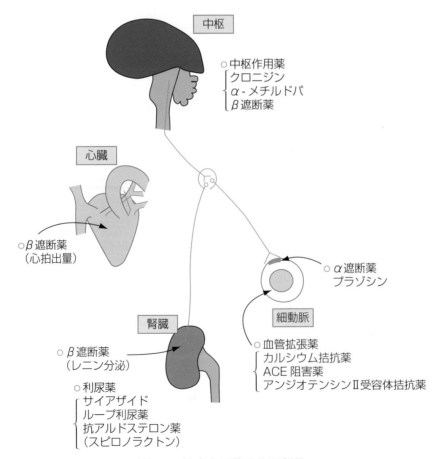

図 4.3　抗高血圧薬の作用部位

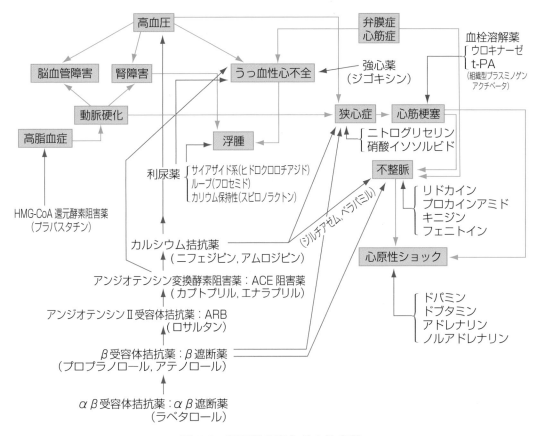

図 4.4　循環器疾患とその治療薬

　降圧効果を期待する際には，サイアザイド系利尿薬が主に用いられる．利尿効果はループ利尿薬が強力である．ループ利尿薬は腎機能低下例でも有効である．カリウム保持性利尿薬はサイアザイド，ループ利尿薬の補助薬として用いられる．

　原発性，二次性アルドステロン症に対しては，スピロノラクトンが選択される．しかし，腎機能低下例では高カリウム血症を起こす危険が大きい．

副作用・相互作用

　サイアザイド系およびループ利尿薬では，低カリウム血症，高尿酸血症，高脂血症，耐糖能異常（高血糖）を生じることがある．

　非ステロイド性抗炎症薬はプロスタグランジン E_2 の合成を阻害し，利尿薬の効果を減じる．

　カリウム保持性利尿薬では高カリウム血症を生じ，特に ACE 阻害薬との併用で高カリウム血症を助長する．スピロノラクトンは女性化乳房を起こすことがある．

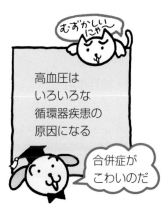

b．交感神経抑制薬
作用機序と分類

α遮断薬は，末梢血管のα₁アドレナリン受容体の選択的拮抗薬で，末梢血管の拡張作用を起こす．β遮断薬は，心臓のβアドレナリン受容体の拮抗薬で，心拍数，心拍出量を減少させる．また腎臓に対しては，レニン分泌を抑制し，降圧作用を現す．ちなみにレニンは，血管収縮物質アンジオテンシンⅡの前駆物質であるアンジオテンシンⅠの遊離を増加させる（後出の図4.10参照）．

クロニジンは，中枢性α₂アドレナリン受容体を刺激し，降圧作用を起こす．

使い方

プラゾシンは脂質代謝異常，前立腺肥大，糖尿病をもつ高血圧に最もよい適応となる．

β遮断薬は心筋梗塞後，狭心症，頻脈のある高血圧によい適応となる．褐色細胞腫の高血圧にはラベタロールが有用である．メチルドパは妊娠高血圧症候群に使用される．

副作用・相互作用

α₁遮断薬は，初回高用量投与で起立性低血圧，失神を起こすことがあるので，初回は低用量から徐々に増量する．β遮断薬は，徐脈，心ブロック，重症の閉塞性肺疾患ではそれぞれの病態を悪化させるため禁忌である．

抗高血圧薬の使い方，作用機序，副作用を学びましょう

クロニジンは，鎮静と口渇を起こす．突然の投与中止で急性の血圧上昇が起こる．

c．血管拡張薬
作用機序と分類

ヒドララジンは，直接血管平滑筋を弛緩することにより降圧作用を示す．

使い方

ヒドララジンは第二選択薬である．ニトロプルシドナトリウムは手術時の異常高血圧の救急処置に用いられる．

副作用・相互作用

ヒドララジンは，紅潮，頻脈，頭痛，めまいなどを起こす．全身性エリテマトーデス（SLE）*様症候群を生じることがある．

＊　全身性エリテマトーデス（SLE）：自己抗体や免疫複合体の沈着が，組織や細胞に障害を起こす．ヒドララジンを服用していると，多発性関節炎や胸心膜炎を起こす人がいる．

d．カルシウム拮抗薬

作用機序と分類

　カルシウム拮抗薬は，Ca^{2+} チャネルに結合し，Ca^{2+} の流入を阻害するため，末梢血管の平滑筋を弛緩させ降圧作用を示す．

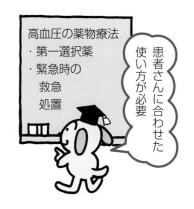

使い方

　最も血管拡張作用が強力なジヒドロピリジン系薬物（ニフェジピンなど）が使用される．カルシウム拮抗薬は，高齢者，狭心症，脳血管障害，糖尿病の高血圧によい適応となる．

　アムロジピンは降圧効果の発現が緩徐で作用時間が長く，心拍数には変化をきたさない．ジルチアゼムは手術時の異常高血圧，高血圧性緊急症に静注で使用される．

副作用・相互作用

　ニフェジピンは，顔面紅潮，頭痛，動悸，頻脈，上下肢の浮腫，歯肉増生を生じることがある．ジルチアゼムは，心伝導の抑制により徐脈や房室ブロックを生じることがある．

e．ACE 阻害薬

作用機序と分類

　ACE 阻害薬は，アンジオテンシンⅠからアンジオテンシンⅡへの変換を阻害し，血管収縮作用，アルドステロン分泌刺激作用をもつアンジオテンシンⅡの作用を抑制し，降圧効果を示す．

使い方

　カプトプリル，エナラプリルは糖尿病，心不全，心筋梗塞，左室肥大，軽度の腎障害，脳血管障害，高齢者の高血圧によい適応となる．

副作用・相互作用

　乾性咳（ブラジキニンによる気管支刺激）や，カプトプリルなどの SH 基をもつものでタンパク尿，発疹，味覚障害を生じることがある．

f．アンジオテンシンⅡ受容体拮抗薬（ARB）

作用機序と分類

　アンジオテンシンⅡの作用に拮抗し，降圧作用を示す．

表 4.1　降圧薬の種類

分　類	一般名	商品名	剤　形
利尿薬 　サイアザイド系	トリクロルメチアジド ヒドロクロロチアジド	フルイトラン ニュートライド	経口剤 〃
ループ利尿薬	フロセミド	ラシックス	経口剤, 注射剤
カリウム保持性利尿薬	スピロノラクトン トリアムテレン	アルダクトン A トリテレン	経口剤 〃
血管拡張薬	ヒドララジン	アプレゾリン	経口剤, 注射剤
	ニトロプルシドナトリウム	ニトプロ	〃
交感神経抑制薬 　β 遮断薬	プロプラノロール	インデラル	経口剤, 注射剤
	ピンドロール メトプロロール アセブトロール	カルビスケン セロケン アセタノール	経口剤 〃 〃
α β 遮断薬 　α 遮断薬	ラベタロール プラゾシン	トランデート ミニプレス	〃 〃
ACE 阻害薬	カプトプリル エナラプリル	カプトリル レニベース	経口剤 〃
アンジオテンシン II 受容 体拮抗薬（ARB）	ロサルタン カンデサルタン	ニューロタン ブロプレス	経口剤 〃
カルシウム拮抗薬 　ジヒドロピリジン系	ニフェジピン ニカルジピン フェロジピン アムロジピン	アダラート ペルジピン スプレンジール アムロジン, ノルバスク	経口剤 〃 〃 〃
ベンゾチアゼピン系	ジルチアゼム	ヘルベッサー	経口剤, 注射剤

使い方

　ロサルタン，カンデサルタンは ACE 阻害薬と同様の適応患者に用いられるが，ACE 阻害薬が咳のため使用できない場合にも使用可能である．

　ACE 阻害薬とともに妊娠高血圧症候群には禁忌である．

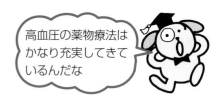

高血圧の薬物療法はかなり充実してきているんだな

副作用・相互作用

　一過性の血圧低下，めまい，ふらつき．

● 看護上の留意点

　高血圧の発症は遺伝素因と環境要因が関与しており，環境要因は生活習慣とも関連しているた

め，生活習慣の修正，すなわち非薬物療法の重要性を教育，指導することが重要である．また，高血圧は循環器疾患の原因にもなる疾患であること，高血圧を治療することで，それらの合併症は防止できることを理解させる．

　薬物治療が長期になるため，コンプライアンスや薬物有害作用，薬物相互作用の問題を含め，薬物の適正使用を心がける．副作用の初期症状の観察，定期的検査を要するほか，グレープフルーツジュース（第1章，トピックス「グレープフルーツジュースと薬の飲み合わせ」参照）など食物との相互作用にも注意する必要がある．

［学習課題］

1) 高血圧発症におけるモザイク説について述べなさい．
2) 高血圧合併症について述べなさい．
3) 高血圧の治療の目的について述べなさい．
4) 高血圧に対する非薬物療法について述べなさい．
5) 高血圧の治療の第一選択薬を4つあげ，それぞれの作用機序と副作用について述べなさい．
6) 高血圧患者の看護上の留意点について述べなさい．

キーワード

モザイク説　　サイレントキラー　　サイアザイド系利尿薬　　ループ利尿薬　　カリウム保持性利尿薬
α_1遮断薬　　β遮断薬　　カルシウム拮抗薬　　ACE阻害薬　　アンジオテンシンⅡ受容体拮抗薬（ARB）

II　心臓作用薬

心不全

A　基礎知識

疾病の病態

　心不全とは，全身の組織が必要とする代謝需要に，心臓がポンプとして血液を十分に拍出でき
ない状態である．①急性心筋梗塞の結果として起こる急性心不全と，②高血圧，弁膜症，心筋症
などに引き続いて起こる慢性心不全（うっ血性心不全）がある．

　いずれの場合も，まず心拍出量の低下が起こる．この状態では，生体は交感神経系活動を亢進
させる代償性機転が働く．すなわち，心拍数の増加，細動脈の収縮が起こる．その結果，腎血流
の低下に伴い，レニン-アンジオテンシン系（後出の図4.10参照）が亢進し，アルドステロン
の増加，ナトリウムと水の貯留，循環血液量の増加，静脈圧の上昇，心室拡張終期圧の上昇が起
こる．さらに心筋酸素需要の増加により心筋低酸素状態が生じ，心筋収縮力はさらに低下する（図
4.5）．

　左心不全として，夜間発作性呼吸困難（心臓喘息），起坐呼吸，易疲労感がみられる．右心不
全としては，肝腫大，下肢浮腫がみられる．心仕事量を規定す
る静脈還流量を前負荷と呼び，末梢血管抵抗を後負荷と呼ぶ．

治療方針

①安静と塩分摂取の制限：安静は心筋仕事量を軽減し，塩分
　摂取の減少は循環血液量を減らす．
②循環血液量の増加，浮腫には利尿薬を用いる．
③心筋収縮力の低下に対してはジギタリスをはじめとする強
　心薬を用いる．

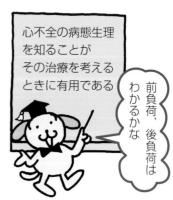

心不全の病態生理
を知ることが
その治療を考える
ときに有用である

前負荷，後負荷は
わかるかな

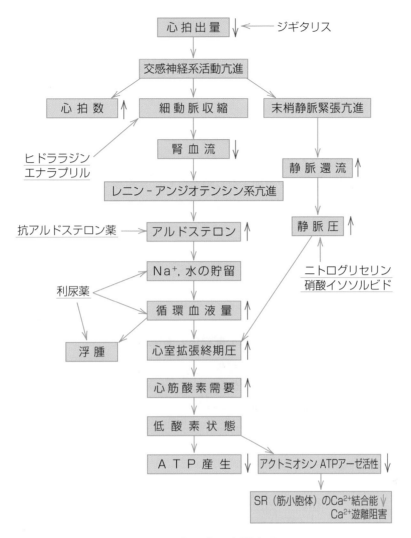

図 4.5　心不全の病態生理

④細動脈収縮，すなわち後負荷の増大に対しては血管拡張薬を用いる．
⑤心室拡張終期圧，静脈圧の上昇，すなわち前負荷の増大に対しては硝酸化合物を用いる．

　このように，最近の心不全の治療薬は，強心薬に加えて，前負荷，後負荷を軽減する減負荷療法が広く行われている．すなわち，心拍出量を増すためには後負荷を減じる薬物，肺うっ血を除去するためには前負荷を減じる薬物が使用される．
　今後の心不全の治療は，生命予後の改善を考慮したうえで，個々の患者の心不全の病態に合わせて方針を決定する必要がある．

B　治療薬

抗心不全薬
ａ．ジギタリス薬
作用機序と分類

　ジギタリスは強心配糖体と呼ばれ，心筋細胞膜の Na⁺，K⁺-ATP アーゼに特異的に結合しその活性を阻害し，心筋細胞内 Na⁺ の増加を引き起こす．心筋細胞には，細胞 Ca²⁺ と細胞外 Na⁺ を交換する機構があり，細胞内 Na⁺ が増加すると細胞内 Ca²⁺ が増加し，心筋収縮力を強める．また，迷走神経系を興奮させ，徐脈を起こすので，心房細動を合併する心不全患者の治療に最もよい適応となる．

使い方

　ジゴキシンとジギトキシンの薬物動態値を表 4.2 に示した．

表 4.2　強心配糖体の薬物動態値

	生体利用率 （吸収）	タンパク結合 （Alb）	肝での代謝	半減期	未変化体 排泄率	体内から の消失
ジゴキシン	60〜85%	25%	ほとんどなし	1.6 日	86%	速い
ジギトキシン	90〜100%	95%	61%	約6日	31%	遅い

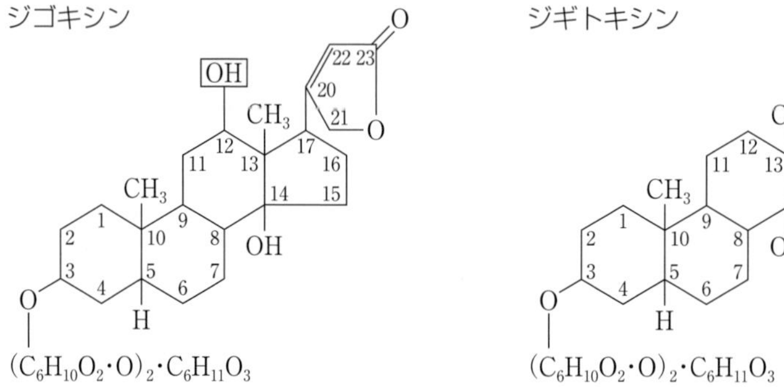

図 4.6　ジゴキシン，ジギトキシン化学構造式

　ジギタリスは頻脈性の心房細動を合併した心不全では第一選択薬である．軽症心不全では，ジギタリスまたは利尿薬を単独で経口投与（維持量）する．中等症心不全では利尿薬とジギタリスを併用して経口投与する．重症心不全では，ジギタリスの初回負荷量を静注し，2 日めより減量して維持量に近づけるとともに利尿薬を併用する．

副作用・相互作用

①不整脈：洞性徐脈，洞房ブロック，第2度房室ブロック，心室性期外収縮，房室ブロックを伴う心房性頻拍（PAT with block），心電図所見（PQ時間延長，QT時間短縮，盆状ST降下）．

②消化器症状（食欲不振，悪心・嘔吐）．

③神経症状（頭痛，疲労感，不眠）．

④眼症状（黄視，かすみ，暗点）．

⑤内分泌所見（女性化乳房）．

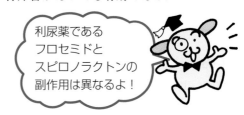

慢性心不全の治療薬では，減負荷療法が長期的生命予後に有効であるが，ジギタリス薬も健在である

しかし，副作用には注意！

b．利尿薬

作用機序と分類

尿細管における Na^+ の再吸収を阻害し，利尿作用を起こし，静脈還流血液量，前負荷を軽減する．これにより心拡張期筋張力を減じ，心筋酸素消費量を減少させ，心収縮機能を改善する．

使い方

ジギタリス薬と併用することが多い．

サイアザイド系利尿薬はループ利尿薬より作用は弱いが，軽症心不全に用いられる．ループ利尿薬であるフロセミドは最も強力な利尿作用を有し，腎障害があっても有効である．

最近，カリウム保持性利尿薬であるスピロノラクトンが，心不全患者の死亡率を低下させたとの報告がある．

利尿薬であるフロセミドとスピロノラクトンの副作用は異なるよ！

副作用・相互作用

サイアザイド系およびループ利尿薬（フロセミド）では，低カリウム血症，高尿酸血症，高脂血症，耐糖能異常（高血糖）を生じることがある．非ステロイド性消炎鎮痛薬（NSAIDs）はプロスタグランジン E_2 の合成を阻害し，利尿薬の効果を減じる．

カリウム保持性利尿薬（スピロノラクトン）では，高カリウム血症を生じ，特にACE阻害薬との併用で高カリウム血症を助長する．

c．血管拡張薬

抵抗血管系である後負荷を減じ，心拍出量を増加させる．これにはACE阻害薬，ヒドララジンなどがある．

容量血管系である前負荷を減じ，静脈血の末梢プーリングにより静脈還流量を減少して心室拡張終期圧を減ずる．これには硝酸化合物がある．

作用機序と分類

ACE 阻害薬は，アンジオテンシン I をアンジオテンシン II に変換する酵素（ACE）を阻害する薬物で，アンジオテンシン II による細動脈収縮を抑制し，後負荷を軽減する．

使い方

利尿薬とジゴキシンの基礎治療を受けている重症心不全患者に，ACE 阻害薬であるエナラプリルを追加すると死亡率を減少させるとの報告がある．さらに，中等症心不全の生命予後も改善する．

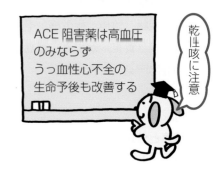

ACE 阻害薬は高血圧のみならずうっ血性心不全の生命予後も改善する

乾性咳に注意

ARB であるカンデサルタンは ACE 阻害薬の投与が適切でない場合の慢性心不全に適応がある．

副作用・相互作用

乾性咳．カプトプリルはタンパク尿，発疹，味覚障害などを生じることがある．

d．β 遮断薬

作用機序と分類

カルベジロールは，β 遮断作用と弱い α 遮断作用，血管拡張作用と抗酸化作用により心不全を改善する．

使い方

ACE 阻害薬，利尿薬，ジギタリス製剤などによる基礎治療を受けている患者に限られる．

副作用・相互作用

徐脈，心ブロック，気管支喘息を悪化させるので禁忌である．非代償性心不全には禁忌である．

e．ホスホジエステラーゼ阻害薬

作用機序と分類

ミルリノンはホスホジエステラーゼを阻害し，細胞内サイクリック AMP 濃度を高め，さらに細胞内の Ca^{2+} 流入を増加させる．

使い方

これら薬物は急性心不全の短期的な改善は認めるが，長期的な生命予後には悪影響を与えるとの報告が多い．

副作用・相互作用

不整脈，血小板減少が現れることがある．

ｆ．急性循環不全治療薬

作用機序と分類

ドパミン，ドブタミンはβ受容体のアゴニストで心筋収縮力を増幅する．ドブタミンは，ドパミンに比べα$_1$受容体刺激作用や心拍数増加作用は少ない．

使い方

短期的に急性心不全による循環不全を改善する．ドパミンは血圧が低く，乏尿状態の心不全に有用であり，肺動脈楔入圧*の上昇を防ぐにはドブタミンが使用される．

副作用・相互作用

頻脈性の不整脈を生じることがある．

表 4.3　抗心不全薬

分　類	一般名	商品名	剤　形
ジギタリス薬	ジゴキシン メチルジゴキシン デスラノシド	ジゴシン ラニラピッド ジギラノゲン	経口剤 〃 注射剤
サイアザイド系利尿薬 ループ利尿薬 カリウム保持性利尿薬	トリクロルメチアジド ヒドロクロロチアジド フロセミド スピロノラクトン トリアムテレン	フルイトラン ニュートライド ラシックス アルダクトンＡ トリテレン	経口剤 〃 経口剤，注射剤 経口剤 〃
ACE 阻害薬	エナラプリル リシノプリル	レニベース ロンゲス	経口剤 〃
アンジオテンシンⅡ 受容体拮抗薬（ARB）	カンデサルタン	ブロプレス	経口剤
β 遮断薬	カルベジロール ビソプロロール	アーチスト メインテート	経口剤 〃
ホスホジエステラーゼ 阻害薬	ミルリノン	ミルリーラ	注射剤
カテコールアミン （急性循環不全治療薬）	ドブタミン ドパミン	ドブトレックス イノバン	注射剤 〃

＊　肺動脈楔入圧：肺動脈カテーテル（先端バルーン付き血流指向性カテーテル）を用い，バルーンを拡張させ肺静脈の静止背圧を記録するが，その際，肺動脈楔入圧は左室拡張終期圧に相当する．

狭心症

A 基礎知識

疾病の病態

狭心症は，虚血性心疾患を基盤として発現する症候で，心筋酸素消費量が心筋酸素供給量を上回ると生じ，この状態を冠不全という．

心筋酸素消費量を規定する主な因子は心室張力，心拍数，心筋収縮能である．心筋酸素供給量は，[冠血流量（血圧／冠血管抵抗）×冠動静脈血酸素較差]で与えられる．冠動静脈血の酸素較差（動脈血と静脈血間の酸素含量の差）は，体組織の5 vol%に比べ安静時でも約14 vol%と大きく，酸素摂取率は65〜75%である．

(1) 安定狭心症

安定狭心症は，安定した労作狭心症で，その特徴は，"SAVES" に要約される（S：sudden onset，A：anterior chest，V：vague discomfort，E：effort precipitates，S：short duration）．すなわち，労作時に突然前胸部に漠然とした不快感，しめつけられる感じが起こり，安静にすると短時間（数分）で軽快する．

(2) 不安定狭心症

不安定狭心症は，症状経過が心筋梗塞を疑わせるにもかかわらず，心電図，血清酵素所見上，心筋壊死を認めないもので，約20%が心筋梗塞に移行するといわれている．

狭心症は
心筋酸素消費量が
心筋酸素供給量を
上回ると生じる

わかるかな

治療方針

①心筋酸素需要を減らすこと．
②側副血行路などを介して虚血部に送り込まれる血流を増加させること．

B 治療薬

抗狭心症薬

代表的な抗狭心症薬としては硝酸化合物，β遮断薬，カルシウム拮抗薬があげられる．

a．硝酸化合物

作用機序と分類

狭心症発作時にニトログリセリンが舌下投与される．その作用機序は，特に静脈系を拡張させ，

静脈還流量（前負荷）を減少させる．さらに，冠動脈の比較的太い血管を拡張させ，吻合部血管を通して虚血部への血流を増加させる．また，安静狭心症や異型狭心症の発生機序である太い血管のれん縮を寛解する作用もある．

使い方

　ニトログリセリンは肝臓で広範な初回通過効果を受けるので，狭心症発作時に舌下投与される．舌下投与後，約2分で最高血中濃度に達し，効果は約30分間持続する．

　硝酸イソソルビドも肝臓で初回通過効果を受けるが，ニトログリセリンよりも代謝の影響が少なく，経口でも投与される．舌下では10〜15分，経口では30分〜4時間で最高血中濃度に達し，効果は4〜6時間持続する．

　ニトログリセリンは錠剤のみならず貼付剤としても使用され，効果は30分〜6時間持続する．ニトログリセリンは揮発性で容易に錠剤から揮散するので，取り扱いに注意し，古いものは新しいものに代える必要がある．

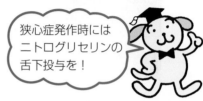

狭心症発作時にはニトログリセリンの舌下投与を！

副作用・相互作用

　高濃度のニトログリセリンは，静脈系のみならず動脈系血管も拡張し，頭痛，起立性低血圧，顔面紅潮，めまいなどを生じさせる．

b．β 遮断薬

作用機序と分類

　アドレナリンβ受容体遮断作用により，心収縮力，心拍出量，心拍数，血圧を低下させ心筋酸素消費量を減少させる．

使い方

　硝酸化合物とβ遮断薬の併用療法は，典型的な労作狭心症に有効である．また，ニフェジピンとβ遮断薬の併用も効果的である．しかし，β遮断薬に加え，ベラパミルやジルチアゼムの投与には注意が必要であり，特にこれらの静脈内投与は禁忌である．

　チモロール，プロプラノロール，アセブトロール，メトプロロールなどの高脂溶性β遮断薬は心筋梗塞後の死亡率を低下させる．

　プロプラノロールをはじめ，ほとんどのβ遮断薬は肝代謝により消失するが，アテノロール，ナドロールは腎排泄により消失する．腎排泄型のβ遮断薬は半減期が長いため，狭心症の治療に1日1回投与が可能である．

表 4.4　抗狭心症薬

分　類	一般名	商品名	剤　形
硝酸薬	ニトログリセリン	ニトロペン舌下錠	舌下剤
		ミオコールスプレー	噴霧剤
		ニトログリセリン軟膏	経皮・塗布剤
		ニトロダーム TTS	経皮貼付剤
		ミリスロール注	注射剤
	硝酸イソソルビド	ニトロール	舌下・経口剤
		ニトロール R	徐口徐放剤
		ニトロールスプレー	噴霧剤
		フランドルテープ 40mg	貼付剤
		ニトロール注	注射剤
	一硝酸イソソルビド	アイトロール錠	経口剤
カルシウム拮抗薬	ニフェジピン	アダラートカプセル	普通剤
		アダラート L 錠	徐放剤
		アダラート CR 錠	徐放剤（1 日 1 回）
	ベラパミル	ワソラン	経口剤，注射剤
	ジルチアゼム	ヘルベッサー	〃
β遮断薬	プロプラノロール	インデラル	〃
	アテノロール	テノーミン	経口剤

副作用・相互作用

　徐脈，心ブロック，重症の閉塞性肺疾患ではそれぞれの病態を悪化させるため禁忌である．

c．カルシウム拮抗薬

作用機序と分類

　細胞外から細胞内へ Ca^{2+} が流入する過程を阻害する．これにより心筋収縮力を減少し（ベラパミル，ジルチアゼム），あるいは，冠動脈および全身の細動脈を拡張することで（ニフェジピン），心筋酸素消費量を減少させる．また，冠動脈のれん縮を寛解する．

使い方

　血管を拡張し，冠血流量を増加させる作用はニフェジピンが最も強く，ベラパミル，ジルチアゼムと続く．

　心筋収縮抑制作用はベラパミルが最も強く，ジルチアゼムが続き，ニフェジピンのそれは弱い．洞調節の自動性抑制作用はベラパミルおよびジルチアゼムが非常に強く，ニフェジピンは弱い．房室結節の伝導抑制作用はベラパミルが最も強く，ジルチアゼムが続き，ニフェジピンにはない．

　カルシウム拮抗薬と硝酸化合物の併用療法は，重症の血管れん縮性狭心症または労作狭心症に効果的である．硝酸化合物とニフェジピンの併用療法は心不全，洞機能不全症候群，あるいは房室伝導障害を伴う労作狭心症に特に効果的である．

副作用・相互作用

　ニフェジピンは動脈血管を拡張し頻脈を起こすが，ベラパミルとジルチアゼムは直接的な徐脈作用，心伝導ブロックを生じることがある．

 不整脈

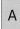 A　**基礎知識**

疾病の病態

　不整脈とは，正常に作動している洞結節のリズム以外の刺激生成異常，または伝導の異常による心臓のポンプ機能の障害であり，徐脈性不整脈と頻脈性不整脈に大別される．

　洞結節に存在する，ペースメーカー細胞の興奮頻度が増す状態で頻脈性不整脈が起こる．ペースメーカー細胞によらない刺激発生のメカニズムがリエントリーである．洞結節・房室結節で起こる発作性上室性頻拍，ヒス・プルキンエ線維で起こる心室性頻拍がある．また，刺激伝導系の機能不全で房室ブロック，脚ブロックが生じる．

治療方針

①不整脈誘発要因の除去．電解質異常（低カリウム，低マグネシウム），低酸素血症（心筋虚血），
　心筋の過伸展（心不全），心筋刺激物質（カテコールアミン，ジギタリス，昇圧薬）などの
　誘発要因の是正または除去が必要である．

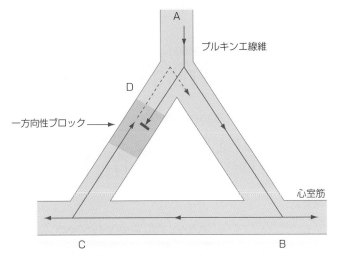

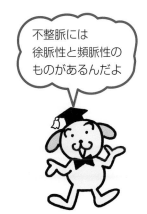

不整脈には
徐脈性と頻脈性の
ものがあるんだよ

心筋組織をいったん興奮させた刺激が，著しい伝導遅延部分をゆっくり通過した後に再び同組織を再興奮させることをリエントリーという．

図 4.7　リエントリーの成立機序（模式図）

A

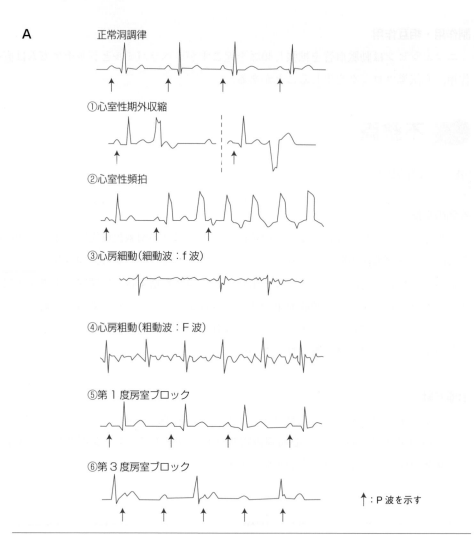

正常洞調律

①心室性期外収縮

②心室性頻拍

③心房細動（細動波：f 波）

④心房粗動（粗動波：F 波）

⑤第 1 度房室ブロック

⑥第 3 度房室ブロック

↑：P 波を示す

B

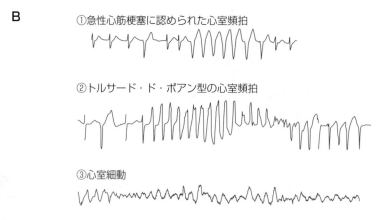

①急性心筋梗塞に認められた心室頻拍

②トルサード・ド・ポアン型の心室頻拍

③心室細動

図 4.8　不整脈の心電図

（A ＝後藤英司，動悸，p.376，B ＝石川利之，心室頻拍，心室細動，p.526，527，528：北村聖総編集（2013）臨床病態学 1，ヌーヴェルヒロカワより転載）

②異所性自動能亢進を抑制すること.

③リエントリー機構を遮断すること.

④交感神経の興奮性を抑制すること.

⑤伝導性を改善すること.

B 治療薬

抗不整脈薬
作用機序と分類
(1) クラスⅠ薬物

心筋細胞膜上の Na^+ チャネルを阻害し，0相の活動電位の立ち上がり速度を減少させ伝導性を抑制し，4相勾配を減少させ自動性を抑制する．また，有効不応期を延長させ，リエントリーにおける回旋路の伝導を消失させる．

(2) クラスⅡ薬物

アドレナリン β 受容体遮断作用により亢進した自動能を抑制する．

(3) クラスⅢ薬物

K^+ チャネル遮断作用により選択的に活動電位時間を延長し，不応期を延長する．

(4) クラスⅣ薬物

Ca^{2+} チャネルを遮断し，洞調節，房室結節の自動能や伝導性を抑制する．

表 4.5　抗不整脈薬の作用機序

分 類	作用機序	自動性[1]	興奮性[2]	伝導性[3]	薬 物
クラスⅠa	0相の抑制↓	↓↓	↓↓	↓↓	キニジン，プロカインアミド
Ⅰb	0相の抑制−	↓↓	↑	↑	リドカイン，フェニトイン，メキシレチン
Ⅰc	0相の抑制↓↓	↓↓↓	−	↓↓↓	フレカイニド，プロパフェノン
クラスⅡ	交感神経 β 受容体の抑制	↓	↑	↓↓	プロプラノロール，アテノロール，アセブトロールなど
クラスⅢ	再分極の延長	−	↓↓		アミオダロン
クラスⅣ	Ca チャネルの抑制	↓↓↓	↓↓	−	ジルチアゼム，ニカルジピン，ベラパミルなど

1) 自動性＝活動電位第4相の変化（↓：抑制）
2) 興奮性＝心筋の再分極過程の変化（↓：延長，↑：短縮）
3) 伝導性＝伝導速度の変化（↓：減少，↑：増加）

使い方

　キニジンは著明な副作用があるので，原則として入院させて用いる．治療に先立ち1回量 100 〜 200 mg（1〜2錠）を内服し，副作用が現れたときは中止する．上室性頻拍症と心室頻拍の予防に有効である．

　プロカインアミドは，心房細動，上室性期外収縮，心室性期外収縮に有効である．静脈投与の場合は心電図をモニターしながら行う．心房細動・粗動から洞調律に回復したとき塞栓を起こすことがあるので，抗凝固薬の併用が必要となる．

　リドカインは心筋梗塞，手術後などの心室性不整脈の治療の第一選択薬である．他の抗不整脈薬と比較して心筋収縮力抑制作用と心刺激伝導抑制作用が弱い．

　フェニトインはジゴキシン中毒時の不整脈，てんかんを合併している小児の不整脈に使用される．

　チモロール，プロプラノロールは急性心筋梗塞後の心臓突然死，全死亡率を減少させる．

　アミオダロンには警告がついている．すなわち，致死的不整脈治療の十分な経験のある医師および施設に使用が限られている．また，他の抗不整脈薬が無効か，または副作用により使用できない致死的不整脈患者にのみ使用可能である．長期投与した際，消失半減期が19 〜 53日ときわめて長く，中止後も副作用が消失しにくい場合があるので注意が必要である．

　ベラパミルは静脈内投与で発作性上室頻拍症の洞調律回復と心房細動・粗動の心室応答拍数の減少に適応がある．

副作用・相互作用

①心血管系：血圧低下，心機能抑制，伝導障害，催不整脈作用などがある．催不整脈作用は軽度の不整脈から QT 延長を伴う心室性頻脈（torsades de pointes），心室細動といった致命的な不整脈を起こす．

②消化器系：下痢，悪心・嘔吐，肝機能障害．

③中枢神経系：めまい，頭痛，振戦．リドカインを高齢者に与薬した場合，精神錯乱を起こすことがある．

④血液系：好酸球増多，白血球減少．

⑤抗コリン作用：口渇，排尿障害，緑内障の悪化．

⑥過敏反応：発疹，発熱．

　キニジンはジゴキシンの腎クリアランスを低下させ，ジゴキシンの血中濃度を上昇させる．キニジンは薬物代謝酵素 CYP2D6 の代謝活性を阻害し，CYP2D6 で代謝される薬物の血中濃度を上昇させる．

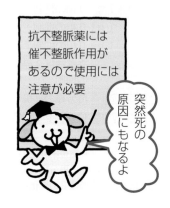

抗不整脈薬には催不整脈作用があるので使用には注意が必要

突然死の原因にもなるよ

表 4.6　抗不整脈薬

分　類	一般名	商品名	剤　形
クラスⅠ	キニジン プロカインアミド ジソピラミド リン酸ジソピラミド リドカイン メキシレチン	硫酸キニジン アミサリン リスモダン リスモダンP静注50mg キシロカイン メキシチール	経口剤 経口剤，注射剤 経口剤 注射剤 注射剤 経口剤，注射剤
クラスⅡ （β遮断薬）	ナドロール	ナディック	経口剤
クラスⅢ	アミオダロン	アンカロン	経口剤，注射剤
クラスⅣ （カルシウム拮抗薬）	ベラパミル ジルチアゼム	ワソラン ヘルベッサー	経口剤，注射剤 〃

脂質異常症（高脂血症）

A　基礎知識

疾病の病態

　脂質異常症（以下，高脂血症）は，コレステロール，中性脂肪（トリグリセリド），リン脂質，遊離脂肪酸などの脂質が正常範囲以上に増加した状態である．高脂血症の状態が長く持続すると動脈硬化が進展し，脳梗塞，虚血性心疾患，動脈瘤などの合併症を起こす．動脈硬化性疾患予防ガイドラインでは，HDLコレステロール（HDL-C）が低い場合も加えて脂質異常症と命名した．

　動脈硬化の危険因子としては，高脂血症のほか，高血圧，喫煙，肥満，糖尿病，高尿酸血症，ストレス，運動不足などがあげられる．

治療方針

①食事療法によるコレステロールと糖質の過剰摂取の制限．

②コレステロール生合成経路の阻害．

③胆汁酸排泄促進による体内コレステロールプールの減少．

④リポタンパクリパーゼの活性化．

⑤小腸のコレステロールトランスポーターの阻害，

⑥運動療法による HDL コレステロールの上昇．

B　治療薬

抗高脂血症薬

作用機序と分類

(1) HMG-CoA 還元酵素阻害薬

　HMG-CoA からメバロン酸を生成する過程を律速する酵素を阻害し，肝臓でのコレステロールの生合成を抑制する．その結果，細胞のコレステロール要求が増加し，肝臓の LDL レセプター活性を上げることにより，血中 LDL の除去が亢進する．

(2) 陰イオン交換樹脂

　胆汁酸を吸着して糞便中へ排泄させ，胆汁の腸肝循環を阻害する．そのため，コレステロールから胆汁酸への異化が高まり，肝臓ではコレステロールの需要が高まる．

(3) フィブラート系薬物

　トリグリセリドの合成抑制，リポタンパクリパーゼ（LPL），肝性トリグリセリドリパーゼ活性の亢進による VLDL，LDL の異化促進などにより，コレステロール，トリグリセリドの両者を低下させる．特にトリグリセリドの低下作用が強い．

(4) 小腸コレステロール吸収阻害薬

　小腸壁のコレステロール吸収過程にかかわるトランスポーターを阻害して，食事および胆汁由来のコレステロールの吸収を阻害する．

表 4.7　抗高脂血症薬

分　類	一般名	商品名	剤　形
HMG-CoA 還元酵素阻害薬	プラバスタチン シンバスタチン アトルバスタチン	メバロチン リポバス リピトール	経口剤 〃 〃
フィブラート系	クロフィブラート ベザフィブラート フェノフィブラート	ビノグラック ベザトール SR リピディル	経口剤 徐放剤 経口剤
陰イオン交換樹脂	コレスチラミン コレスチミド	クエストラン コレバイン	経口剤 〃
小腸コレステロール吸収阻害薬	エゼチミブ	ゼチーア	経口剤
その他	プロブコール	シンレスタール	経口剤

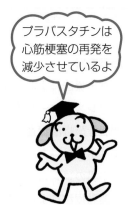

プラバスタチンは心筋梗塞の再発を減少させているよ

使い方

　プラバスタチンは虚血性心疾患の一次予防および二次予防試験において，虚血性心疾患発症を減少，また，心筋梗塞の再発を減少させている．

　その他の HMG-CoA 還元酵素阻害薬にも，同様な作用が検証されている．

　コレスチラミンは最大効果を期待するためには，1 回 9 g もの量を 2 〜 3 回服用しなければならず，便秘などの副作用のためコンプライアンスが低くなる．コレスチミドは 1 回 1.5 g を 1 日 2 回でも効果が期待される．

　フィブラート系薬は冠動脈疾患に対する一次ならびに二次予防試験でその有用性が部分的に証明されている．フェノフィブラートには尿酸排泄作用があり，高尿酸血症を伴う高トリグリセリド血症に適している．

副作用・相互作用

　まれに，横紋筋融解症（筋脱力，筋肉痛）を起こす．抗真菌薬のイトラコナゾール，抗菌薬エリスロマイシン，グレープフルーツジュースは CYP3A4 を阻害し，シンバスタチンの血中濃度を増加させる．

　陰イオン交換樹脂は酸性薬物であるワルファリン，サイアザイド利尿薬やジゴキシンなどを吸着し，吸収障害の相互作用を起こす．

看護上の留意点

　心疾患は生命予後に影響する疾患であるので，患者からの訴え，症状の変化を十分観察し，変化があった場合，速やかに対応する必要がある．そのためには，バイタルサイン，血圧，脈拍，心電図，臨床検査値の変動に注意することが大切である．治療が長期化するため，併用薬物との相互作用も念頭におく必要がある．

［学習課題］

1）心不全の治療方針について述べなさい．
2）安定狭心症と不安定狭心症の特徴を述べなさい．
3）狭心症発作時に使用される薬物について述べなさい．
4）徐脈性不整脈と頻脈性不整脈の特徴を述べなさい．
5）抗不整脈薬の作用機序と分類について述べなさい．
6）高脂血症の治療方針について述べなさい．
7）心疾患患者の看護上の留意点について述べなさい．

キーワード

前負荷・後負荷　　減負荷療法　　ジギタリス薬　　ホスホジエステラーゼ阻害薬　　フィブラート系薬物
ニトログリセリン　　硝酸イソソルビド　　リエントリー　　アミオダロン　　HMG-CoA 還元酵素阻害薬
陰イオン交換樹脂　　肺動脈楔入圧　　小腸コレステロール吸収阻害薬

III 輸液・腎臓作用薬

> 学習目標
>
> 本節では，腎臓に作用する薬剤のなかで代表的な利尿薬を取り上げ，その作用のメカニズムを理解し，実際の臨床ではどのような疾患，症状に対してそれぞれの利尿薬が適応されるのか，また，どんな副作用に注意しなければいけないのかについて学習する．

A 基礎知識

生体内水分・電解質

ヒト（成人）の生体内水分量は体重の約60%に相当するといわれている．このうち約2/3（体重の約40%）は細胞内にあり（細胞内液），残りの1/3（体重の約20%）は細胞外に存在している（細胞外液）．細胞外液のうち1/4は血漿，3/4は組織間液となっている．

細胞内液と細胞外液では電解質の組成に大きな違いがあり，細胞内液ではカリウムイオン（K^+）が主な陽イオンである一方，細胞外液ではナトリウムイオン（Na^+）が主な陽イオンとなっている（表4.8）．生体内の電解質は，さまざまな生体反応が起こる際に重要な働きを担っており，生体反応の多くは，ある特定のイオンの移動によって生じる．生体の適切な活動には，生体内の電解質の適切な分布が重要であり，病態時においては電解質の補正が重要な治療的意義をもつ．

水分排泄

両側腎で，1,200 mL/分（心拍出量の20〜25%）の血流があり，その90%が糸球体を通りろ

表4.8 体液中の電解質の組成

	血漿	細胞間質液	細胞内液		血漿	細胞間質液	細胞内液
陽イオン				陰イオン			
ナトリウム	154	147	35	重炭酸	29	30	10
カリウム	5	4	115	クロール	112	114	25
カルシウム	5	3	0.0001	リン酸	2	2	80
マグネシウム	2	2	27	硫酸	1	1	20
				タンパク質性陰イオン	17	1	47

過され，1日約150 Lの原尿がボーマン嚢に形成される．原尿では，細胞成分や大きな分子のタンパク質などはろ過されずにいるが，それ以外は血漿とほぼ同じ成分である．

　生成された原尿は，近位尿細管，ヘンレ係蹄，遠位尿細管，集合管と進む間，生体に必要な成分の再吸収，あるいは不要な成分の分泌が行われ，最終的に尿（400 ～ 2,500 mL/ 日）として排泄される．同時に，体内の電解質の調整も，尿細管を通過する間に再吸収や分泌によって行われている．

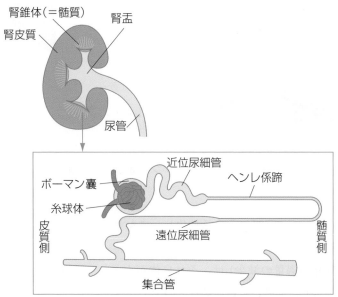

図 4.9　腎臓の構造

疾病の病態

　生体内水分や電解質の異常は，外傷・手術や重度の下痢・嘔吐，熱中症などにより，多量の体液を体外に喪失した場合に生じ，多くの場合，電解質異常を伴う．また，糖尿病などの代謝性疾患の悪化や腎機能障害，呼吸不全などにより，体内の酸塩基平衡が崩れた場合やその調整機能が障害された場合，アシドーシスやアルカローシスの状態に陥り，さまざまな生体内の反応が適切に機能できなくなる危険性が生じる．頻回に嘔吐をくり返す場合には，生体内の水分と胃酸に含まれる電解質の喪失が同時に起こる．そのような患者においては，経口摂取が不可能であることが多く，輸液などによって体外から水分の補給を行い，必要に応じて電解質や酸塩基平衡の補正を行う必要がある．

　組織間液の異常貯留を浮腫というが，これはさまざまな要因で生じる．腎臓のナトリウム排泄低下がもたらす体内ナトリウム貯留による全身性浮腫，腎疾患や肝疾患に伴う低アルブミン血症のための血液膠質浸透圧の低下などは多く認められる原因である．

　血液膠質浸透圧の低下は，血管内水分の間質への移行（＝浮腫水）をきたし，その結果，循環血漿量が減少する．循環血漿量の減少は腎血流量および糸球体ろ過量を低下させ，前者はレニン-

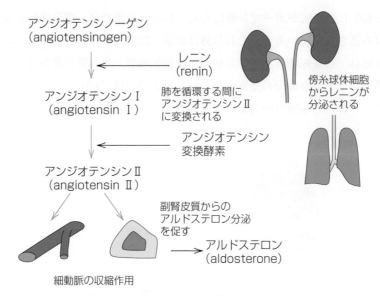

図 4.10 レニン−アンジオテンシン系

アンジオテンシン−アルドステロン系を活性化し，アルドステロンを介した遠位尿細管でのナトリウム再吸収を促進する.

　一方，後者（糸球体ろ過量の減少）は，それ自体が水・ナトリウム排泄を障害し，同時に近位尿細管でのナトリウム再吸収を亢進する．このような水・ナトリウム貯留が浮腫を増強させることになる.

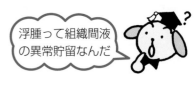

　浮腫性疾患の治療における利尿薬の使用は，このような水・ナトリウム貯留の傾向を改善することにある．すなわち，スピロノラクトンの抗アルドステロン作用やループ系利尿薬による近位尿細管での水・ナトリウム再吸収の抑制作用，トルバプタンの集合管での水チャネル抑制作用などによる体内の余分な水分排泄（利尿効果）によって浮腫の治療を行う.

腎臓作用薬の浮腫性疾患治療への応用

　ネフローゼ症候群の浮腫に対しては，副腎皮質ステロイドによる治療の補助として利尿薬を用いる.

　肝硬変では，腹水として浮腫を認めることが多い．これは，肝臓でのタンパク質合成能の低下により，血液中のアルブミンが低下したため血液浸透圧が低下し，血管内から水分の漏出が起こるためである．また，肝硬変により上昇した門脈圧も腹水を引き起こす原因として考えられる.

　このような病態下では利尿薬による浮腫の改善のみでは十分な治療効果が得られない場合が多いため，低下したアルブミンの補充など，血液膠質浸透圧の改善をあわせて行う必要がある.

　さらに，肝硬変ではアルドステロンの分解が肝臓で行われにくくなるため，ナトリウムや水分を

保持（再吸収）する作用を有するアルドステロン作用が増強されることも浮腫の原因としてあげられる．そのため，肝硬変に伴う腹水（浮腫）の治療には，抗アルドステロン薬を用いる場合がある．

　肝硬変に対する利尿薬の使用時には，急激な利尿によって肝血流量が低下したため肝性昏睡が誘発されるといったおそれもあるので，病態を悪化させることのないよう全身状態や血圧を観察しながら注意深く徐々に使用していく必要がある．

B　治療薬

1) 輸液の臨床的応用

　輸液の目的には，①経口摂取が不可能な場合の水分・電解質の補充，②酸塩基平衡の是正，③中心静脈栄養による高カロリー補液などがある．加えて，小手術の際の緊急事態へ対応するためや，抗生剤，造影剤投与などを行う薬物投与ルートの確保を目的としている場合など，ひとつの“手段”として，生理食塩液などを用いた輸液（血管確保）などがある．代表的な輸液の種類と組成を表4.9にまとめる．輸液の選択は非常に専門的であるため，本書ではそれぞれ分類された輸液の概略と一般的な使用法を説明していく．

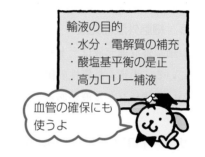

輸液の目的
・水分・電解質の補充
・酸塩基平衡の是正
・高カロリー補液

血管の確保にも
使うよ

a. 開始液

　開始液として分類される輸液には，その組成にカリウム（K）を含まない．カリウムは腎臓で主に排泄されるが，ショック状態や急性腎不全状態では十分な尿量が得られないため，カリウム

表 4.9　代表的な輸液剤の種類と組成

	製品名	電解質濃度 (mEq/L)							ブドウ糖 (g/L)	カロリー (kcal/L)
		Na⁺	K⁺	Ca²⁺	Mg²⁺	Cl⁻	Lactate⁻	その他		
開始液	ソリタT1号 KN1号輸液	90 77				70 77	20 20		26 25	104 100
維持液	ソリタT3号 KN3号輸液	35 60	20 10			35 50	20 20		43 27	172 108
細胞外液補充液	リンゲル液	147	4	5		156				
	乳酸リンゲル液 　ラクテック 　ラクテックG	 130 130	 4 4	 3 3		 109 109	 28 28		 50	 200
	生理食塩液	154				154				
	血清（参考）	142	5	5	2		HCO₃⁻ 27	Protein 18		
	メイロン	833					HCO₃⁻ 833			

の排泄が妨げられた結果，血中のカリウム濃度の上昇が起こっている場合がある．カリウムの過度の上昇は致死性の不整脈を引き起こす原因となる．腎機能が低下している状況下でカリウムを不用意に投与することは，そのような不整脈を発生させる危険性を高める結果につながる．ショック状態や低血圧時には，腎血流量も下がっているため尿量が少なくなっているが，輸液によって利尿が回復することがある．輸液によって利尿の回復が得られるか，あるいはすでに腎性の急性腎不全に陥っているのかの判断に必要な検査の結果を得るまで時間を要する場合，カリウムを含まない開始液によって輸液を開始し，利尿がみられた後に維持液に変更する．

b．維持液

維持液は経口摂取が不可能な症例での水・電解質の補充や抗生物質などの薬物投与に用いられる．3号と呼ばれるカリウムを含みナトリウム濃度の低い組成の輸液が用いられる．

c．細胞外液補充液

細胞外液補充液はナトリウムが多くカリウムが少ない組成をしており，血清に近い組成になっている．手術や外傷性の出血など，細胞外液の喪失が明らかである場合に使用され，代表的なものに乳酸リンゲル液がある．

d．メイロン（酸塩基平衡の補正）

代謝性アシドーシスの補正は，重炭酸イオンの補充（商品名：メイロン®）によって行う．代謝性アシドーシスの状態では体内は H^+ が過剰な酸性（アシドーシス）状態になっている．体外から重炭酸イオン（$HCO_3{}^-$）を補充すると，重炭酸緩衝系により，H^+ は H_2O と CO_2 に変換する（$H^+ + HCO_3{}^- \Rightarrow H_2O + CO_2$）．これによって体内に過剰に存在した H^+ は減少し，アシドーシスは是止される．

重炭酸イオンは，炭酸水素ナトリウムの形で投与されるため，結果としてナトリウムを負荷することになるため注意が必要である．

2）利尿薬の臨床的応用

利尿薬は，うっ血性心不全，腎疾患，肝硬変などさまざまな原因で起こる浮腫性疾患，高血圧症の治療に欠くことのできない薬物であるが，その治療はあくまでも対症療法にすぎない．

臨床の場で多く用いられている代表的な利尿薬を表4.10にまとめる．また，その主な作用部位を図4.11に示す．個々の利尿薬の作用メカニズムは以下に続く項で説明していく．

a．ループ系利尿薬
作用機序と分類

正常の状態では，ヘンレ上行係蹄において Na^+（ナトリウム），K^+（カリウム），Cl^-（塩素）

表 4.10　臨床の場で多く用いられている代表的な利尿薬

分　類	一般名	商品名	主な副作用
ループ系利尿薬	フロセミド アゾセミド	ラシックス ダイアート	カリウムおよびマグネシウム濃度の低下，血糖値とコレステロール値の一時的な上昇，尿酸値の上昇，男性機能不全，消化不良
サイアザイド（チアジド）系利尿薬	ヒドロクロロチアジド トリクロルメチアジド ベンチルヒドロクロロチアジド	ヒドロクロロチアジド フルイトラン ベハイド	カリウムおよびマグネシウム濃度の低下，血糖値とコレステロール値の一時的な上昇，尿酸濃度の上昇，男性機能不全，消化不良
サイアザイド（チアジド）系類似薬	インダパミド メフルシド トリパミド メチクラン	ナトリックス バイカロン ノルモナール アレステン	
炭酸脱水酵素阻害薬	アセタゾラミド	ダイアモックス	疲労，体重減少，うつ，食欲減退，吐き気，勃起不全（インポテンス），金属のような味や苦味を感じる，下痢，腎臓結石，血球数の減少
カリウム保持性利尿薬	アルドステロン拮抗薬 　スピロノラクトン 　エプレレノン 　カンレノ酸カリウム 腎上皮細胞 Na チャンネル阻害薬 　トリアムテレン	アルダクトンＡ セララ ソルダクトン トリテレン	すべての薬剤でカリウム濃度の上昇，消化不良スピロノラクトンでは，男性の乳房肥大（女性化乳房），女性の月経不順
バソプレシンV2受容体拮抗薬	トルバプタン モザバプタン	サムスカ フィズリン	口渇，頻尿，血圧の低下や血中クレアチニンや BUN（血中尿素窒素）の上昇に注意する
その他（浸透圧性利尿薬）	グリセリン マンニトール	グリセオール マンニットール	乳酸アシドーシス，低カリウム血症，口渇マンニトールは急性腎不全に注意する

が再吸収される．それに伴い間質が高張（浸透圧が高い状態，Na^+，Cl^-，K^+ の再吸収により間質の濃度が高くなったために起こる）になっている．高張となった間質へは，H_2O（水）がヘンレ下行係蹄から移動する（高くなった間質の濃度を希釈しようとして，H_2O が受動的に移動する）．その結果，尿細管から H_2O が再吸収され尿は濃縮される（図 4.12 左）．

　ループ系利尿薬を使用した場合，図 4.12 左のようにヘンレ上行係蹄で行われる Na^+，K^+，Cl^- の再吸収は阻害される．そのため間質の高張状態は起こらず，ヘンレ下行係蹄からの H_2O の移動（高張を希釈しようとする作用）も行われない．その結果，H_2O の再吸収，尿の濃縮は起こらず，大量の H_2O がそのまま排泄される．すなわち利尿が起こる（図 4.12 右）．またこのとき K^+ は再吸収されずそのまま尿内に喪失するため，低カリウム血症を起こす．

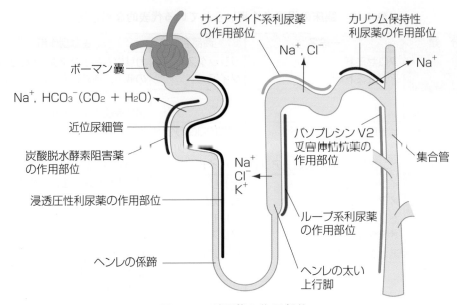

図 4.11　利尿薬の作用部位

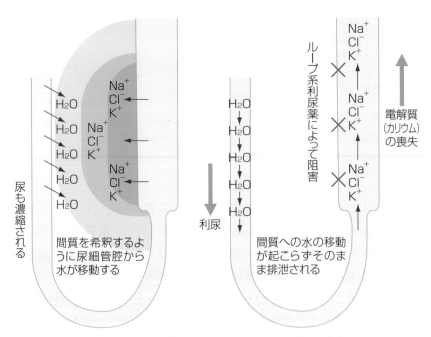

図 4.12　ループ系利尿薬使用時の再吸収の変化

使い方

　作用発現が早く持続時間の短い注射剤は静注，点滴静注のどちらでも使用できるが，投与後の尿量，尿比重，血圧の変動に注意しながら投与する．心不全，他の浮腫あるいは体液貯留など利

尿効果の期待される疾患では第一選択薬である.

　経口剤は，高血圧症の初期治療などにも用いられるが利尿効果が強力なため，降圧としてはサイアザイド系が主に用いられる．カリウムの低下や尿酸値，血糖値などに注意しながら投与し，それらの症状が出現した場合，他の薬理作用をもつ利尿薬に切り替えることを考慮しなくてはいけない.

副作用・相互作用

　ループ系利尿薬は，効果が強力で作用発現が速いが持続時間は比較的短い．作用部位であるヘンレの太い上行脚における K^+ 再吸収を抑制する結果，尿への K^+ の喪失が多い．また同時に，尿細管への K^+ 分泌を増加させ，さらには尿酸排泄を抑制する作用をあわせてもつ．これらの作用の結果，低カリウム血症，高尿酸血症などの有害作用を引き起こす．また，耐糖能異常を起こす場合がある.

　心不全の治療のためにジギタリスが併用されている場合，利尿薬の使用によって低カリウム血症を起こしているとジギタリス中毒が発生しやすくなるので注意が必要である.

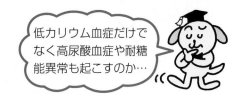

低カリウム血症だけでなく高尿酸血症や耐糖能異常も起こすのか…

b．サイアザイド（チアジド）系利尿薬

作用機序と分類

　ヘンレ上行係蹄と同様に，遠位尿細管でも Na^+，Cl^- の再吸収が行われている．サイアザイド系利尿薬はこの遠位尿細管における Na^+，Cl^- の再吸収を阻害する（図4.13）．そのため尿細管内の Na^+，Cl^- の濃度は通常の状態より高くなる（高張になる）．その状態を補正（希釈）するため，周囲の間質より尿細管内へ H_2O が移動し，その結果尿量は増加する（利尿が起こる）.

使い方

　ループ系に比べ，利尿効果はマイルドである．そのため降圧薬では第一選択薬として用いられるが，有効な用量幅が狭いため，使用量を少量とし，他薬との併用によって血圧のコントロールを行う.

副作用・相互作用

　サイアザイド系の利尿薬は尿細管からの K^+ 分泌を増加させる作用をあわせもつ．そのため低カリウム血症を起こすことがあり，注意が必要である．またサイアザイド系利尿薬は，ループ系利尿薬と同様に，長期投与によって LDL コレステロール，トリグリセリド（中性脂肪）値の上昇を起こすことがあり，さらには，低カリウム血症により膵臓からのインスリンの分泌が低下するため，耐糖能低下を起こす危険性がある．定期的な臨床検査によってこのような副作用の発現をできるだけ早期に見つけることが重要である.

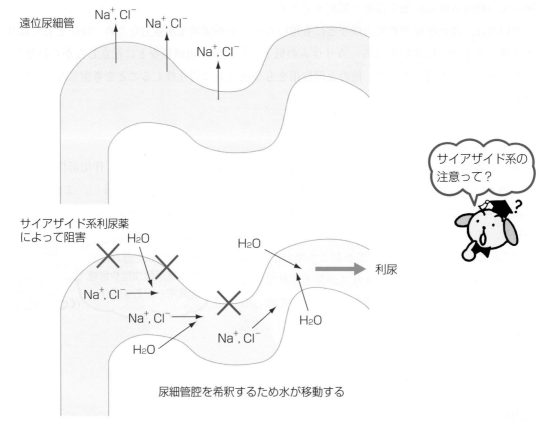

遠位尿細管

サイアザイド系の
注意って？

図4.13 サイアザイド系利尿薬使用時の再吸収の変化

c. 炭酸脱水酵素阻害薬

作用機序と分類

近位尿細管上皮細胞に存在する炭酸脱水酵素は，細胞内において H_2O との平衡状態（$H_2O \Leftrightarrow H^+ + OH^-$）にある H^+，OH^- のうち，OH^- と CO_2 を結合させて HCO_3^- を生成する反応を促進させる．それにより細胞内の OH^- が消費され不足が生じると，平衡状態は，それを補うためさらに H_2O から H^+，OH^- を生成する方向（右向き：$H_2O \rightarrow H^+ + OH^-$）に進む．細胞内で H^+，OH^- を生成するため H_2O は消費されるため，尿細管腔より取り込むことにより H_2O は補充される（水の再吸収）．一方，OH^- の生成する際に一緒に生じる H^+ は，尿細管腔（尿中）に Na^+ と交換（Naの再吸収）することで排泄される（図4.14上）．

炭酸脱水酵素阻害薬が使用された場合，細胞内で OH^- と CO_2 から HCO_3^- を生成する反応は進まない．そのため H_2O と H^+，OH^- は平衡状態（$H_2O \Leftrightarrow H^+ + OH^-$）のまま崩れないで安定する．その結果，細胞内の CO_2 と H_2O の不足も起こらず，H_2O の取り込みの必要がなくなるためそのまま尿中へ排泄される（図4.14下）．これにより水の再吸収は行われず尿量は増加する（利尿）．

炭酸脱水酵素の阻害により，OH^- の消費が抑制されると，H^+ の産生も，Na^+ との交換も少な

〔炭酸脱水酵素の働き〕

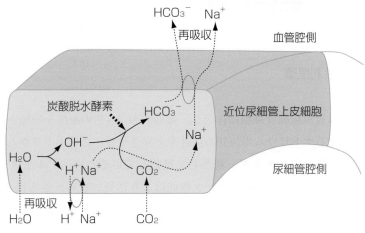

〔炭酸脱水酵素阻害薬の作用機序〕

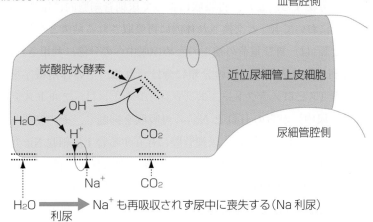

図 4.14　炭酸脱水酵素の働きと炭酸脱水酵素阻害薬の作用機序

くなる．その結果 Na^+ の再吸収は減少し（Na 利尿），尿中への H^+ の排泄も減少するため，尿はアルカリ性になる．

使い方

炭酸脱水酵素阻害薬（アセタゾラミド）は，眼房水の産生を減少させるため，緑内障の治療に用いる．また，呼吸性アシドーシスやメニエール病の治療に用いる場合がある．

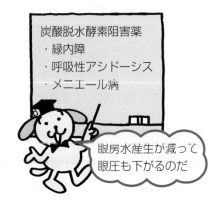

副作用・相互作用

　他の利尿薬と同様に**電解質異常**を起こす可能性があるため，投与中は電解質の検査を定期的に行う必要がある．

d. カリウム保持性利尿薬

作用機序と分類

　アルドステロンは遠位尿細管細胞に作用し，細胞内の ATP の産生を増加させる．また血管腔側の細胞膜に存在するナトリウムポンプの活性を上昇させる．このナトリウムポンプは，細胞内で産生された ATP をそのエネルギー源として機能しているため，アルドステロンが細胞内の ATP 産生を増加させることにより，ポンプ機能はより活発になる．さらにアルドステロンは，尿細管腔側に存在している Na^+ チャネル（腎上皮細胞 Na チャネル）にも作用し，尿からの Na^+ と水（H_2O）再吸収を増加させる（図 4.15 上）．

　尿からの Na^+ の再吸収により，尿細管腔（尿中）の正電荷（プラス）が減少し，管腔内は負電荷（マイナス）が強くなる．そのため生体は，電荷をもとの状態にもどすため H^+，K^+ などの正電荷（プラス）を分泌する．また，再吸収によって尿細管細胞内に増加した Na^+ は，尿細管周囲膜（血管腔側）において K^+ と交換され体内に再吸収される結果となる．Na^+ と交換され細胞内に取り込まれた K^+ は，再び電荷の補正のための尿中への分泌に利用される（図 4.15 上）．

　カリウム保持性利尿薬は大きく 2 つの分類に分けられる．その作用機序を図 4.15 下に示す．抗アルドステロン薬（スピロノラクトン，エプレレノンなど）は，アルドステロン作用を阻害する結果，尿細管腔（尿中）からの H_2O と Na^+ の再吸収を抑制し，その結果尿量を増加（利尿）させる．一方，トリアムテレンなどは，尿細管腔に存在する腎上皮細胞 Na チャネルを阻害することにより，Na^+ と H_2O の再吸収を阻害し，その結果，利尿作用を得る．尿からの Na^+ 再吸収が阻害される結果，尿のマイナス荷電は発生しなくなるため，細胞内からの K^+ の交換は行われず，その結果カリウムは保持されたままの利尿となる（カリウム保持性利尿薬）．

使い方

　利尿効果，降圧効果ともに強力ではないため，単独よりは，サイアザイド系やループ系利尿薬の，あるいは他の降圧薬の補助薬として用いられることが多い．サイアザイド系やループ系との併用は，それらによる低カリウム血症を防止する効果をもつためである．

　スピロノラクトンやエプレレノンはその抗アルドステロン作用のため，原発性ないし二次性アルドステロン症に対しまず選択される．

副作用・相互作用

　高カリウム血症を起こす可能性があるため，腎機能低下例ではその危険度が大きくなる．腎不全や無尿でのカリウム保持性利尿薬の投与は禁忌である．スピロノラクトンでは分子構造がステ

〔遠位尿細管の機能〕

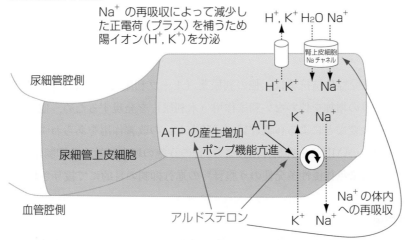

〔カリウム保持性利尿薬を使用した場合〕

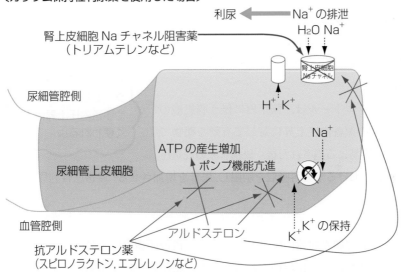

図 4.15　遠位尿細管の機能とカリウム保持性利尿薬の作用機序

ロイドホルモンに類似しているため，女性化乳房や月経不順，陰萎，多毛などを引き起こすことがあるが，投与中止によって軽減する.

e．バソプレシン V2 受容体拮抗薬
作用機序と分類

　下垂体後葉から分泌されるバソプレシンは，集合管にあるバソプレシン V2 受容体に作用すると尿管腔側に水チャネルを発現させる．この新たに発現した水チャネルが尿中の水を再吸収することにより，生体内における最終的な水の再吸収が行われている.

バソプレシン V2 受容体拮抗薬は，このバソプレシンによる抗利尿作用を阻害して水利尿作用を発現する．

使い方

バソプレシン V2 受容体拮抗薬は，他の利尿薬（ループ利尿薬，サイアザイド系利尿薬など）で起こる電解質排泄の増加を伴わない利尿作用（水利尿）を発現するため，他の利尿薬で効果不十分な心不全や肝硬変などによる体液貯留（浮腫など）の改善作用をあらわす．加えて，バソプレシンによる細胞内cAMP産生抑制作用により，腎のう胞の増大に対する抑制作用も有するため，多発性のう胞腎（常染色体優性多発性のう胞腎）の進行抑制の目的にて投与される場合もある．

副作用・相互作用

バソプレシン V2 拮抗薬による水利尿は電解質排泄を伴わないため，低カリウム血症などの副作用発現が少ないが，急な水分の排泄などによる脱水症状や血液濃縮による血中ナトリウム濃度の上昇などに注意が必要となる．

ｆ．その他の利尿薬

作用機序と分類

グリセリンやマンニトールは，脳疾患に伴う脳組織の浮腫や頭部外傷後の頭蓋内圧上昇に対して有効な薬物である．糸球体から容易にろ過された後，尿細管尿の浸透圧を上昇させ尿細管における水の再吸収を制限し，尿量を増加させる．浸透圧性利尿薬と呼ばれている．

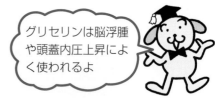

グリセリンは脳浮腫や頭蓋内圧上昇によく使われるよ

使い方

急性期脳卒中の脳浮腫や頭蓋内圧上昇，頭部外傷後の頭蓋内圧上昇の改善や脳外科手術中の脳容積縮小や術後の後療法などに用いられる．また，眼圧降下作用をあわせてもつため，眼科手術中の眼容積縮小や眼内圧降下を目的として用いる場合もある．

副作用・相互作用

乳酸アシドーシス，代謝異常（低カリウム血症，高ナトリウム血症，非ケトン性高浸透圧性高血糖），消化器症状（口渇，悪心，嘔吐）をきたすことがあるため，症状を観察しながら慎重に投与を行う必要がある．

● 看護上の留意点

利尿薬で治療を受けている患者の看護上の留意点を以下にまとめる．

1. 体重, 尿量の変化

　ICU（集中治療室）における患者の看護，特に心臓外科手術後の患者の看護に体重測定を用いる場合がある．体重変化は，点滴によるイン（IN）と，出血や尿によるアウト（OUT）のバランス（IN-OUT バランス）と合わせて，水分のイン－アウトの状態を判断するのに便利なためである．

　一般病棟患者でも，手術後や患者の状態によっては導尿カテーテル（バルーン）によって，尿排泄管理を行う場合がある．その場合にも，経時的に尿量の観察ができる．点滴などによるインに比べ，極端に尿量が少ない場合，医師に報告して利尿薬使用などの指示を仰ぐ必要がある．

　利尿薬使用後も，時間あたりの尿量，色調，pH および比重などを注意深く観察し，イン－アウトバランスに常に気をつける．

2. 皮膚の状態

　口腔粘膜の状態は脱水の指標として有用であり，皮膚の乾燥状態よりその変化が明らかな場合もある．また，四肢に浮腫を伴う患者の利尿薬使用前後での皮膚（主に浮腫の状態）を注意深く観察することは，治療効果の判定や追加与薬の必要性の有無の判断に有用な情報となる．

3. 血圧, 脈拍

　利尿薬の与薬を行うと，循環血液量の減少により血圧低下，頻脈など，循環動態に変化をきたしやすい．そのため，与薬前に血圧がすでに低下していないかなど，バイタルサインに問題がないか確認しなければいけない．また，与薬後の頻回なバイタルサインのチェックも必要である．

4. 電解質の変化

　与薬前に，血液データから，電解質異常がないか確認しておくことは重要である．また，内服投与を受けている患者では，電解質異常が起きていないか周期的に検査を必要とする．

　しかし，検査を行うこと以上に重要なことは，患者の状態から電解質異常の症状を見いだすことにある．臨床の場で最も汎用されている利尿薬はループ系利尿薬であり，その副作用としては低カリウム血症が最も頻度が高い．

　低カリウム血症の症状として，脱力感，四肢麻痺，呼吸困難，嘔気，心電図上で ST 低下，T 波の平低化，U 波の増大などがある．血清カリウム値が 2.6 mEq／L 以下となると，ほとんどの例で上室性または心室性不整脈がみられる．低カリウム血症が疑われた場合，ただちにデータの確認，カリウム補正が必要である．

5. 副作用の初発症状の観察

　使用している利尿薬によって頻度の高い副作用が異なるため，副作用の初発症状も異なる．疲れやすい，足がつりやすいなどは，低カリウム血症の初発症状（脱力感，四肢麻痺）である可能性もある．その患者が使用している薬物とその副作用を考慮し，患者の訴えのなかに，副作用の初発症状を示すキーワードが含まれていないか注意深く話を聞く必要がある．

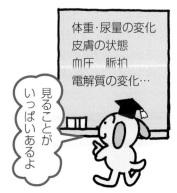

[学習課題]

1) 生体内水分・電解質の分布について述べなさい.
2) 輸液の種類と使用法を述べなさい.
3) 利尿薬の分類とそれらの作用機序を述べなさい.
4) 利尿薬で治療中の患者の看護上の留意点を述べなさい.

キーワード

電解質補正　　酸塩基平衡補正　　肝性昏睡　　3 号液　　代謝性アシドーシス　　カリウム保持性利尿薬
バソプレシン V 2 受容体拮抗薬　　ジギタリス中毒　　サイアザイド系利尿薬　　炭酸脱水酵素阻害薬
ループ系利尿薬薬　　浸透圧性利尿薬　　電解質異常　　IN-OUT バランス　　低カリウム血症

● トピックス ●

塩化カリウム製剤

　塩化カリウム製剤は低カリウム血症やアルカローシスの治療に使用する. 過去に点滴ボトルに混注するものを誤って静脈注射したことにより患者が寝たきり状態になったとして, 病院と医師, 元准看護師に約 2 億 5000 万円の支払いを命じる判決が言いわたされる医療事故が発生した（2005 年 7 月 京都地裁. 事故は 2001 年に発生）. その後, 救急カートなどの急を要する処置の現場や外来に在庫として置かないように指導されている.

　現在, カリウムの濃度の高い塩化カリウム製剤には, 確実に点滴内への混入によって使用され, 誤って直接静脈内投与がされないように, 少量の点滴ボトルと一緒になっているキットタイプのものや, 点滴内への混注使用を行うことがわかりやすくなっている特殊な注射シリンジに入ったプレフィルドタイプのものが医療事故防止の観点から開発され現場で使用されている.

　また, 無色透明の塩化カリウム溶液に濃い黄色の色素をつけることで, 希釈して使用することをよりわかりやすくする工夫もされている.

　医療現場における具体的な注意として, カリウム濃度として 40 mEq/L 以下の濃度に薄めて使用することや, 希釈液（カリウムとして 40 mEq/L 以下）は, 1 分間 8 mL を超えない速度で投与すること, 1 日投与量は, カリウムとして 100 mEq/L を超えないことなどが指示されている. さらに, 患者の血清電解質および心電図の変化に注意し, 特に長期投与する場合には, 血中または尿中カリウム値, 腎機能, 心電図等を定期的に検査することが望ましいとされている.

Ⅳ　血液・造血器系作用薬

> ### 学習目標
>
> 血液・造血器疾患（貧血，出血，梗塞）の病態生理と各疾患の貧血治療薬，止血薬，抗血栓療法薬の基本（薬理作用，副作用）を学ぶ．

血球成分と疾病

　血液は液体成分の血漿とその中に浮遊する細胞成分（血球）からなる．血球は骨髄の幹細胞から分化・増殖してつくられる赤血球・白血球・血小板であり，各々，物質運搬・生体防御・止血作用など重要な働きがある．

　赤血球は赤芽球を母体とした血球で骨髄から末梢血に放出されるとき，脱核し成熟赤血球となり全身を循環する．多量のヘモグロビンを含有し，酸素や二酸化炭素運搬および pH 調節に関与する．赤血球の造血過程の障害や赤血球の破壊亢進が原因で，全身への酸素の供給が低下すると各種の貧血症になる．

　白血球は骨髄芽球から分化した有核細胞で，顆粒球（好中球・好酸球・好塩基球の 3 種類），単球，リンパ球に大別される．好中球や単球（マクロファージ）は食作用が強く，自然（先天性）免疫の働きをする．リンパ球は，抗体産生細胞である B リンパ球（B 細胞），およびヘルパー T 細胞やキラー T 細胞などの T リンパ球（T 細胞）があり，獲得（後天性）免疫の働きをする．血中の白血球数は正常で平均 4,000 〜 9,000/μL であるが，種々の感染症では白血球増多症になる．また，放射線照射やある種の薬物投与で骨髄の造血機能が障害されると白血球減少症が起こり感染症にかかりやすくなる．免疫反応の異常により，自身の生体成分に対する自己抗体が出現する難治性の自己免疫性疾患や，異物認識後の抗体産生が過剰に起こるアレルギー疾患がある（第 5 章「抗炎症薬，A．基礎知識」参照）．

　血小板は巨核芽球から分化した巨核球を母体とする小型無核細胞で止血作用をもつ．血小板数の低下や血小板の働きが低下すると出血が止まらなくなる出血性疾患になる．出血を伴う外傷や妊婦の出血性疾患は出産時，妊産婦の命にかかわる重大な事例になる．また，血小板の働きが強すぎると血液が固まりやすい血栓性疾患になる．

貧　血

A　基礎知識

疾病の病態

　貧血は，全身を循環する赤血球数（健康成人男性：500万／μL 前後，女性 450 万／μL 前後）の低下から，末梢組織が酸素不足になり，全身倦怠感，疲労感，息切れ，心悸亢進などの症状を伴う疾患である．

　赤血球を構成する主成分は，ヘム色素とグロビンタンパクからなるヘモグロビン（Hb：血色素）である．このヘムに含まれている鉄が血中の酸素と結合するため，Hb を含む赤血球は全身の組織に酸素を運ぶことができる．Hb 量が正常（14 〜 16 g／dL）の約 70％以下では，皮膚，口唇，眼瞼結膜の蒼白がみられ，50％以下では心拍出量や呼吸数の増加とともに，胸痛，頭痛，めまい，耳鳴りなどの症状が現れる場合がある．

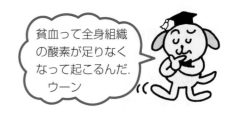

貧血って全身組織の酸素が足りなくなって起こるんだ．ウーン

（1）鉄欠乏性貧血

　最も頻度の高い貧血で，消化管からの慢性出血，出産や外傷による出血，生理的出血が原因である．月経のある思春期から成人女性に多く，鉄の摂取不足，排泄増加で鉄欠乏をきたし，Hb 合成が障害されて起こる小球性低色素性貧血である．

（2）巨赤芽球性貧血

　DNA 合成に必要なビタミン B_{12} と葉酸が不足すると，赤血球の母細胞である正常赤芽球が骨髄で生成されなくなる．その結果，核は未熟で細胞質は成熟した容積の大きな巨赤芽球が骨髄で大量につくられ末梢血にも出現してくる大球性貧血となる．

　ビタミン B_{12} の吸収には，胃壁から分泌される内因子が必要とされる．胃全摘出手術後や胃粘膜萎縮による内因子低下からビタミン B_{12} が不足し生じる巨赤芽球性貧血を悪性貧血という．高齢者や萎縮性胃炎を伴う患者に多くみられる．貧血症状，消化器症状以外に，ビタミン B_{12} 欠乏による手足のしびれや感覚鈍麻などの神経症状が長期にわたりみられる．

（3）腎性貧血

　腎臓は血中の酸素分圧低下時に，赤血球増加因子であるエリスロポエチンを産生し血中に分泌する．透析患者を含む慢性腎疾患の患者では，エリスロポエチン産生能が低下し，骨髄での赤芽球の分化・増殖が障害を受け，その結果，腎性貧血が起こる．

（4）再生不良性貧血

　骨髄の造血器細胞の異常で骨髄の形成が悪くなり，赤血球，白血球，血小板のすべてが減少する汎血球減少をきたす．赤芽球の減少から貧血が起こり，骨髄芽球の減少から好中球が減少し感染症にかかりやすくなる．さらに巨核球の減少から血小板減少による出血傾向がみられる．

（5）溶血性貧血

　先天的な赤血球自体の異常，後天的な自己抗体による自己免疫性などの原因で赤血球が破壊されることにより起こる．赤血球の寿命が短縮され，破壊された赤血球を処理するため脾臓が肥大（脾腫）し，Hbが血中に放出されるため黄疸や血尿，さらに腰痛，発熱の症状がみられる．

治療方針

　貧血の原因によりそれぞれ特異的な治療薬を用いる．

　赤血球は，骨髄内で鉄やポルフィリンなどを材料とし，エリスロポエチンやビタミンB_{12}，葉酸の働きで赤芽球からつくられる．赤血球の生成に必須であるこれら因子の欠乏により起こった貧血では，鉄，ビタミンB_{12}，葉酸，エリスロポエチンなどの補充療法を行う．

　先天性のもの，自己免疫性のもの，原因不明のもの，骨髄そのものの障害による重篤な貧血には免疫抑制療法（第5章B．2）b．「免疫抑制薬」参照）および血液製剤による輸血や副腎皮質ステロイド（第5章B．1）a．「ステロイド性抗炎症薬（ステロイド薬）」参照）を含む対症療法を行う．

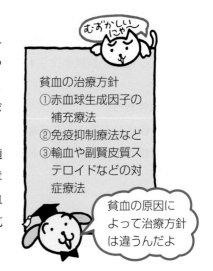

貧血の治療方針
①赤血球生成因子の補充療法
②免疫抑制療法など
③輸血や副腎皮質ステロイドなどの対症療法

貧血の原因によって治療方針は違うんだよ

B　治療薬

貧血治療薬

作用機序と分類

（1）鉄欠乏性貧血

　補充療法として鉄剤の内服が原則である．貧血の症状が回復しても貯蔵鉄が充足されないと貧血が再燃しやすいので，継続的治療が必要である．胃粘膜疾患の患者には注射用鉄製剤を投与する．

（2）巨赤芽球性貧血

　補充療法としてビタミンB_{12}や葉酸を与薬する．悪性貧血では内因子が欠乏しているのでビタミンB_{12}製剤を注射する．それにより貧血症状は改善するが，神経症状の回復には数カ月かかる．妊娠時の巨赤芽球性貧血には葉酸の与薬がよい．

（3）腎性貧血

　赤血球増加因子製剤であるエリスロポエチン製剤は透析施行中の腎性貧血，未熟児貧血に著効を示す．また，腎性貧血治療薬として，エリスロポエチン産生促進作用をもつ低酸素誘導因子（HIF）の分解酵素阻害薬（HIF阻害薬）が経口剤として新たに登場した．

（4）再生不良性貧血

　骨髄そのものの障害による再生不良性貧血に対しては，貧血，感染，出血傾向に対する対症療法を行うが，重症度により治療方針は異なる．

　重症な場合は予後不良であり骨髄移植あるいは免疫抑制療法を行う．自己免疫的な機序による造血幹細胞傷害が原因の場合，Tリンパ球抑制作用を示すシクロスポリンおよびγグロブリン製剤である抗胸腺細胞グロブリン（ATG）を用いる．

　軽度および中等度の場合は，免疫抑制療法もしくは造血促進療法としてタンパク同化ステロイドを用いる．症状改善のため輸血や抗生物質のほか，好中球の産生を促進する顆粒球コロニー刺激因子（G-CSF）製剤を投与する．

（5）溶血性貧血

　赤血球破壊の亢進による溶血性貧血では，先天性の場合，脾臓の摘出を行う．後天性の自己免疫性溶血性貧血ではステロイド薬，ときには免疫抑制薬を用いる．

使い方

①鉄欠乏性貧血にはクエン酸第一鉄ナトリウム，フマル酸第一鉄などの経口投与が原則である．消化器症状の激しいときは食後服用とする．胃切除後の吸収不良の患者には含糖酸化鉄などの注射用鉄剤を用いる．

②巨赤芽球性貧血に対しては，ヒドロキソコバラミンやメコバラミンなどのビタミンB_{12}製剤の注射と葉酸の経口投与を行う．

③腎性貧血治療薬のエリスロポエチン製剤であるエポエチンアルファやエポエチンベータは手術施行予定患者における自己血輸血用の自己血貯血時にも用いられる．血中半減期を長くしたダルベポエチンアルファも腎性貧血に用いられる．

④再生不良性貧血の治療薬であるATGは発症後，早期に投与すると有効であるが，効果の発現は投与3〜6カ月後

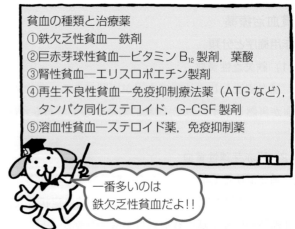

貧血の種類と治療薬
①鉄欠乏性貧血—鉄剤
②巨赤芽球性貧血—ビタミンB_{12}製剤，葉酸
③腎性貧血—エリスロポエチン製剤
④再生不良性貧血—免疫抑制療法薬（ATGなど），タンパク同化ステロイド，G-CSF製剤
⑤溶血性貧血—ステロイド薬，免疫抑制薬

一番多いのは鉄欠乏性貧血だよ!!

となる．男性ホルモン剤であるタンパク同化ステロイドのメテノロンは，若年女性に対しては少量投与で開始し，効果が乏しい場合の長期投与はさける．

⑤自己免疫性溶血性貧血には，第一選択薬であるステロイド薬のプレドニゾロンなどの経口剤を用いる．

副作用・相互作用

①鉄剤の経口与薬で胸焼け，吐気，食欲不振など胃腸障害や下痢，便秘などの排便障害がみられる．静脈注射では経口与薬と同様の消化器症状のほか，頭痛，めまい，発熱，かゆみなどの過敏症や血圧下降，咽頭浮腫による呼吸困難，喘息発作，不整脈などアナフィラキシーショックを起こすこともある．

②鉄剤の長期連用は鉄の組織沈着による合併症（ヘモクロマトーシス）を起こす．小児では鉄過剰による中毒症状に特に注意が必要である．

③鉄剤はタンニン酸含有食品と一緒に服用すると吸収が阻害される場合がある．クエン酸第一鉄ナトリウムは，テトラサイクリン系抗生物質や制酸薬で吸収障害が起こる．

④メテノロンの副作用には多毛・色素沈着・声の男性化・無月経などの男性化作用と肝障害がある．

表 4.11 貧血治療薬

貧血の種類	治療薬の分類	一般名	商品名	剤 形
鉄欠乏性貧血	鉄剤	乾燥硫酸鉄 フマル酸第一鉄 クエン酸第一鉄ナトリウム 含糖酸化鉄	フェロ・グラデュメット フェルム フェロミア フェジン	経口剤 〃 〃 注射剤
巨赤芽球性貧血（悪性貧血）	ビタミン B₁₂ 剤	シアノコバラミン ヒドロキソコバラミン コバマミド メコバラミン	ビタミン B₁₂ 注 "Z" フレスミン S ハイコバールカプセル メチコバール	注射剤 〃 経口剤 経口剤，注射剤
	葉酸	葉酸	フォリアミン	経口剤，注射剤
腎性貧血	エリスロポエチン製剤	エポエチンアルファ エポエチンベータ ダルベポエチンアルファ	エスポー エポジン ネスプ	注射剤 〃 〃
	HIF 阻害薬	ロキサデュスタット	エベレンゾ	経口剤
再生不良性貧血	免疫抑制薬	シクロスポリン 抗ヒト胸腺細胞ウサギ免疫グロブリン（ATG）	サンディミュン サイモグロブリン	経口剤，注射剤 注射剤
	タンパク同化ステロイド	メテノロン 〃	プリモボラン プリモボラン・デポー	経口剤 注射剤
	G-CSF 製剤	フィルグラスチム レノグラスチム	グラン ノイトロジン	注射剤 〃
溶血性貧血	ステロイド薬	プレドニゾロン	プレドニン	経口剤

出血性疾患と血栓性疾患

A 基礎知識

疾病の病態

　止血には，血管の状態，血小板の数と質，血液凝固系および線溶系の4因子が関与している．出血が起こると，血中の血小板が傷口に凝集し，血小板の栓で蓋（ふた）をする一次止血が起こる．同時に各種の凝固因子が活性化し，フィブリンが形成される二次止血が起こって完全に出血を止める．単独または複数の因子の障害で，血栓をつくる凝固系と血栓ができないようにする線溶系のバランスが崩れると，血が止まらなくなる出血性疾患か，血栓形成が亢進する血栓性疾患が出現する．

（1）出血性疾患

　血小板凝集能異常の血小板無力症と同様，血小板数の低下により皮膚粘膜出血，鼻出血，歯肉出血など全身的に出血傾向となる．代表的な疾患として血小板に対する自己抗体が出現する特発性血小板減少性紫斑病（ITP）がある．血小板数が2万/μL以下は出血の危険性に厳重注意しなければいけない．

　ビタミンK欠乏および肝障害によっても，肝臓での凝固因子生成が障害され出血傾向となる．血友病はA型とB型があり，各々凝固因子の第Ⅷ，第Ⅸ因子の欠損による遺伝性の血液凝固障害である．

（2）血栓性疾患

　高齢化や運動不足，食生活の欧米化に伴い動脈硬化による血栓形成亢進から心筋梗塞や脳梗塞，末梢動脈疾患（閉塞性動脈硬化症），深部静脈血栓症およびそれによる肺塞栓の患者が増えている．

　血小板は，血管内壁の損傷部位に粘着・凝集し，血小板凝集作用の強いトロンボキサンA_2（TXA_2）などを放出し血小板血栓を形成する．血管内皮細胞は，血小板凝集抑制効果のあるプロスタグランジンI_2（PGI_2）を産生し，過剰な血小板血栓形成を阻止している（図4.16）．

│参考│

血液凝固線溶系

　血液凝固にかかわる因子としては第Ⅰ因子のフィブリノゲン，第Ⅱ因子のプロトロンビン，さらに，血管内皮細胞障害などで活性化する内因系と外傷などで活性化する外因系共通の第Ⅹ因子を含む計12種類の凝固因子がある．出血などで血液が異物と接触すると，血小板因子，組織因子，凝固因子などが次々に活性化され連鎖反応的に凝固反応が進む．最終的にフィブリノゲンが不溶性フィブリンとなり凝固反応が完了する．一度凝固したフィブリンはタンパク分解酵素のプラスミンにより分解される（線溶）．

　肝臓ではフィブリノゲンをはじめビタミンK依存性に活性化される凝固因子が生成され，最終的にはトロンビンによりフィブリノゲンからフィブリンが形成され血栓となる（図4.17）．血栓は必要以上に大きいと循環不全を引き起こし，その領域に虚血，壊死が起こる．

（3）播種性血管内凝固症候群

　重篤な疾患として，がんや敗血症，劇症肝炎などが原因の播種性血管内凝固症候群（DIC）がある．これは何らかの原因で血液凝固系の異常亢進が起こり全身の血管内に大量の微小血栓が生じる症候群である．そのため二次性に線溶系が異常に亢進し，凝固因子や血小板の消費性凝固障害が起こる．その結果，臓器循環不全や多臓器機能不全と同時に著しい出血傾向を示す．

治療方針

（1）出血性疾患

　急性あるいは慢性の消化管出血，手術後の異常出血，血友病，紫斑病などにみられる全身の出血傾向に対しては止血薬を用いる．鼻出血，歯肉出血，血尿などの毛細血管出血には，血管強化薬を用いる．

　ITPに対してはステロイド薬を用い，慢性のITPに対してはトロンボポエチン受容体作用薬のロミプロスチムを用いる．トロンボポエチンは巨核球を刺激し血小板形成を促進する血小板造血因子である．同じ受容体作用薬であるエルトロンボパグはITPと再生不良性貧血に用いられる．

　血友病患者に対しては補充療法として血漿分画製剤である乾燥濃縮人血液凝固因子を用いる．白血病，再生不良性貧血，紫斑病，手術中，手術後など全身性に線溶系亢進が関与すると考えられる出血傾向には，抗プラスミン薬を用いる．

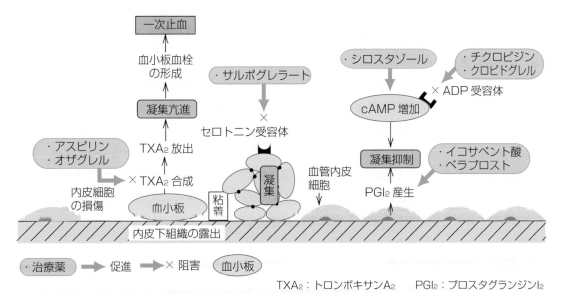

図4.16　血小板の粘着・凝集反応と抗血小板薬の作用部位

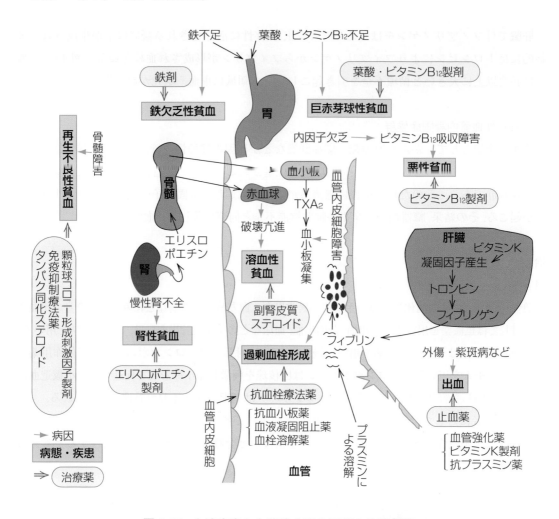

図4.17 血液疾患と血液造血器作用薬の作用部位

（2）血栓性疾患

抗血栓療法として抗血小板薬, 血液凝固阻止薬, 血栓溶解薬が用いられる.

心筋梗塞, 脳梗塞, 動静脈血栓症など血液凝固亢進傾向の患者においては, 過度の血液凝固を阻止し, 血栓塞栓症に対する長期的な再発予防が重要である. 再発予防には主として血小板凝集を抑制する抗血小板薬やビタミンKの代謝拮抗物質であるクマリン系経口抗凝固薬が使用される. そのほか, 手術後の静脈血栓塞栓症の予防と治療に合成 Xa 阻害薬, および直接経口抗凝固薬（DOAC）が使われる.

急性の心筋梗塞や脳梗塞, 肺塞栓症では発症後, 血栓溶解薬をなるべく早く静脈内に投与することで形成された血栓や塞栓を溶解し血流を回復させる.

（3）播種性血管内凝固症候群

凝固能優位の DIC に対しては, 血栓形成を防ぐためヘパリン製剤, もしくはより出血リスクの低い低分子ヘパリン薬やヘパリノイドを用いる. 血液成分製剤では人血小板濃厚液や血漿分画

製剤のアンチトロンビンⅢ製剤を点滴静脈内注射する（後出の表 4.14，4.15 参照）．また，臨床試験で高い有用性が証明されたトロンボモジュリン製剤が DIC 治療薬として用いられている．

B 治療薬

1）止血薬

作用機序と分類

　止血薬は血管強化薬，凝固促進薬，抗線溶薬に分類される．血管強化薬としては血液凝固・線溶系に影響を与えずに毛細血管の透過性亢進を抑制させるアドレノクロム誘導体のカルバゾクロムスルホン酸がある．

　凝固促進薬には肝臓におけるビタミン K 依存性の凝固因子（プロトロンビン・Ⅶ・Ⅸ・Ⅹ）産生を促進させるビタミン K 製剤がある．その他，局所止血薬としてのトロンビン製剤，血漿分画製剤としての各種凝固因子製剤がある．

　抗線溶薬にはフィブリン塊を溶解するプラスミンの働きを抑制する抗プラスミン薬のトラネキサム酸がある（表 4.12）．

使い方

①外傷による出血や消化管からの出血，止血機構の障害のため，わずかな外力でも出血し止まらなくなる場合に用いる．各種出血や紫斑病，眼底出血などには，血管強化薬としてカルバゾクロム製剤が用いられる．

②トロンビンは局所用止血剤として外傷に伴う出血，手術中の結紮（けっさつ）によって止血困難な小血管・毛細血管からの出血などに局所散布または経口投与する．トラネキサム酸との併用は禁忌である．

③分娩時出血，新生児出血の予防にはビタミン K 製剤を用いる．

副作用・相互作用

　フィトナジオンは長期に大量与薬することで過ビリルビン血症を起こす．その他の止血薬（トロンビン，カルバゾクロム，トラネキサム酸）では，過敏症，消化器症状の副作用がある．

2）血栓性疾患治療薬

作用機序と分類

（1）抗血小板薬

　血小板凝集は血小板内でシクロオキシゲナーゼ（COX）によりアラキドン酸から産生される TXA_2 で促進，サイクリック AMP（cAMP）の増加により抑制される．

　アスピリンの低用量与薬は血小板の COX 阻害作用により，オザグレルは TXA_2 合成酵素阻害作用により，血小板凝集促進物質である TXA_2 合成を抑制する．注意点として，アスピリンの

表 4.12　止血薬

分　類	一般名	商品名	剤　形	備　考
血管強化薬	カルバゾクロムスルホン酸	アドナ	経口剤，注射剤	アドレノクロム誘導体
凝固促進薬				
ビタミン K$_1$ 製剤	フィトナジオン	ケーワン	経口剤	高度肝障害時は無効
ビタミン K$_2$ 製剤	メナテトレノン	ケイツー	経口剤，注射剤	〃
局所止血薬	トロンビン	トロンビン	経口剤，外用	上部消化管出血
抗線溶薬	トラネキサム酸	トランサミン	経口剤，注射剤	抗プラスミン薬

表 4.13　抗血小板薬

分　類	一般名	商品名	剤　形	備　考
COX 阻害薬	アスピリン	バイアスピリン	経口剤	TXA$_2$ 合成抑制
TXA$_2$ 合成阻害薬	オザグレル	カタクロット	注射剤	〃
ADP 受容体阻害薬	チクロピジン	パナルジン	経口剤	cAMP 増加
〃	クロピドグレル	プラビックス	〃	〃
PDE* 阻害薬	シロスタゾール	プレタール	〃	〃
5HT* 受容体阻害薬	サルポグレラート	アンプラーグ	〃	Ca^{2+} 濃度上昇抑制
EPA* 製剤	イコサペント酸エチル	エパデール	〃	PGI$_2$ 産生増加
PGI$_2$* 誘導体	ベラプロスト	ドルナー	〃	

*　PDE：ホスホジエステラーゼ，5HT：セロトニン，EPA：イコサペント酸，PGI$_2$：プロスタグランジン I$_2$

表 4.14　抗血栓療法薬

分　類	一般名	商品名	剤　形	備　考
ヘパリン系				
ヘパリン製剤	ヘパリン	ヘパリン	注射剤	AT Ⅲ の抗凝固作用増強
低分子ヘパリン薬	ダルテパリン	フラグミン	〃	Xa 選択的阻害により出血
	エノキサパリン	クレキサン	〃	のリスクがヘパリンに比
ヘパリノイド	ダナパロイド	オルガラン	〃	べ低い
クマリン系抗凝固薬	ワルファリンカリウム	ワーファリン	経口剤	ビタミン K 拮抗薬
合成抗トロンビン薬	アルガトロバン	ノバスタン HI	注射剤	フィブリン生成抑制など
合成 Xa 阻害薬	フォンダパリヌクス	アリクストラ	注射剤	AT Ⅲ 介在性 Xa 阻害
直接経口抗凝固薬（DOAC）				
直接トロンビン阻害薬	ダビガトラン	プラザキサ	経口剤	トロンビン活性阻害
直接 Xa 阻害薬	エドキサバン	リクシアナ	〃	Xa 活性部位の直接阻害
	リバーロキサバン	イグザレルト	〃	〃
	アピキサバン	エリキュース	〃	〃
カルシウムキレート剤	輸血用クエン酸	輸血用チトラミン	注射剤	Ca^{2+} と結合し凝固阻止
血栓溶解薬				
t-PA 製剤	アルテプラーゼ	アクチバシン	注射剤	プラスミノゲンをプラス
	モンテプラーゼ	クリアクター	〃	ミンに変換
抗血栓性末梢循環改善薬	バトロキソビン	デフィブラーゼ	注射剤	フィブリノゲン低下

大量与薬では血管内皮細胞において血小板凝集抑制作用を示す PGI_2 の産生が阻害され，逆に血栓形成を促進させるというアスピリンジレンマがみられる.

サルポグレラートは血小板細胞膜のセロトニン受容体を遮断し，細胞内 Ca^{2+} 濃度上昇を抑制することでセロトニンによる血小板凝集増強作用を阻害する.

チクロピジンおよびクロピドグレルは血小板細胞膜の ADP 受容体を阻害することで血小板の cAMP 濃度を増加させ血小板凝集を抑制する.

シロスタゾールはホスホジエステラーゼ阻害により血小板内の cAMP 濃度を増加させる.

PGI_2 誘導体のベラプロストおよび高中性脂肪血症改善薬のイコサペント酸エチル（EPA）は PGI_2 産生増加による血小板凝集抑制作用を示す. EPA は冠動脈疾患に対する予防効果も実証されている（図 4.16）.

（2）抗血栓療法薬

血栓症の予防と治療および DIC の治療にヘパリンの静注（経口では無効）を行う. ヘパリンはアンチトロンビンⅢ（ATⅢ）と複合体を形成し，ATⅢの抗凝固作用を増強させる. 作用発現時間および代謝が速いので短期の治療に使用する.

経口抗凝固薬のワルファリンはクマリン系抗凝固薬でビタミン K 依存性血液凝固因子の生合成を抑制する. 各種の血栓塞栓症の長期治療および予防に幅広く用いられる持続性抗凝固薬である.

合成抗トロンビン薬のアルガトロバンはフィブリン生成阻害および血小板凝集抑制の作用がある. 慢性動脈閉塞症に対し点滴静注として用いる.

合成 Xa 阻害薬のフォンダパリヌクスは ATⅢと結合し，Xa 因子活性を抑制する注射剤である. 静脈血栓塞栓症の発症予防と治療に用いられる.

近年，DOAC の直接トロンビン阻害薬（ダビガトラン）や直接 Xa 阻害薬（エドキサバン，リバーロキサバン，アピキサバン）などが広く使用されてきた. いずれも心房細動に合併する心原性脳塞栓症の予防にすぐれた効果がある.

血栓溶解薬は線溶因子のプラスミノゲンをプラスミンに変換させる薬である. 組織型プラスミノゲン活性化因子（t-PA）製剤であるアルテプラーゼおよびモンテプラーゼは血栓を特異的に溶解し，出血しにくいとされる.

また，フィブリノゲン低下作用のあるバトロキソビンは，慢性動脈閉塞症に伴う末梢循環障害の改善や突発性難聴における聴力の改善に用いられる.

使い方

①抗血小板薬は，動脈系の狭心症，心筋梗塞，虚血性脳血管障害における血栓，塞栓形成の抑制および再発予防に用いられる. EPA やベラプロストは慢性動脈閉塞症における四肢潰瘍ならびに安静時疼痛の改善にも用いられる.

②血液凝固阻止薬としてのヘパリンやワルファリンは，外科手術時や手術後の血液凝固の予防お

　　および血栓塞栓症の治療に用いられ，治療期間中は常時，血液凝固時間のチェックが必要である．

③ヘパリンは人工透析で用いられるほか，人工心肺を含む体外循環装置使用時の血液凝固の防止，血管カテーテル挿入時の血液凝固防止などに使用される．ヘパリンなどによる副作用出現およびその予防には，拮抗薬であるプロタミン硫酸塩を使用する．

④ワルファリンを内服するときは他の薬物（解熱鎮痛薬，痛風治療薬，糖尿病治療薬，抗菌薬，高脂血症薬など）と一緒に飲まない．拮抗薬であるビタミンK製剤との併用，および妊婦への与薬は禁忌である．定期的な凝固能検査とそれに伴う用量調節が必要な場合がある．

⑤ダビガトランによる出血発現時には拮抗薬のイダルシズマブを用いる．

⑥血栓溶解薬は，生食液またはブドウ糖注射液で用時溶解する．心筋梗塞，脳血栓症などの急性期の血栓溶解に使用される．脳梗塞治療では発症後4.5時間以内，心筋梗塞治療では発症後6時間以内に投与を開始する．

⑦クエン酸ナトリウムは，採血時の血液凝固を防止するためよく用いられる．その作用機序はクエン酸が凝固因子のCa^{2+}と結合して血液凝固系を阻止することにある．

副作用・相互作用

①抗血栓療法薬の重大な副作用は過剰投与による出血である．ヘパリンの副作用として出血とヘパリン起因性血小板減少症（HIT）があるが，その他過敏症にも注意が必要である．ヘパリンやワルファリンは，他の薬物と相互作用を起こしやすく，過剰な出血や逆に作用が減弱することがある．

②フォンダパリヌクスはHITの危険性は低いが，重度腎障害患者には禁忌である．

③抗血小板薬のクロピドグレルは副作用の発現頻度がチクロピジンの約半分である．

④血栓溶解薬は重篤な出血性脳梗塞を起こす場合がある．t-PAはフィブリン塊でプラスミンを生成するため安全性が高いが，出血している患者，動脈瘤のある患者，脳塞栓の疑いのある患者には禁忌である．

3）血液製剤

　　献血による健康成人の血液を材料にして得られる製剤で，輸血用として用いる．血液そのものの全血製剤と血液の各成分を分離した血液成分製剤がある．また，血液中の血漿からそれぞれの成分を分離精製した血漿分画製剤が各種疾患の治療に広く用いられている．免疫グロブリン製剤，アルブミン製剤，各種凝固因子製剤がある（表4.15）．

　　免疫グロブリン製剤は多種類の抗体を含む静注用人免疫グロブリン製剤である．低・無γグロブリン血症，重症感染症やITPなどにおいて有用である．

　　アルブミン製剤は出血性および外傷性ショック時，熱傷，肝硬変，ネフローゼに用いられる．

　　凝固因子製剤は，肝障害による出血傾向にある場合やDICの治療に用いられる．血液凝固第Ⅷ因子および第Ⅸ因子製剤は，各々血友病Aおよび血友病Bの患者に対しゆっくり静注するか，もしくは点滴静注する．輸入製剤が原因のHIV感染による後天性免疫不全症候群（AIDS）の発

表 4.15　血漿分画製剤

分　類	一般名	商品名	適応症
人免疫グロブリン	乾燥ポリエチレングリコール処理人免疫グロブリン	献血グロベニン-Ⅰ	低・無γグロブリン血症，重症感染症，ITP
アルブミン	加熱人血漿タンパク	献血アルブミネート	出血性ショック時など
血液凝固第Ⅷ因子	乾燥濃縮人血液凝固第Ⅷ因子	コンファクトF	血友病A
	オクトコグアルファ	コージネイトFS	〃
血液凝固第Ⅸ因子	乾燥濃縮人血液凝固第Ⅸ因子	ノバクトM	血友病B
	ノナコグガンマ	リクスビス	〃
血液凝固第ⅩⅢ因子	乾燥濃縮人血液凝固第ⅩⅢ因子	フィブロガミンP	先天性・後天性ⅩⅢ因子欠乏症
フィブリノゲン	乾燥人フィブリノゲン	フィブリノゲンHT	先天性低フィブリノゲン血症
アンチトロンビン	乾燥濃縮人アンチトロンビンⅢ	アンスロビンP	DIC

注：上記の血漿分画製剤はすべて注射剤である．

症が問題になったが，加熱処理あるいは遺伝子工学による製造などで安全性の問題は解決されている．

　血液製剤には，副作用として過敏症，アナフィラキシー様ショックがある．凝固因子製剤は過敏症の既往歴患者には禁忌である．輸血が原因でB型肝炎やC型肝炎を発症する健康被害もあり，血液製剤による輸血は必要最小限にとどめるべきである．

● 看護上の留意点

1. 患者の症状をよく観察し貧血の原因や貧血の程度を知ることが重要．長期の鉄欠乏性貧血は匙状爪_{さじじょうつめ}などの変化を伴うので爪の観察は必ず行う．

2. 貧血は急に起こった場合と，徐々に進行した場合では，患者が苦痛と思う症状が異なり，個人差がある．重度の患者には安静の必要性と持続的な薬物療法の重要性を認識させ，長期的に自己管理ができるように指導する．

3. 貧血患者の治療中，血球算定を含む定期的な血液検査が重要である．

4. 経口抗凝固薬のワルファリンは，多くの医薬品との併用または飲酒やビタミンKを含む納豆などの食品で作用が変動するので注意を要する．本剤を休薬するとき，新たに他剤を併用するとき，手術や抜歯のときなどは主治医に事前に報告する．

5. 手術前には与薬を中止すべき抗凝固薬や抗血小板薬が多数ある．術前には必ず確認する．

6. 血液製剤の使用にあたって，血液を原料とすることによる感染症の危険性があることを患者に十分説明し同意を得る．

7. 貧血治療薬や止血薬，抗血栓療法薬の副作用を示唆する症状が現れたら，ただちに医師に連絡し適正な処置をする．

[学習課題]

1) 貧血の種類とその治療方針について述べなさい.

2) 貧血患者の看護上の留意点について述べなさい.

3) 主な出血性疾患とそれらに対する治療薬について述べなさい.

4) 抗血栓療法薬の作用機序と分類について述べなさい.

5) ヘパリンとワルファリンの特徴を述べなさい.

6) 血液製剤を使用するときの注意すべき点について述べなさい.

キーワード

顆粒球コロニー刺激因子（GCS）　　止血薬　　トロンボポエチン　　ヘモグロビン　　ビタミンB_{12}

葉酸　　血液凝固阻止薬　　血栓溶解薬　　抗血小板薬　　エリスロポエチン　　一次止血・二次止血

フィブリン　　播種性血管内凝固症候群（DIC）　　血液凝固因子　　血栓　　抗プラスミン薬

ワルファリン　　直接経口抗凝固薬（DOAC）　　ヘパリン　　アスピリン　　サイクリック AMP 濃度

アンチトロンビンⅢ　　血漿分画製剤　　血友病

抗炎症薬

A 基礎知識

炎症と病態

炎症は外傷，火傷，病原微生物など外来物質の侵入などの外的刺激や血管障害，腫瘍，結石など生体内で生じた有害刺激により発生する組織反応・全身反応である．炎症反応はその時間的経過から急性炎症と数週間から何年にもわたる慢性炎症に分類できる．炎症の発症過程で生じる発赤，腫脹，発熱，痛みは炎症の四徴候といわれ，患者に不快感や苦痛を与える．炎症は外来物質の刺激に対する生体防御反応であるが，過剰な防衛反応による組織傷害作用の結果として機能障害が生じる場合もある．

侵襲刺激が生体に加わると，その局所で，プロスタグランジン類（PGs），ヒスタミン，ブラジキニン，ロイコトリエン類（LTs）などのケミカルメディエーター（化学伝達物質）と呼ばれる起炎物質が産生・遊離する．その結果，血流増加による発赤・熱感，血管透過性亢進による腫脹など血管反応が起こる．続いて炎症刺激で産生される炎症性サイトカイン（インターロイキン：IL-1 や IL-6，腫瘍壊死因子：TNFα）およびケモカイン（白血球の遊走および活性化因子）などの働きで流血中の白血球が侵襲局所に遊走し浸潤する．

その後，活性化した好中球などの食作用により原因物質の分解・除去が行われ，組織が修復され治癒するのが急性炎症である．それに対し，病原体の除去が不完全なため，線維組織の増生や肉芽形成および血管新生が起こり再発をくり返す場合は慢性炎症となる（図5.1）.

炎症性サイトカインが中枢に働くと，発熱，全身倦怠感，

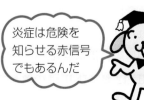

炎症は危険を知らせる赤信号でもあるんだ

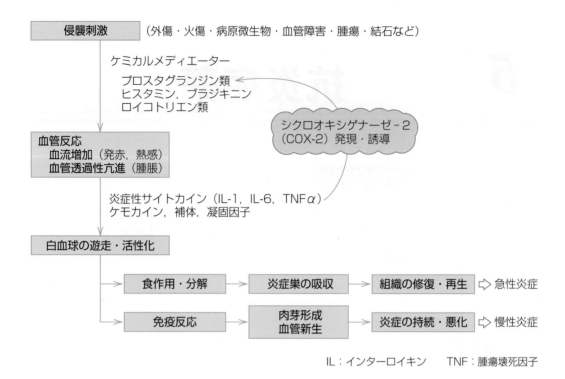

図 5.1　急性炎症と慢性炎症の流れ

食欲不振，眠気などの全身症状が起こる．初期の組織損傷や炎症反応の結果，抗原性物質が二次的に産生され免疫性炎症へと発展する場合もある．過剰な持続性炎症反応が組織障害を増幅させる異常な免疫応答により，難治性の膠原病やリウマチ性疾患，痛風などを発症する．

免疫応答と病態

　外来異物（自己と非自己）を識別して，有害な異物を排除しようとする生体防御反応には自然免疫と獲得免疫がある．一般に感染初期では自然免疫の関与が強く，免疫系が病原体を記憶するようになるにつれ，獲得免疫の関与が高くなる．

　自然免疫とは，樹状細胞などの抗原提示細胞の受容体（TLR：トル様受容体）を介して，侵入してきた細菌やウイルスなどの病原体および異常になった自己細胞を認識し，それらを好中球・マクロファージなどの食細胞やナチュラルキラー（NK）細胞が攻撃・排除する仕組みである．

　獲得免疫は主に抗原特異的な免疫応答である．体内に侵入した外来異物は抗原提示細胞により認識されペプチドに分解される．主要組織適合遺伝子複合体（MHC）に結合した形で抗原提示細胞の細胞膜に提示され，このMHCを認識できるヘルパーT（Th）細胞が活性化される．Th細胞はIL-12およびIL-4の働きで各々，Th1細胞とTh2細胞に分化する（図 5.2）．

　Th1細胞が産生するサイトカイン類（IL-2，IFN-γ など）により，キラーT細胞やマクロフ

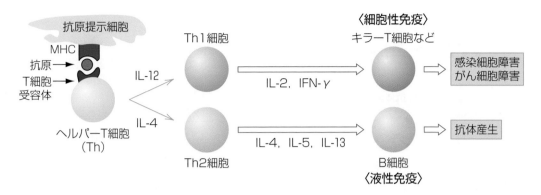

MHC：主要組織適合遺伝子複合体　　INF：インターフェロン

図 5.2　獲得免疫の流れ

ァージなどの細胞障害性細胞が活性化される．その結果，ウイルス感染細胞やがん細胞などが攻撃される細胞性免疫が誘導される．細胞性免疫の低下により，インフルエンザウイルスによるインフルエンザやヘルペスウイルスによる帯状疱疹にかかりやすくなる．

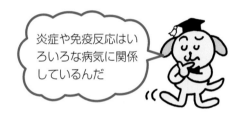

炎症や免疫反応はいろいろな病気に関係しているんだ

　Th2 細胞の産生するサイトカイン類（IL-4，IL-5，IL-13 など）は，B 細胞を分化，増殖させ，細菌感染症，アレルギー，寄生虫感染に関与する抗体が働く液性免疫を誘導する．

　液性免疫に起因するアレルギー反応にアナフィラキシー型反応とも呼ばれるⅠ型アレルギーがある．ダニや花粉などの抗原により B 細胞が活性化して IgE 抗体を産生する．肥満細胞膜表面に結合した IgE と抗原が結合（抗原抗体反応）することにより細胞内顆粒が細胞外に放出される（脱顆粒）（図 5.3）．その結果，顆粒に貯蔵されていたヒスタミンやロイコトリエン（LT）などのケミカルメディエーターが遊離され気管支喘息，アトピー性皮膚炎，アレルギー性鼻炎やアレルギー性結膜炎などが起こる．

治療方針

　炎症反応は種々の急性・慢性疾患に関与しており，過度の炎症反応による患者の苦痛や不快感など症状の軽減が急務である．抗炎症薬は浮腫，痛み，発熱などの炎症症状を抑制し，炎症に伴う組織障害を軽減する目的で用いられる．

　リウマチ性疾患，運動器疾患，術後・外傷後・がん性・歯科などの疼痛性疾患，発熱をともなう疾患などには非ステロイド性抗炎症薬（NSAIDs）を用いる．

　炎症反応と免疫反応が強く，自覚的症状とともに赤血球沈降速度の亢進，急性期の炎症反応の診断指標である CRP 陽性，発熱などがみられる場合はステロイド性抗炎症薬（ステロイド薬）が著効を示す．ステロイド薬は炎症反応のすべての段階を抑制する抗炎症効果，および免疫抑制作用や細胞増殖抑制作用を示すが，有害作用も強い．

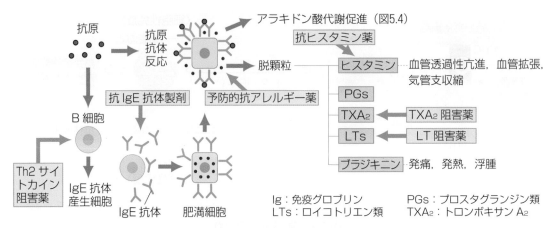

図 5.3　Ⅰ型アレルギーと抗アレルギー薬の作用点

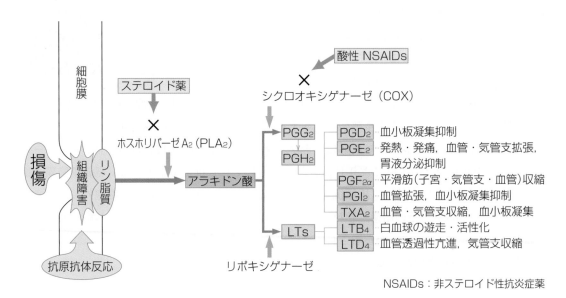

図 5.4　炎症反応と抗炎症薬の作用点

　特定の炎症性疾患の治療を目的として，関節リウマチには抗リウマチ薬や生物学的製剤，痛風には発作治療薬や高尿酸血症治療薬，アレルギー性炎症反応には肥満細胞の脱顆粒を抑制する予防的抗アレルギー薬，抗ヒスタミン薬のH_1受容体遮断薬，種々の抗サイトカイン薬が用いられる．

　免疫系に関与する疾病の治療や予防を行う方法には，免疫抑制薬や免疫賦活薬の投与，ワクチンによる予防接種がある．

B　治療薬

1）抗炎症薬

　抗炎症薬はホスホリパーゼ A_2 阻害（PLA_2：リン脂質分解酵素）による強力な抗炎症作用と免疫抑制作用をもつステロイド薬，およびシクロオキシゲナーゼ（COX）阻害により各種プロスタグランジン類（PGs）の産生を阻止する NSAIDs に分類される．

　侵害刺激や抗原抗体反応によって細胞膜が破壊されると，膜を形成しているリン脂質に PLA_2 が作用して，アラキドン酸が遊離する．アラキドン酸から COX により PGD_2，PGE_2，$PGF_{2\alpha}$，PGI_2 および TXA_2 が生成される．また，リポキシゲナーゼによって LTB_4，LTD_4 が生成される．

　炎症症状に強く関与する活性物質として，PGE_2 は発熱・発痛作用，血管・気管支拡張作用，さらには胃液分泌抑制作用も有する．TXA_2 は血小板凝集作用，血管・気管支収縮作用があり，$PGF_{2\alpha}$ は子宮・気管支・血管の平滑筋収縮作用を示す．LTD_4 も気管支収縮作用が強く，この気管支収縮作用が喘息の発症に関与していると考えられる．LTB_4 は白血球の遊走および活性化作用を有する（図 5.4）．

a. ステロイド性抗炎症薬（ステロイド薬）

作用機序と分類

　ステロイド薬とは副腎皮質ステロイドホルモンのコルチゾールを基に糖質コルチコイド作用を増強した合成糖質コルチコイドである．短時間作用型のヒドロコルチゾン，ヒドロコルチゾンの 4 倍の抗炎症作用をもつ中間型のプレドニゾロン，25 倍の長時間作用型のデキサメタゾン，ベタメタゾンなどが広く使われる．

　ステロイド薬は PLA_2 を阻害することでアラキドン酸生成を抑制し，その結果，種々の炎症反応発現に関与する PGs，LTs の産生を抑制する．さらには，炎症性サイトカインの IL-1，IL-6 や TNFα などの合成阻害作用とあわせて炎症反応を強く抑制する．

　本薬の作用は投与量と関係している．プレドニゾロンの場合，抗炎症作用は 5 ～ 10 mg 以下で認められるが，抗体産生を抑制する免疫抑制作用は 1 日 30 mg 以上の量を必要とする．

使い方

①他の治療薬では効果のない疾患，免疫反応の異常による自己免疫反応（重篤な炎症性疾患，アトピー性皮膚炎などのアレルギー性皮膚炎，関節リウマチ，気管支喘息，全身性エリテマトーデスなどの膠原病）に内服，あるいは局所適用する．

②必ず使用すべき疾患としてアジソン病などの副腎不全，ショック，離脱症候群などがある．

③重症膠原病，急性白血病，悪性リンパ腫，ホジキン病，ネフローゼ症候群などは継続使用を必要とするが，重症副作用を避けるため使用量はなるべく少量にとどめる．

④ステロイド薬の全身投与による副作用軽減のため，以下の方法がある．

表5.1　ステロイド性抗炎症薬

分　類	一般名	商品名	剤　形	備　考
全身与薬用	ヒドロコルチゾン	コートリル	経口剤	
	プレドニゾロン	プレドニゾロン	〃	
	メチルプレドニゾロン	メドロール	〃	
	メチルプレドニゾロン	デポ・メドロール	注射剤	持続療法
	メチルプレドニゾロン	ソル・メドロール	〃	パルス療法
	デキサメタゾン	デカドロン	経口剤	
	リポステロイド	リメタゾン	注射剤	ターゲット療法
	ベタメタゾン	リンデロン	経口剤, 注射剤, 坐剤	
	トリアムシノロン	レダコート	経口剤	
	トリアムシノロンアセトニド	ケナコルト-A	注射剤	関節腔内用
外用剤	ジフロラゾン	ジフラール	軟膏, クリーム	1
	ベタメタゾン	リンデロン-DP	〃	2
	ベタメタゾン	ベトネベート	〃	3
	トリアムシノロンアセトアニド	レダコート	〃	4
	ヒドロコルチゾン	テラ・コートリル	軟膏	5

注：外用剤の効果を強い順に1，2，3，4，5と表示した．

・毎日2～4回分割して各種ステロイド薬を投与．

・朝1回のみ，もしくは隔日朝1回，主にプレドニゾロンを投与．

・長期治療の場合，持続療法として1～4週に1回メチルプレドニゾロンを筋注．

・1日1gを3日間連続してメチルプレドニゾロンを投与するパルス療法．

・2週に1回，リポ化製剤であるリポステロイドを静注するターゲット療法．

⑤全身的な副作用を抑えるため，鼻，口腔内，気管支，経皮，点眼，関節内に直接投与する局所投与が行われる．種々の皮膚炎に軟膏やクリームなどの外用薬，少数の関節のみに強い炎症のある関節リウマチや関節炎にはステロイド製剤の関節内注入法が用いられる．

⑥アトピー性皮膚炎治療の基本はステロイド薬による外用療法である．外用剤は抗炎症効果の強度により5段階に分類され，病巣部位・病状・年齢などを考慮して使われる（表5.1）．

⑦重症の副作用症状が発現した場合，慎重にステロイド薬を徐々に減量する，突然の中断で原疾患が悪化する反跳現象（リバウンド）や原疾患以外の全身倦怠感・悪心・頭痛・発熱・精神異常などのステロイド離脱症状が現れることがある．

⑧軽症の副作用の場合，対症療法を行いつつ，他のステロイド薬に変更し治療を続けることが可能である．

副作用・相互作用

①重症副作用として，感染症や糖尿病にかかりやすく悪化しやすい．

②長期使用で骨粗鬆症や骨折の危険性が高くなる．

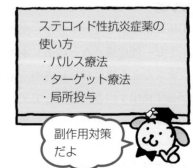

ステロイド性抗炎症薬の使い方
・パルス療法
・ターゲット療法
・局所投与

副作用対策だよ

③高脂血症により動脈硬化が進展し，心筋梗塞・脳梗塞・血栓症などの危険性が高まる．

④胃酸分泌亢進による消化性潰瘍，精神障害の発症，副腎不全がある．

⑤軽症副作用として，中心性肥満・満月様顔貌（ムーンフェイス）・野牛肩・浮腫・体重増加・高血圧・多毛・皮下出血・皮膚線条・異常発汗などのクッシング症候群がある．

⑥免疫抑制薬との併用では重篤な感染症にかかる．

⑦経口糖尿病薬との併用で血糖値の上昇がみられる．

⑧生ワクチンとの併用で弱毒ワクチンの全身感染症の危険が高まる．

⑨他剤との併用で，吸収阻害や薬物代謝阻害による薬効低下や増強が起こる．

● トピックス ●

新型コロナ治療薬にステロイド薬のデキサメタゾンを認定

　2019 年 12 月以降，中国の武漢市から広がった新型コロナウイルス感染症（第 9 章，トピックス「新型コロナウイルス感染症」参照）に対し，日本では 2020 年 5 月にエボラ出血熱治療薬の「レムデシビル」が新型コロナウイルス感染症治療薬として特例承認された．そして 7 月，厚生労働省が同治療薬として，既存薬であるステロイド性抗炎症薬の「デキサメタゾン」を認定．これは英国オックスフォード大学の研究報告で人工呼吸器装着者や酸素吸入を受けた重症患者で死亡率の有意な低下などの効果が確認されたことに基づく．

　デキサメタゾンは幅広い治療効果を示すステロイド薬として日本国内で製造販売が承認され，保険適用されている．同剤は効能・効果に肺炎患者や重症感染症が含まれているため，新型コロナの治療に使う場合でも厚労省による審査や承認の手続きは不要とされた．抗ウイルス薬のレムデシビルがコロナウイルスの増殖を抑えるのに対し，デキサメタゾンは症状の悪化に伴う過剰な免疫反応を抑えるなどの作用があると考えられている．レムデシビルに比べ，安価で流通量が多く供給網が確立しているのが強みであり，症状に応じてデキサメタゾンとレムデシビルの使い分けが可能になると期待される．

b. 非ステロイド性抗炎症薬（NSAIDs）

作用機序と分類

　NSAIDs はステロイド以外の化学構造をもつ抗炎症薬の総称である．化学構造から NSAIDs を分類すると酸性と塩基性のものがある．酸性 NSAIDs はアラキドン酸から PGs を産生させる COX を阻害することにより抗炎症，鎮痛，解熱，抗血小板作用を示す薬物群である．

　COX には COX-1 と COX-2 がある．胃粘膜，血小板，中枢など全身の細胞に存在する COX-1 は止血や胃・腎の機能調節など生理的働きを行う PGs の合成に関与している．

　代表的な酸性 NSAIDs であるサリチル酸誘導体のアスピリンは急性・慢性の炎症による発熱と痛みに解熱，鎮痛効果を発揮する．低用量のアスピリンはその抗血小板作用により脳血栓や心

筋梗塞の予防に用いられる.

　インドメタシンは強力な抗炎症・解熱・鎮痛作用を示すが, 胃腸障害作用が強い.

　イブプロフェンは WHO 必須医薬品リストにアスピリンやアセトアミノフェンとともに含まれ, 小児への解熱薬としてアセトアミノフェンとイブプロフェンが推奨されている.

　ナプロキセンは白血球浸潤阻止作用が強いため, 痛風の発作時にも用いられる.

　ロキソプロフェンは体内で活性型になるプロドラッグであり, 副作用が少なく抗炎症効果が高い. 特に鎮痛効果が高いため, 現在最も使われている酸性 NSAIDs である.

　種々の侵害刺激により炎症局所で発現する COX-2 は, 炎症などの病的状態で働く PGs を生成する. セレコキシブは COX-2 選択性の阻害剤であり高用量でも消化管障害の副作用が少ない.

使い方

① NSAIDs は COX-1 阻害により胃粘膜防御因子の PGE2 産生が阻害され消化管障害を引き起こす. 服用時は空腹時を避け, 多めの水で食後服用する. 必要があれば胃粘膜保護薬を併用する.

② がん疼痛や手術後の疼痛に対し, 麻薬性鎮痛薬に NSAIDs を併用することで, 麻薬性鎮痛薬の使用量を減量することができる.

③ 関節リウマチ, 各種の急性・慢性炎症性疾患の治療にはイブプロフェンのような薬物から開始し, 慢性疼痛には長時間作用型のピロキシカムを用いる.

④ 未熟児動脈管開存症にはインドメタシンおよびイブプロフェンの静注製剤を用いる.

⑤ 経皮用剤のケトプロフェンはテープ剤として腰痛, 関節痛, 筋肉痛によく使われる.

⑥ セレコキシブは関節リウマチ, 変形性関節症, 腰痛, 頸肩腕症候群, 腱鞘炎, 手術後, 外傷後, 抜歯後の急性炎症から慢性までの消炎・鎮痛に用いられる.

⑦ 塩基性抗炎症薬のチアラミドは COX 阻害作用がほとんどなく, 酸性 NSAIDs のような副作用はみられない. 解熱・鎮痛・抗炎症作用の目的で用いる.

副作用・相互作用

① NSAIDs の副作用で最も多いのは悪心, 嘔吐, 下痢, 消化性潰瘍などの胃腸障害である. 慢性的に服用すると, 胃・十二指腸潰瘍や胃出血リスクもある.

② まれに, 腎障害, 肝障害, 過敏症, 発疹, ショック, 虚脱, 過度の体温下降がみられる.

③ 多量使用で頭痛, めまい, 不眠, 不安, うつ状態などの中枢神経症状が出現する.

④ アスピリンなどの酸性 NSAIDs は感受性の高い患者に対し気道狭窄を生じ, 成人の気管支喘息の約 10 % を占めるといわれるアスピリン喘息を誘発する.

⑤ 水痘やインフルエンザ罹患小児へのアスピリンをはじめとする NSAIDs 使用は禁忌である. 小児のウイルス性疾患発熱時での使用は, 激烈な嘔吐, 意識

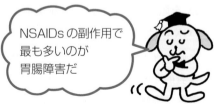

NSAIDs の副作用で
最も多いのが
胃腸障害だ

表 5.2　**非ステロイド性抗炎症薬（NSAIDs）および解熱鎮痛薬**

分　類	一般名	商品名	剤　形
酸性抗炎症薬			
サリチル酸系	アスピリン（アセチルサリチル酸）	アスピリン	経口剤
	サリチル酸ナトリウム	サルソニン	注射剤
	アスピリン・ダイアルミネート	バファリン	経口剤
アントラニル酸系	メフェナム酸	ポンタール	〃
インドール酢酸系	インドメタシン	インダシン	注射剤
	〃	インテバン	坐剤，クリーム，軟膏
	アセメタシン	ランツジール	経口剤
	スリンダク	クリノリル	〃
フェニル酢酸系	ジクロフェナクナトリウム	ボルタレン	経口剤，坐剤，テープ
プロピオン酸系	イブプロフェン	ブルフェン	経口剤
	ナプロキセン	ナイキサン	〃
	ケトプロフェン	カピステン	注射剤
	〃	モーラス	テープ，パップ
	ロキソプロフェンナトリウム水和物	ロキソニン	経口剤，テープ，パップ
	ザルトプロフェン	ソレトン，ペオン	経口剤
オキシカム系	ピロキシカム	バキソ	経口剤，軟膏，坐剤
	〃	フェルデン	坐剤，軟膏
	メロキシカム	モービック	経口剤
コキシブ系	セレコキシブ	セレコックス	〃
塩基性抗炎症薬	チアラミド塩酸塩	ソランタール	経口剤
解熱鎮痛薬			
アニリン系	アセトアミノフェン	カロナール	経口剤，坐剤
（非ピリン系）	〃	アルピニー	坐剤
	〃	アセリオ	注射剤

　障害，肝障害を伴うライ症候群を発症する危険性がある．

⑥ NSAIDs は血中タンパク結合で競合するトルブタミドやワルファリンの作用を増強させるので，併用する場合は注意が必要である．

⑦妊娠後期の使用で胎児動脈管の早期閉塞を起こす場合がある．

c．NSAIDs 以外の解熱鎮痛薬

作用機序と分類

　アニリン系のアセトアミノフェンは COX 阻害作用がほとんどなく抗炎症作用はきわめて弱い非ピリン系の解熱鎮痛薬である．主に中枢を介して解熱鎮痛作用を発揮する．変形性関節症に推奨され，アスピリンが禁忌の患者には特に有用である．経口・坐薬投与困難な疼痛・発熱に対しては静注製剤を用いる．

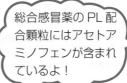

総合感冒薬の PL 配合顆粒にはアセトアミノフェンが含まれているよ！

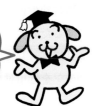

● トピックス ●

古くて新しい薬：アスピリン

　アスピリンは世界で初めて人工合成された代表的な非ステロイド性抗炎症薬（NSAIDs）である．抗炎症・解熱・鎮痛・抗リウマチ作用に加え，抗血小板作用もあわせもつ医薬品で，100年以上にわたりいまでも広く臨床で使用されている．

　高齢化社会の現在，動脈硬化により形成された弥腫（アテローム）が破裂する心血管系イベントの発症は致命的である．動脈硬化部位および血管損傷部位には，血小板の粘着・凝集から血栓形成までの一連の反応が起こる．このアテローム血栓症の再発予防にはアスピリンの低用量内服（80〜160mg/日）がきわめて有効である．アスピリンは血小板および骨髄巨核球のCOX-1の活性部位にあるセリンをアセチル化することでその酵素活性を阻害する．その結果，血小板凝集作用の強いTXA_2合成が阻害され抗血小板作用が示される．このことから低用量アスピリン療法は脳血管および心血管の血栓形成予防として欠かせない．

　しかし，アスピリンは胃粘膜のCOX-1阻害により胃粘膜防御機構を破綻させ消化性潰瘍や出血などを発症させる．常にアスピリンのリスクとベネフィット（不利益性と有益性）を考慮する必要はあるが，現時点では科学的根拠が数多く示された抗血小板薬であり，費用対効果が最も高い薬であるといえる．

　疫学調査では，血栓予防や関節リウマチの治療のため長期間アスピリンを与薬されていた患者では，大腸がんによる罹患・死亡が長期にわたり減少したことが明らかになった．さらに大腸がんだけではなく，食道・胃など複数のがんに対する抑制効果も報告されている．その機序として，がん細胞周辺のマクロファージなどにCOX-2が強く発現し，PGE_2産生が増加する．このPGE_2が血管新生を促進させ，がん増殖に関与すると考えられている．アスピリンのがん抑制効果は非選択性COX阻害剤であるアスピリンの抗炎症作用によるものと推察される．また，アスピリンに限らずNSAIDsががんの転移を抑制するなどの研究報告もある．さらなるエビデンスが求められるとはいえ，古くて新しい薬であるアスピリンをはじめとするNSAIDsの重要性は今後ますます増してくるものといえる．

使い方

①一般的な発熱や慢性疼痛には消化管障害が少なく比較的安全性の高いアセトアミノフェンがよい．

②特に幼少児の水痘症やインフルエンザ治療，また成人でもインフルエンザ脳症の危険性を回避するためアセトアミノフェンを使用する．

③妊婦に対してはすべての与薬は避けた方が無難だが，やむをえず使う場合にはアセトアミノフェンを低用量用いる．

副作用・相互作用

①アセトアミノフェンの副作用は少ないが肝障害が起こる場合がある．

②一部の患者では，PGE_2 介在性の血管拡張が阻害され可逆的な腎不全を起こす．長期間，連続高用量使用した場合はアセトアミノフェンでも非可逆的な腎障害の危険性がある．

2) 免疫関連薬

　免疫応答は病原微生物など有害な抗原の侵入を防ぐ有益な感染防御反応である．しかし，抗原に対して過剰反応や不適切反応が起こると不快なアレルギー症状が生じる．抗アレルギー薬にはアレルギーの症状を前もって予防する予防的抗アレルギー薬，原因物質であるケミカルメディエーターの合成・遊離・作用を阻害するものがある．

　自己の成分（細胞核，赤血球など）に対して免疫応答が起こる自己免疫疾患や他人の組織が移入される臓器移植時ではそれを排除する拒絶反応が起こる．自己免疫疾患や臓器移植時の免疫反応を抑制する目的で免疫抑制薬を用いるが，最近は膠原病や抗リウマチ薬としての使用が増している．免疫不全症候群の患者，および免疫能が低下している重症感染症患者やがん患者などには免疫賦活薬を用いる場合がある．

　ワクチンやトキソイドは細菌，ウイルス，毒素に対する免疫状態をあらかじめ成立させるために予防接種として用いられる．

a. 抗アレルギー薬

作用機序と分類

　炎症の初期反応では，組織障害が起こる体表面（皮膚・粘膜・血管周囲など）に多く分布している肥満細胞からヒスタミンをはじめ炎症に関与する PGs，LTs，ブラジキニンが遊離される．その結果，皮膚血管拡張による紅潮・血管透過性亢進・知覚神経刺激によるかゆみなどのアレルギー症状を起こす（図5.3）．

　ヒスタミンはアレルギー性鼻炎のくしゃみや鼻汁，アトピー性皮膚炎，じんま疹のかゆみに強く関与している．ヒスタミンが H_1 受容体に作用するとアレルギー症状が発現し，抗ヒスタミン薬の H_1 遮断薬はアレルギー症状の抑制に著効を示す．

　第 1 世代の抗ヒスタミン薬としてのジフェンヒドラミンやクロルフェニラミンは，H_1 受容体以外にムスカリン受容体，セロトニン受容体，アドレナリン受容体を遮断する．そのため，治療上有利に働く場合もあるが，眠気など中枢抑制作用の副作用が問題となる．

　第 2 世代のフェキソフェナジン，メキタジン，エピナスチンは選択的に H_1 受容体に拮抗するため抗コリン作用や中枢抑制作用がなく抗アレルギー薬として有用である．

　予防的抗アレルギー薬のクロモグリク酸やトラニラストなどは肥満細胞の細胞膜を安定化させケミカルメディエーターの遊離を抑制する．気管支喘息やアレルギー性鼻炎の予防に用いる．

　TXA_2 の作用を阻止する TXA_2 阻害薬には TXA_2 合成阻害薬や TXA_2 受容体拮抗薬がある．合

表 5.3　抗アレルギー薬

分　類	一般名	商品名	剤　形
H₁ 受容体遮断薬			
第 1 世代抗ヒスタミン薬	ジフェンヒドラミン塩酸塩	レスタミンコーワ，ベナ	経口剤
（古典的抗ヒスタミン薬）	ジフェンヒドラミン	レスタミンコーワ	クリーム
	クロルフェニラミンマレイ	クロダミン	経口剤，注射剤
	ン酸塩	ポララミン	〃
第 2 世代抗ヒスタミン薬	フェキソフェナジン塩酸塩	アレグラ	経口剤
（選択的 H₁ 遮断薬）	メキタジン	ゼスラン，ニポラジン	〃
	エピナスチン塩酸塩	アレジオン	〃
	ケトチフェンフマル酸塩	ザジテン	〃
予防的抗アレルギー薬	クロモグリク酸ナトリウム	インタール	経口剤，吸入剤
（メディエーター遊離抑制薬）	トラニラスト	リザベン	経口剤
	ペミロラストカリウム	アレギサール	〃
	イブジラスト	ケタス	〃
TXA₂ 阻害薬			
TXA₂ 合成阻害薬	オザグレル塩酸塩	ベガ，ドメナン	経口剤
TXA₂ 受容体拮抗薬	セラトロダスト	ブロニカ	〃
	ラマトロバン	バイナス	〃
LT 受容体拮抗薬	プランルカスト水和物	オノン	経口剤
	モンテルカストナトリウム	シングレア，キプレス	〃
Th2 サイトカイン阻害薬	スプラタストトシル酸塩	アイピーディ	経口剤
抗 IgE 抗体製剤	オマリズマブ	ゾレア	注射剤

成阻害薬のオザグレルおよび受容体拮抗薬のセラトロダストは気管支喘息治療に用いられる．受容体拮抗薬のうちのラマトロバンは鼻閉型のアレルギー性鼻炎を抑制する．

　LT 阻害薬であるプランルカストやモンテルカストは LT 受容体遮断作用により気管支喘息の治療に用いられる．運動誘発喘息やアスピリン喘息に対する有用性が高い．

　Th2 サイトカイン阻害薬のスプラタストは IL-4，IL-5 の産生抑制作用があり，IgE 抗体を減少させる．気管支喘息，アトピー性皮膚炎，アレルギー性鼻炎などに用いられる．

　抗 IgE 抗体製剤のオマリズマブは喘息の長期管理治療薬として，月 1 〜 2 回の継続的皮下注射でアレルギー症状を抑制する．

　最近，スギ花粉やダニなどによるアレルギー症状の治療として減感作療法薬が承認され免疫療法への関心が高まっている．

使い方

①かゆみを伴うアトピー性皮膚炎，湿疹，じんま疹には，抗ヒスタミン薬の H₁ 遮断薬を内服薬として使用する．

②気管支喘息の治療は吸入ステロイドを中心に行う．抗アレルギー薬は長期的，補助的に用いる．

③抗ヒスタミン外用薬であるジフェンヒドラミン軟膏はじんま疹，湿疹，皮膚のかゆみ，虫刺されに用いられる．

④予防的抗アレルギー薬の作用発現は遅効性なので，花粉症対策などには数週間前から服用するのが効果的である．

副作用・相互作用

①第1世代の抗ヒスタミン薬には倦怠感，口渇，尿閉の副作用があるが，主なものは中枢神経抑制作用である．自動車などの運転は控えるよう注意が必要である．

②抗コリン作用のある第1世代の抗ヒスタミン薬は緑内障や前立腺肥大症，気管支喘息の患者には使用しない．

③オザグレルやセラトロダスト，ラマトロバンは肝障害，出血傾向がみられる．

④プランルカストなどの抗ロイコトリエン薬は血球減少，過敏症，下痢などを起こす場合がある．

⑤スプラタストで肝障害，黄疸，嘔吐，発疹の副作用が報告された．

b．免疫抑制薬

　移植片拒絶反応や自己免疫反応の抑制を目的に用いられる．適応症としては，血管炎症候群，関節リウマチ，全身性エリテマトーデス（SLE），多発性筋炎，皮膚筋炎，ベーチェット病などの膠原病や，ネフローゼ症候群などの腎疾患，クローン病や潰瘍性大腸炎などの腸疾患，自己免疫性溶血性貧血，再生不良性貧血，ITP などの血液疾患，重症筋無力症，多発性硬化症などの神経疾患など多方面で使われる．

　生物学的製剤のベリムマブは B リンパ球刺激因子の中和抗体で SLE 治療薬として有効である．

　ステロイド薬に抵抗性があり効果がみられない場合，T 細胞の活性化段階に働くカルシニューリンを阻害するシクロスポリンやタクロリムスが用いられる．臓器移植，骨髄移植などの拒絶反応の制御に広く使われる．

　代謝拮抗薬のメトトレキサート，6-メルカプトプリンのプロドラッグであるアザチオプリン，アルキル化薬のシクロホスファミドなどの細胞毒性薬は細胞分裂が盛んな細胞に毒性を示すため，抗悪性腫瘍薬としても使われる．

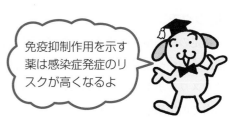

免疫抑制作用を示す薬は感染症発症のリスクが高くなるよ

c．免疫賦活薬

　後天性免疫不全症候群（AIDS）やがん，重症感染症などで減弱した免疫能を回復させるために用いられる．

　免疫グロブリンは，病原体に対する液性免疫能を高めて感染を予防，もしくは感染しても症状を軽減させる抗体成分である．免疫ガンマグロブリン製剤は健康人の血漿を材料とした多種類の

抗体を含む血液製剤で，重症感染症，無・低グロブリン血症，原発性・後天性免疫不全症，ITP
や川崎病に有効である．

　インターフェロンは免疫担当細胞の活性化により間接的にウイルス感染細胞やがん細胞の増殖
を抑制し，破壊する．抗ウイルス作用と抗腫瘍作用をもつインターフェロンは，B型およびC型
慢性肝炎や悪性腫瘍の治療に用いられる．

使い方

①免疫抑制薬の経口与薬中は血中濃度の変動がみられ，それぞれの副作用が出るのでモニタリン
　グが必要である．

②シクロホスファミドは連日経口与薬のほか，パルス療法として月1回の大量点滴与薬も行われる．

③免疫抑制薬服用中は弱毒化（生）ワクチン接種は感染症発症リスクのため禁忌である．

④タクロリムス軟膏は皮膚感染症を伴うアトピー性皮膚炎のときは使用しない．

副作用・相互作用

①免疫抑制作用を示すステロイド薬や細胞毒性薬に共通した副作用として骨髄抑制および感染症
　の合併・増悪がある．

②細胞毒性薬は骨髄細胞，生殖細胞，腸管上皮細胞など分裂が盛んな正常細胞に対する副作用が
　高頻度でみられる．

③B型肝炎既往歴の感染者に免疫抑制薬を使用するとB型肝炎ウイルスの再活性化が起きたり，
　急な中止により劇症肝炎が起こる場合がある．

④カルシニューリン阻害薬はCYP3A4で代謝されるため，同じ代謝酵素で代謝される他の薬と
　の相互作用には厳重な注意が必要である．

⑤カルシニューリン阻害薬の副作用として，腎障害，高血圧，高血糖がみられる．

d. ワクチン

　特定の感染症に対する免疫能を高めるために投与する抗原をワクチンと定義する．ワクチンは
細菌感染症やウイルス感染症の発症予防のために行う予防接種に用いられる．細菌ワクチンやウ
イルスワクチンを接種することでそれぞれの抗体がつくられ，標的細菌やウイルスに感染しても，
体内での増殖が抑えられる．

　不活化ワクチンはホルマリン処理などで抗原性を変えず殺菌，不活性化した死菌ワクチンである．
弱毒化ワクチンは生きた病原微生物を弱毒化した発症力をもたない生ワクチンである．無毒化した毒
素はトキソイドといわれ，破傷風などの予防接種により，感染後の発症を防ぐことができる（表5.4）．

　世界的に予防接種による疾病予防の流れが主流となったいま，特に子どもに対するワクチン接
種は重要である．予防接種法により国が対象者に予防接種を勧奨する定期接種ワクチンは，ポリ
オ，麻疹，風疹，水痘，日本脳炎，百日咳，ジフテリア，破傷風，BCG，ヒブ感染症（ヘモフ

表 5.4　ワクチンの種類

種　類	一般名	商品名	剤 形	接種規定
弱毒生ワクチン	乾燥弱毒生麻疹ワクチン	乾燥弱毒生麻疹ワクチン	注射剤	勧奨
	乾燥弱毒生風疹ワクチン	乾燥弱毒生風疹ワクチン	〃	〃
	乾燥弱毒生水痘ワクチン	乾燥弱毒生水痘ワクチン「ビケン」	〃	〃
	乾燥 BCG ワクチン	乾燥 BCG ワクチン	〃	〃
	乾燥弱毒生おたふくかぜワクチン	乾燥弱毒生おたふくかぜワクチン	〃	任意
	経口弱毒生ヒトロタウイルスワクチン	ロタリックス	経口剤	〃
不活化ワクチン	不活化ポリオワクチン	イモバックスポリオ	注射剤	勧奨
	乾燥細胞培養日本脳炎ワクチン	ジェービック V	〃	〃
	組換え沈降 4 価ヒトパピローマウイルス様粒子ワクチン	ガーダシル	〃	〃
	乾燥ヘモフィルス b 型ワクチン（破傷風トキソイド結合体）＊	アクトヒブ	〃	〃
	沈降精製百日せきジフテリア破傷風不活化ポリオ（セービン株）混合ワクチン＊＊	テトラビック，クアトロバック	〃	〃
	沈降 13 価肺炎球菌結合型ワクチン	プレベナー 13	〃	〃
	組換え沈降 B 型肝炎ワクチン	ビームゲン	〃	〃
	乾燥組織培養不活化 A 型肝炎ワクチン	エイムゲン	〃	任意
	インフルエンザＨＡワクチン	インフルエンザＨＡワクチン	〃	〃
	乾燥組織培養不活化狂犬病ワクチン	組織培養不活化狂犬病ワクチン	〃	〃
	23 価肺炎球菌ワクチン	ニューモバックス NP	〃	〃

＊：ヒブワクチン　＊＊：4 種混合ワクチン
注：予防接種法により，「接種することが望ましい」とされる勧奨（定期）接種ワクチンと，それ以外の任意接種ワクチンに分けられる．

ィルス・インフルエンザ菌 b 型），小児の肺炎球菌感染症，B 型肝炎，ヒトパピローマウイルス感染症（子宮頸がん）である．

　百日咳・ジフテリア・破傷風・ポリオの 4 種混合ワクチンは接種回数を減らし負担を軽減させる利点がある．

使い方

①ワクチン接種実施前の体調を十分確認し，接種後 30 分は医療機関にとどまらせて対象者の状態を観察する．下痢のときは経口ワクチンの服用は延期する．

②発熱や重篤な急性疾患の患者，ワクチンによりアナフィラキシーを過去に起こした対象者，妊娠者などに対し，ワクチン接種は不適当である．

③心血管系疾患，腎臓・肝臓疾患，血液疾患，発育障害などの基礎疾患をもつ患者，過去の予防接種で接種後 2 日以内に発熱，全身性発疹などのみられた対象者，けいれん既往歴や間質性肺炎・気管支喘息などを有する対象者に対しては接種の判断

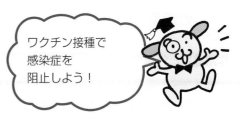

ワクチン接種で
感染症を
阻止しよう！

を行う場合，注意を要する．

副作用・相互作用

①予防接種の有効性は確立されているが，100 パーセントではない．局所の炎症（発赤・腫脹・疼痛・かゆみ）や全身性にじんま疹・発熱・悪寒・頭痛・倦怠感などの副作用がみられる．

②まれにショック，アナフィラキシー症状，急性血小板減少性紫斑病，脳症，けいれんなど重篤な副作用が起こる場合がある．

③予防接種後，被接種者にアナフィラキシーショックやけいれんなどの副作用が出現した場合，応急治療ができるように救急処置物品として血圧計，静脈路確保用品，輸液，アドレナリン・抗ヒスタミン薬・抗けいれん薬・ステロイド薬などの薬液，咽頭鏡，気管チューブ，蘇生バッグなどを準備する．

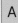 # 関節リウマチ

 A　基礎知識

疾病の病態

　関節リウマチは多発性の破壊性関節炎を引き起こし，全身の諸臓器を侵襲する難治性の慢性炎症性疾患である．また，遺伝素因やウイルス感染などの環境因子が関与する滑膜炎を主病変とする全身性自己免疫疾患ともいえる．手指の関節などで炎症性サイトカインが産生され，滑膜組織の肉芽組織であるパンヌス塊が形成され関節破壊が進む．朝のこわばりは安静後の関節可動性の低下を示し，関節病変の進行とともに特有の関節変形が起こる．

治療方針

　関節リウマチの関節病変は発症早期に進行することから，診断が確定したら早期より抗リウマチ薬を使用して関節障害を防ぐ．治療方針としてはリウマチ症状や炎症状態の軽快・消失，および骨破壊の進行が停止している状態を目指す．関節リウマチの治療はトータルケアである．安静時にもみられる四肢関節の痛みや腫れを抑えるため，抗炎症や鎮痛作用をもつ NSAIDs を適宜併用し，最終的には健常人と変わらない日常生活を送れる状態を目指す．

B　治療薬

作用機序と分類

　抗リウマチ薬は DMARDs（疾患修飾性抗リウマチ薬）とも呼ばれ，免疫異常を修飾する遅効性の免疫抑制薬および免疫調節薬，標的分子の明確な生物学的製剤がある（表 5.5）．

（1）免疫抑制薬

　メトトレキサートは有効性が明確であり，リウマチ治療の中心的な治療薬である．葉酸代謝拮抗薬としてT，B細胞などのリンパ球増殖抑制に働くとともに，滑膜細胞上のサイトカイン産生の抑制，T細胞のアポトーシス亢進など多岐にわたる．メトトレキサートは単に疾患活動性を抑制するのみならず，心血管障害の発症を抑制するなど，長期予後を改善させる重要な抗リウマチ薬である．

　レフルノミドはピリミジン合成酵素に関与する酵素活性を阻害することで活性化リンパ球の増殖を抑制する．単剤使用でメトトレキサートと同様な有効性がある．

　タクロリムスはT細胞活性化を抑制することで免疫抑制作用を発揮する．リウマチ治療では，臓器移植領域の半分量にあたる3mg/日で有効である．メトトレキサートの併用下では少量使用でも有効性は高く，安全性からも関節リウマチの有用な治療薬である．

　活動性リウマチ患者の炎症局所に発現しているヤヌスキナーゼ（JAK）を標的としたJAK阻害薬がある．JAK1とJAK3を特異的に阻害するトファシチニブおよびJAK1とJAK2阻害薬であるバリシチニブは経口内服薬として従来の内服用抗リウマチ薬では効果のなかった早期からの抗リウマチ作用を有する．

（2）免疫調節薬

　金チオリンゴ酸Naは最も古い抗リウマチ薬で効果の発現は遅いが，ときには寛解例がみられる．

表 5.5　抗リウマチ薬

	分　類	一般名	商品名	剤　形	備　考
低分子抗リウマチ薬	免疫抑制薬	メトトレキサート	リウマトレックス	経口剤	葉酸代謝拮抗薬
		レフルノミド	アラバ	〃	核酸代謝阻害
		タクロリムス	プログラフ	経口剤，注射剤	カルシニューリン阻害
		トファシチニブ	ゼルヤンツ	経口剤	JAK 阻害薬
		バリシチニブ	オルミエント	〃	〃
	免疫調節薬	金チオリンゴ酸 Na	シオゾール	注射剤	
		イグラチモド	ケアラム	経口剤	
		ブシラミン	リマチル	〃	ペニシラミン類似薬
		サラゾスルファピリジン	アザルフィジン EN	〃	
生物学的製剤	TNFα 阻害薬	インフリキシマブ	レミケード	注射剤	MTX 併用必須
		エタネルセプト	エンブレル	〃	受容体製剤
		アダリムマブ	ヒュミラ	〃	ヒト抗体
		ゴリムマブ	シンポニー	〃	〃
		セルトリズマブペゴル	シムジア	〃	ヒト化抗体
	IL-6 阻害薬	トシリズマブ	アクテムラ	注射剤	ヒト化受容体抗体
		サリルマブ	ケブザラ	〃	ヒト受容体抗体
	T 細胞抑制薬	アバタセプト	オレンシア	注射剤	T 細胞共刺激阻害

注：MTX：メトトレキサート

ブシラミンはペニシラミン類似の化合物で有効性は高くペニシラミンより安全性は良好.

サラゾスルファピリジンは有効性が高く早期に反応する症例も多い.

(3) 生物学的製剤

　関節リウマチの発症メカニズムが分子レベルで明らかになり，TNFα や IL-6 などの炎症性サイトカインを標的とした分子標的薬が抗リウマチ薬として用いられる．いずれも強力な関節破壊阻害効果が認められており，きわめて有効性が高い.

　TNFα は関節リウマチ患者の関節滑膜で産生され，軟骨や骨を破壊し，関節炎を引き起こす．TNFα の生物活性を抑制する TNFα 阻害薬として，インフリキシマブ，エタネルセプト，アダリムマブ，ゴリムマブ，セルトリズマブが使用される．インフリキシマブはメトトレキサートとの併用が必須である．エタネルセプトやアダリムマブはメトトレキサートとの併用で効果がより高まる.

　IL-6 は関節リウマチ患者の関節滑膜細胞やマクロファージから過剰に産生され，自己反応性 T 細胞の活性化や B 細胞の分化を促進させる．その結果，IL-6 は自己抗体産生を増強させ滑膜炎の持続をもたらす．IL-6 受容体抗体のトシリズマブは IL-6 の作用を阻害して抗リウマチ作用を示す.

　アバタセプトは抗原提示細胞表面に結合することで CD28 を介した共刺激シグナルを阻害し，T 細胞の活性化を抑制する生物学的製剤である．歩行困難な患者が数日で歩行可能になるなどリウマチ患者の QOL が飛躍的に改善されている.

使い方

①急性炎症期には NSAIDs（アスピリン，インドメタシン，ケトプロフェンテープ）を用いて痛みなどの症状の改善につとめる.

②疾患活動性の高い関節リウマチ患者に対しメトトレキサート与薬を行う．メトトレキサート単独で効果が不十分な場合，生物学的製剤と併用し寛解に導入する.

③十分な効果が出たら減量も可能である．無効もしくは効果が低下したときは，他の抗リウマチ薬と切り替えるか，併用を考慮すべきである.

④エスケープ現象といって同じ抗リウマチ薬の長期使用で効果が落ちる場合もある.

⑤生物学的製剤は，単独でも，他の抗リウマチ薬と併用しながらでも効果が強力である.

⑥リウマチ性多発筋痛症にはステロイド薬は著効を示す．しかし，ステロイド薬の使用は他の療法が無効の場合，または症状が著しく悪い場合に限定すべきである.

副作用・相互作用

①免疫関連薬では間質性肺炎の副作用が多い.

②免疫抑制薬のメトトレキサートは，間質性肺炎のほか，感染症，腎障害，血液障害，肝障害が

ある.

③レフルノミドでは間質性肺炎の合併率と死亡例が欧米より多く，専門医の使用に限るべきである．その他，感染症，下痢，皮疹，脱毛，肝障害などの副作用がみられる．

④免疫調節薬の金チオリンゴ酸 Na では，腎障害，血液障害，間質性肺炎がある．

⑤ブシラミンでは腎障害，血液障害，間質性肺炎がみられ，サラゾスルファピリジンでは肝障害，血液障害，重症の皮膚粘膜障害がみられる．

⑥インフリキシマブの与薬時反応として，アナフィラキシー，頭痛，発熱などがある．一般的に，インフリキシマブをはじめとして生物学的製剤は，結核や日和見感染などに十分な注意が必要である．

痛　風

A　基礎知識

疾病の病態

痛風はプリン体を含む食品の過剰摂取，および尿酸の合成亢進や尿中排泄低下により高尿酸血症になるプリン代謝異常症である．持続する高尿酸血症（血清尿酸値 7mg/dL 以上）が原因となり関節腔内で尿酸塩の析出，沈着が起こり急性関節炎や痛風結節などをきたす．

急性痛風発作は関節組織に析出した尿酸塩に対する白血球の食作用亢進の結果，炎症性サイトカインなどが放出され，炎症反応が起こり強烈な痛みを生じる．

治療方針

痛風の治療には急性発作に対する予防および対症療法と高尿酸血症の是正がある．

痛風関節炎の予兆時および発作時にはコルヒチンを使用する．急性発作時の炎症や痛みに対しては抗炎症および鎮痛作用をもつ NSAIDs の短期大量療法を行う．NSAIDs が使えない場合や無効の場合は経口ステロイド薬を用いる．

高尿酸血症治療と関節への尿酸沈着を抑制するために，尿酸降下薬を継続的に用いる．痛風患者では尿中の尿酸濃度が上昇し尿路結石が生じる頻度が高い．酸性尿やアシドーシス改善のため，重曹や尿アルカリ化薬を併用する．

B　治療薬

作用機序と分類

高尿酸血症に対し，尿酸降下薬として尿酸生成抑制薬と尿酸排泄促進薬を用いる．尿酸産生過剰の人に対し，尿酸合成阻害薬のアロプリノールやフェブキソスタットを用いる．これらの合成

表 5.6　痛風治療薬

分　類	一般名	商品名	剤　形
痛風発作治療薬	コルヒチン	コルヒチン	経口剤
尿酸生成抑制薬	アロプリノール フェブキソスタット	ザイロリック，アロシトール フェブリク	経口剤 〃
尿酸排泄促進薬	プロベネシド ベンズブロマロン	ベネシッド ユリノーム	経口剤 〃
尿アルカリ化薬	クエン酸カリウム・クエン酸ナトリウム水和物配合剤	ウラリット，ウラリット U	経口剤
NSAIDs	インドメタシン ナプロキセン プラノプロフェン オキサプロジン	インダシン ナイキサン ニフラン アルボ	注射剤 経口剤 〃 〃

阻害薬は尿酸生成にかかわるキサンチンオキシダーゼを阻害し尿酸合成を抑制する.

　腎機能が正常な場合は尿細管での尿酸の再吸収を特異的に抑制するベンズブロマロンを用いる. 尿酸排泄低下型に対しては尿酸排泄促進作用を示すプロベネシドを用いる.

　痛風発作の特効薬としてのコルヒチンは炎症組織への顆粒球移動の抑制, 好中球による炎症惹起性サイトカインの放出を抑制する作用がある.

　痛風関節炎に適応のある NSAIDs は, インドメタシン, ナプロキセン, プラノプロフェン, オキサプロジンである. NSAIDs の作用が無効の場合や腎障害や消化性潰瘍などで NSAIDs の使用不可の場合は, ステロイド薬のプレドニゾロンを用いる.

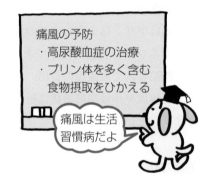

痛風の予防
・高尿酸血症の治療
・プリン体を多く含む
　食物摂取をひかえる

痛風は生活習慣病だよ

使い方

①コルヒチンは痛風発作予兆時に少量を服用し発作を予防する.

②アロプリノールは腎障害の患者の場合, 与薬量を減量する必要がある. フェブキソスタットは中等度の腎障害や肝障害の患者に対し, 与薬量の調節を必要としない.

③NSAIDs の短期大量経口与薬後, 軽快すれば減量したり中止する. ステロイド薬を用いる場合はプレドニゾロンを 2 〜 3 日使用, その後減量, 2 週間ほどで中止する.

④血清尿酸値の変動は痛風発作を増悪させたり, 長引かせたりする. 発作中は尿酸降下薬の開始や中止は避ける.

⑤尿酸排泄促進薬や尿酸生成抑制薬の服用中は飲水量を多くする.

⑥尿酸排泄促進薬を使用する場合には, 尿アルカリ化薬を併用して尿の pH を 6.0 〜 7.0 に維持し,

尿路結石を予防する.

副作用・相互作用

①腎不全の患者にアロプリノールを過剰与薬すると中毒症状や骨髄抑制の副作用を起こすことがある.

②ベンズブロマロンはまれに重篤な肝障害を起こすことがあり, 肝機能チェックが必要.

③プロベネシドは他の薬物との相互作用が多く注意が必要である.

● 看護上の留意点

抗炎症薬

1. 炎症部位の化膿を防ぐために患部を清潔に保ち, 病原菌の感染を阻止する.
2. ステロイド薬の過剰使用を避けるため, 患者にステロイド薬入り市販薬使用の有無を聞いて注意を促す.
3. ステロイド薬の服薬指導の際には決められた用量と用法を守るよう医師や薬剤師と協力して指導する. 特に, ステロイド薬の自己中止は副腎不全によるショック症状に陥ることがあるので勝手に服薬を中止しないように厳重注意する.
4. NSAIDs による消化性潰瘍などの副作用を防ぐため, 食後に多めの水で服用するよう指導する.
5. アレルギー性皮膚症状はひっかき刺激で増悪することから, 乳幼児に対しては特にひっかき予防対策をたてる.

免疫関係, ワクチン関係

1. 免疫抑制薬の服用時は感染症が起こりやすくなる. 患者には発熱などいつもと違う症状が出たらなるべく早く医療関係者に伝えることを徹底する.
2. ワクチン接種では効果と副作用や接種回数などに関して十分な説明をする.
3. 同時に複数のワクチン接種が可能なので予防接種予定表をたてるなど丁寧に指導する.
4. 予防接種実施時は, 接種の間違い防止のためラベルや内容確認をしっかり行う.

抗リウマチ薬

1. 抗リウマチ薬の服薬指導のポイントとして, 症状が改善しないからといって自己判断で中止しないよう患者に指導する.
2. 生物学的製剤を使用中の患者には手洗い, うがい, マスクの着用などの感染症対策を指導する.
3. 抗リウマチ薬や生物学的製剤の与薬に関しては薬の性質をよく理解している薬剤師や専門看護師が患者のケアをするのが望ましい.
4. 患者には過労を避け, 十分な栄養と休養をとり, 加重負荷を少なくするよう指導する.

痛風治療薬

1. 痛風関節炎の発作中はできるだけ患部を安静に保ち, 禁酒を徹底させる.

2．尿酸降下薬は指示があるまで内服を中断しないように，継続の必要性を十分説明する．

3．尿路結石を予防するため，1日2L以上排尿できるよう飲水を促す．

4．高尿酸血症は生活習慣病であるため，飲酒制限，食事内容など生活習慣の改善が治療をより有効にすることを患者に説明する．

5．痛風の自覚症状がなくても高尿酸血症の患者に対しては，将来，腎機能障害，尿路結石，動脈硬化が起こりやすいことを説明し，高尿酸血症治療の重要性を認識させる．

［学習課題］

1）ステロイド薬の副作用について述べなさい．
2）NSAIDs の薬理作用と副作用について述べなさい．
3）免疫抑制薬が臨床的にどのような場合に用いられるか述べなさい．
4）アレルギーが起こる免疫反応の仕組みについて述べなさい．
5）関節リウマチの治療に用いる薬剤の主な分類を示しなさい．
6）痛風治療中の患者に注意する点を述べなさい．

キーワード

炎症の四徴候　　ケミカルメディエーター　　炎症性サイトカイン　　生体防御反応　　細胞性免疫
液性免疫　　アラキドン酸　　ステロイド薬　　パルス療法　　ターゲット療法　　ステロイド離脱症状
非ステロイド性抗炎症薬（NSAIDs）　　COX-1　　COX-2　　アスピリン喘息　　ライ症候群
免疫抑制薬　　免疫グロブリン　　抗アレルギー薬　　H$_1$遮断薬　　疾患修飾性抗リウマチ薬（DMARDs）
メトトレキサート　　尿酸降下薬　　高尿酸血症治療薬

呼吸器系作用薬

空気と血液がガス交換することを呼吸といい，細胞内での酸素利用と区別して，外呼吸という．生体は，外界から酸素をとり入れ，二酸化炭素を排出する．この機能が呼吸であり，このための器官が呼吸器である．

呼吸器は，鼻腔，咽頭，喉頭，気管，気管支および肺からなる．気管支はさらに枝分かれして，細気管支を経て肺胞に至る．気管，気管支には平滑筋があり，その運動は呼吸調節中枢によって調節されている．

呼吸中枢は血液成分の変化による体液性調節と神経性の反射的調節を受けており，体液性の調

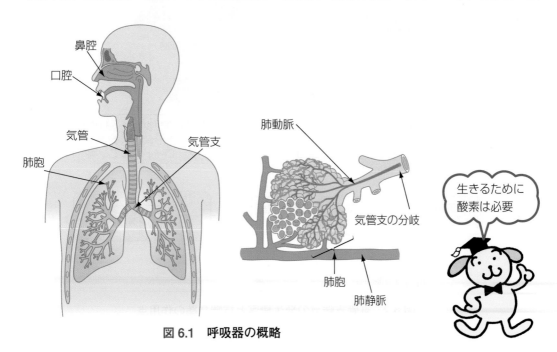

図 6.1　呼吸器の概略

節では血液中の二酸化炭素分圧，酸素分圧，血液の pH，温度変化によって影響を受けるが，特に二酸化炭素分圧の影響を著しく受ける．

気管支喘息

 基礎知識

疾病の病態

　気管支喘息は，気道狭窄により呼吸困難を引き起こす疾患である．呼吸困難は，気道の反応性の亢進によって起こることが明らかにされており，患者ではその反応性が健常人の30倍から100倍程度高いといわれている．

　気管支喘息は，アレルギー疾患に属するが，ほかにも自律神経失調，ホルモンの不均衡などさまざまな要因が複雑に入り混じったものである．そのメカニズムは，外因性のアレルゲン（抗原）により IgE（抗体）ができ，肥満細胞等からケミカルメディエーター（化学伝達物質：ヒスタミン，ロイコトリエン，プロスタグランジン，PAF（血小板活性化因子）など）が放出され，それによって気道の狭窄，炎症，反応性亢進が起こるというものである（図6.2）.

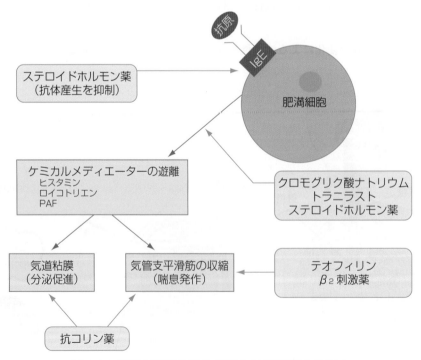

図 6.2　気管支喘息の発生機序と抗喘息薬の作用点

治療方針

　気管支喘息の治療は，患者の生活環境の改善による原因除去と発作の予防，発作時の抑制などに分類できる．

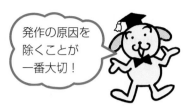

発作の原因を除くことが一番大切！

（1）発作誘発物質の除去

　発作の原因となるアレルゲン（チリ，ダニ，その他の吸入抗原）の除去，空気の清浄化，喫煙の禁止などにより発作を回避できる．

（2）薬物療法

　喘息の治療は，次のような状態を目標において行う．

①健常人と変わらない生活と運動ができる．

②正常に近い肺機能を維持できる．

③夜間や早朝の咳，呼吸困難がなく，睡眠が十分できる．

④喘息発作がなく，増悪しない．

⑤喘息で死亡しない．

⑥治療薬による副作用がない．

　これらの目標を達成するには，喘息患者の重症度を正確に把握し，重症度に応じた治療の計画を立てる必要がある．特に薬物治療については最小限の薬剤で最大の効果を得られることが大切である．そのため患者の重症度を以下の4段階に分け，それに応じて薬剤の使用方法を変えて行う．

　ステップ1（軽症間欠型）：喘鳴，咳，呼吸困難が間欠的で短く，週1回未満起きる．夜間症状は月1〜2回．ピークフロー値は自己最良値の80％以上，日内変動率は20％以内．

　喘息症状がやや多いとき（月に1〜2回），血中・喀痰中に好酸球増加のあるときは吸入ステロイド薬（低用量），テオフィリン徐放製剤，ロイコトリエン受容体拮抗薬，クロモグリク酸ナトリウム，抗アレルギー薬のいずれか1剤の与薬を考慮する．

　ステップ2（軽症持続型）：症状が週1回以上であるが毎日ではない．月1回以上日常生活や睡眠が妨げられる．夜間症状は月2回以上．ピークフロー値は自己最良値の70〜80％，変動率は20〜30％．

　低用量の吸入ステロイド薬の連用を行う．不十分な場合は，テオフィリン徐放製剤，ロイコトリエン受容体拮抗薬，長時間作用性 β_2 受容体刺激薬の吸入，貼付，経口与薬のいずれか1剤を併用する．クロモグリク酸ナトリウムや抗アレルギー薬の併用も考慮する．

　ステップ3（中等症持続型）：症状は慢性的，週1回以上日常生活や睡眠が妨げられる．夜間症状は週1回以上，吸入 β 刺激薬の頓用が毎日必要．ピークフロー値は自己最良値の60〜70％，変動率は30％以上．

　中用量の吸入ステロイド薬の連用を行う．同時にテオフィリン徐放製剤，ロイコトリエン受容

体拮抗薬，長時間作用性 β_2 受容体刺激薬の吸入，貼付，経口与薬のいずれか1剤あるいは複数を併用する．症状に応じて，Th2 サイトカイン阻害薬（スプラタストトシル酸塩など）の併用も考慮する．

　ステップ4（重症持続型）：症状が毎日持続し，治療を行っていてもしばしば増悪する．日常生活が制限され夜間症状も頻回に起きる．ピークフロー値は自己最良値の60%未満，変動率は30%以上．

　高用量吸入ステロイド薬の連用を行う．同時にテオフィリン徐放製剤，ロイコトリエン受容体拮抗薬，長時間作用性 β_2 受容体刺激薬の吸入，貼付，経口与薬のうちの複数を併用する．症状に応じて，Th2 サイトカイン阻害薬（スプラタストトシル酸塩など）の併用も考慮する．これら薬剤のすべてを使用しても管理不良の場合には経口ステロイド薬の追加与薬を行う．

　いずれのステップにおいても，発作時には短時間作用性の β_2 受容体刺激薬の吸入を行う．

B　治療薬

気管支喘息治療薬

a．気管支拡張薬

作用機序と分類

　β_2 刺激薬（サルブタモール硫酸塩，ツロブテロール塩酸塩）は，気管支平滑筋の β_2 受容体を刺激し，G タンパクを介してアデニル酸シクラーゼを活性化させ，細胞内サイクリック AMP（cAMP）の濃度を増大することにより気管支平滑筋を弛緩させる．

使い方

　サルブタモール内服の場合は1回4mg，症状が激しい場合には8mgを1日3回使用する．サルブタモール吸入薬は1回1.5～2.5mgをゆっくり深呼吸しながら吸入器を用いて使用する．サルブタモールのエアゾールは喘息発作時のような急性症状の軽減を目的とした対症療法として使用する．一方，サルメテロールのような長時間作用性の β_2 受容体刺激薬は急性症状を軽減させる作用は有しておらず就寝前，朝に50μgの吸入を行い，発作の予防，気道閉塞性障害に基づく症状の寛解を目的として使用する．また，同様な作用をもつ薬剤にツロブテロールがある．この薬剤は貼付剤として使用し，1日1回2mgを胸部，背部または上腕部のいずれかに貼付する．

副作用・相互作用

　気管支平滑筋弛緩作用を期待して，β 刺激薬を使用した場合，β_2 受容体刺激作用と同時に β_1 受容体刺激が起こり，心悸亢進，不整脈などが現れる．その結果，頻脈，血圧上昇などが起こる．

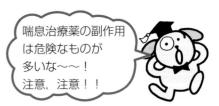

喘息治療薬の副作用は危険なものが多いな～～！注意，注意！！

また，重篤な低カリウム血症を引き起こすおそれがある．高血圧患者，心疾患患者，甲状腺機能亢進症患者，糖尿病患者には注意して与薬する．

b．キサンチン誘導体
作用機序と分類

キサンチン誘導体は，ホスホジエステラーゼを阻害して，気管支平滑筋細胞内部の cAMP 濃度を上昇させ弛緩をさせる．同時に，肥満細胞や炎症性細胞からのケミカルメディエーターの遊離を抑制し，炎症反応を抑える（テオフィリンなど）．

使い方

臨床的な血中濃度は $5 \sim 15\mu g/mL$ とされている．代謝速度の個人差が大きいので，与薬量には十分に注意する．通常，$400\,mg$ / 回または $16\,mg$ / kg / 回の少ないほうの与薬量から開始し，臨床症状と血中濃度を観察しながら徐々に増量する．喫煙により代謝が亢進し薬効が低下する．また，エリスロマイシン，ニューキノロン系などの抗菌薬によって代謝が阻害され中毒を起こす可能性がある（表 6.1）．

表 6.1　テオフィリンのクリアランスを変化させる要因

	クリアランス低下（血中濃度上昇）	クリアランス上昇（血中濃度低下）
年　齢	未熟児，乳児（生後 6 カ月以内），高齢者	小児（生後 6 カ月〜 16 歳）
体　重	肥満	
合併症	肝硬変，うっ血性心不全，肺水腫，肺炎，甲状腺機能低下症	甲状腺機能亢進症
生活習慣		タバコ，マリファナ
食　事	高炭水化物低タンパク食	低炭水化物高タンパク食，炭火焼肉
併用薬物	エリスロマイシン，プロプラノロール，インフルエンザワクチン，経口避妊薬など	フェノバルビタール，フェニトイン，リファンピシン，カルバマゼピン，イソプレナリンなど

副作用・相互作用

テオフィリンの副作用として，不眠，悪心・嘔吐，頭痛，不整脈などが現れる（テオフィリン中毒）．テオフィリンは有効血中濃度範囲が狭く，また，有害反応が出現する血中濃度が有効血中濃度に近いため，TDM（治療的薬物モニタリング）が必要である（図 6.3）．

c．抗アレルギー薬
作用機序と分類

肥満細胞からのヒスタミンやロイコトリエン類（LTC_4, D_4, E_4 など）のケミカルメディエータ

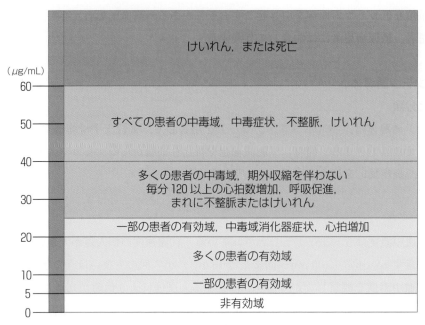

図 6.3　テオフィリンの血中濃度と効果および副作用の関係

表 6.2　主な気管支拡張薬

分　類	一般名	商品名	剤　形
アドレナリン β_2 受容体刺激薬	サルメテロールキシナホ酸塩	セレベント	吸入剤
	アドレナリン	ボスミン	注射剤
	エフェドリン塩酸塩	エフェドリン	経口剤，注射剤
	メチルエフェドリン塩酸塩	メチエフ	〃
	イソプレナリン塩酸塩	プロタノールL	注射剤
	メトキシフェナミン塩酸塩	フェナミン	経口剤
	サルブタモール硫酸塩	ベネトリン	経口剤，吸入剤
	テルブタリン硫酸塩	ブリカニール	経口剤，注射剤
	ツロブテロール塩酸塩	ホクナリン	経口剤，経皮吸収剤
		ベラチン	経口剤
	フェノテロール臭化水素酸塩	ベロテック	経口剤，吸入剤
	プロカテロール塩酸塩水和物	メプチン	〃
		メプチンミニ	経口剤
	クレンブテロール塩酸塩	スピロペント	〃
キサンチン誘導体	アミノフィリン*	ネオフィリン	経口剤，注射剤
	テオフィリン（徐放性製剤）	テオドール	経口剤
	ジプロフィリン	ジプロフィリン注	注射剤
	プロキシフィリン	モノフィリン	経口剤，注射剤

＊　アミノフィリンはテオフィリンとエチレンジアミンの合剤である．テオフィリンは水に難溶のため，
　溶解補助剤としてエチレンジアミンを使用している．同量のテオフィリンを1とするとアミノフィ
　リンはおおむね0.8のテオフィリン含量に換算される．

ーの遊離を抑制する（クロモグリク酸ナトリウム，トラニラスト）．

使い方

　抗アレルギー薬は，すでに起こっている気管支喘息発作を抑制する薬物ではないので，そのことを十分理解したうえで患者に使用してもらう必要がある．

　クロモグリク酸ナトリウムは，吸入液をネブライザーを用いて吸入するか，あるいはカプセル剤をイーヘラーを用いて吸入する（図6.4）．1回20 mgを1日3～4回使用する．エアゾールは1回2 mgを1日4回使用する．

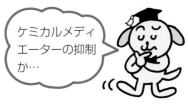

ケミカルメディ
エーターの抑制
か…

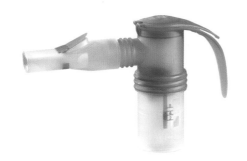

図6.4　ネブライザー

（写真提供：村中医療器）

副作用・相互作用

　クロモグリク酸ナトリウムのようなⅠ型アレルギー（表6.3）を抑制する薬物では，吸入の場合に局所刺激がまれにみられる程度である．また，ごくまれにアナフィラキシー様症状がある．

d. ステロイド性抗炎症薬

作用機序と分類

　抗炎症タンパクであるリポコルチン産生を亢進させる．このタンパクはアラキドン酸カスケー

表6.3　アレルギーの分類

Ⅰ型	アナフィラキシーショック，アレルギー性気管支喘息，じんま疹，アレルギー性鼻炎等
Ⅱ型	自己免疫性溶血性貧血，特発性血小板減少性紫斑病，重症筋無力症，新生児溶血性黄疸，薬物アレルギーとしての溶血性貧血，顆粒球減少症
Ⅲ型	血清病，糸球性腎炎，全身性エリテマトーデス
Ⅳ型	同種移植片拒絶反応，ツベルクリン反応，接触皮膚炎

＊1　Ⅰ型からⅢ型は，反応が速やかに現れるので即時型アレルギーと呼ばれ，Ⅳ型は反応の発現に時間がかかるので遅延型アレルギーと呼ばれる．

＊2　Ⅰ型アレルギーに対しては，一般の H_1 受容体遮断薬によりアレルギー反応のケミカルメディエーターの遊離・生成を抑制したり，その受容体を遮断したりあるいはその作用に非特異的に拮抗する薬物が用いられる．

表 6.4　喘息治療薬

分　類		一般名	商品名	剤　形
吸入用ステロイド薬		ベクロメタゾンプロピオン酸エステル	キュバール	吸入剤
		フルチカゾンプロピオン酸エステル	フルタイド	〃
		ブデソニド	パルミコート	〃
		フルチカゾン・サルメテロール合剤	アドエア	〃
		ブデソニド・ホルモテロールフマル酸塩合剤	シムビコート	〃
		ブデソニド・グリコピロニウム臭化物・ホルモテロールフマル酸塩水和物	ビレーズトリエアロスフィア 56	〃
		グリコピロニウム臭化物・インダカテロールマレイン酸塩	ウルティブロ	〃
抗アレルギー薬	酸性化合物	クロモグリク酸ナトリウム	インタール	経口剤, 吸入剤
		トラニラスト	リザベン	経口剤
		アンレキサノクス	ソルファ	〃
	塩基性化合物	ケトチフェンフマル酸塩	ザジテン	経口剤
		アゼラスチン塩酸塩	アゼプチン	〃
		オキサトミド	セルテクト	〃
	ピラゾロピリジン誘導体	イブジラスト	ケタス	経口剤
抗コリン薬		イプラトロピウム臭化物水和物	アトロベント	吸入剤
		オキシトロピウム臭化物水和物	テルシガン	〃
		チオトロピウム臭化物水和物	スピリーバ	〃
ロイコトリエン拮抗薬		プランルカスト	オノン	経口剤
		モンテルカスト	シングレア	〃
Th2 サイトカイン阻害薬		スプラタストトシル酸塩	アイピーディ	経口剤

ドのホスホリパーゼ A_2 抑制作用があり，結果的にロイコトリエン類，プロスタグランジン類およびPAF などのケミカルメディエーターの産生を低下させ，抗炎症作用を現す（フルチカゾンプロピオン酸エステル，ブデソニド）．

副作用・相互作用

　ステロイドの吸入剤の場合，直接的な薬物有害反応として口腔カンジダ症，嗄声(させい)がある．予防のために，使用後にうがいなどをする．

　全身性の薬物有害反応として，副腎系に対する抑制，骨代謝に対する作用が考えられる．また，長期連用により免疫低下や肥満などが起こる．

e．抗コリン薬

作用機序と分類

　副交感神経（迷走神経）の緊張亢進による気道収縮を抑制することで気管支拡張作用を期待する薬物である．気管支喘息治療においては，補助的な位置づけの薬剤で，β_2 刺激薬との併用や予防薬として使用される．

副作用・相互作用

　イプラトロピウム臭化物，オキシトロピウム臭化物などの抗コリン作用をもった薬物では，口渇，心悸亢進などの副作用が現れる．また，前立腺肥大症や緑内障患者には禁忌である．

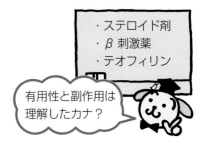

・ステロイド剤
・β 刺激薬
・テオフィリン

有用性と副作用は理解したカナ？

呼吸器感染症等による激しい咳，痰

A　基礎知識

1）咳

疾病の病態

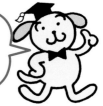

咳はむやみに止めてはいけない！
でも咳の原因は取り除いてあげなければいけないね！

　咳の発生機序は，まず喉頭から気管分岐部にある機械的受容体，気管支から細気管支に分布する化学受容体，気管支から細気管支，呼吸細気管支から肺胞に分布する伸展受容器が刺激されることにより，そのインパルスが舌咽神経，上喉咽神経，迷走神経肺枝，横隔膜神経を介して咳中枢に伝えられる．咳中枢からの刺激は迷走神経，下喉咽神経，横隔膜神経，肋間神経などを介して各部位に伝達され，咳が起こる．

　咳反射は，気道の異物を排除するための防御反射であるので，臨床的にはむやみに止めるべきではない．咳がみられる場合には，まず，その原因を明らかにし，原因に対する治療を行うことが重要である．

　咳の原因となる因子として，肺炎や気管支拡張症など感染が関与している場合や，気管支喘息や咳喘息のように気管支の収縮が原因である場合などが考えられる．前者の場合には抗菌薬などを用い，後者の場合には気管支拡張薬を用いることにより効果が期待できる．

　しかし，咳発作が長期にわたり持続すると，睡眠障害や肺胞の破壊による肺気腫，胸痛，鼻出血，頭痛，気胸，咳失神を起こすことがある．また，咳によって肋骨骨折，鼠径ヘルニア，椎間板ヘルニアのような病態は回復が遅れてしまうことがある．このような場合には鎮咳薬が必要となる．

治療方針

　鎮咳薬には大きく分けて中枢性麻薬性鎮咳薬（コデインリン酸塩，ジヒドロコデインリン酸塩）と，中枢性非麻薬性鎮咳薬（デキストロメトルファン臭化水素酸塩，ジメチルファンリン酸塩）がある．

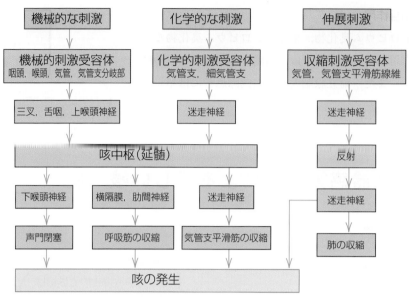

図 6.5 咳の発生機序

2) 痰

疾病の病態

気道は，粘膜下にある気管支分泌腺や上皮にある杯細胞からの分泌液により通常適度に湿潤化され，気道に侵入した異物を分泌液とともに痰として体外に排出する機能を果たしている．

痰は，咽頭，喉頭に違和感を生じさせ咳の原因ともなる．また，粘稠度の高い痰は，気管支をつまらせ，呼吸に障害を与える．

痰は，非感染性のものと感染由来のものとがあり，非感染性のものはムコ多糖の線維でできており粘稠度は低く，比較的取り除きやすい．しかし，感染性のものはムコ多糖の線維が分断されており，組織や細胞の破壊により逸脱した DNA の線維に置き換えられ，高い粘稠性を有している．

この高い粘稠度をもった痰は容易に除去しにくく，呼吸に障害を及ぼし，呼吸困難や窒息を引き起こすことがある．

治療方針

痰の除去は，高い粘稠性を低下させ，気管支，咽頭への吸着性を低下させることにより容易になる．痰の粘稠性の低下には，気道分泌を亢進させて粘稠性を低下させる方法，水分を補い粘稠性を低下させる方法，痰を分解して喀出を容易にする方法などがある．

B　治療薬

1）鎮咳薬

作用機序と分類

　コデインリン酸塩，ジヒドロコデインリン酸塩，ノスカピン，デキストロメトルファン臭化水素酸塩など．モルヒネ塩酸塩同様に，咳中枢に作用して咳反射を抑制するとともに，鎮痛，呼吸抑制，消化管平滑筋のれん縮作用がある．乳幼児，高齢者には要注意．

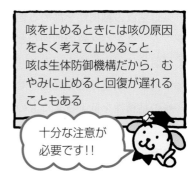

咳を止めるときには咳の原因をよく考えて止めること．咳は生体防御機構だから，むやみに止めると回復が遅れることもある

十分な注意が必要です!!

副作用・相互作用

（1）麻薬性鎮咳薬：コデイン，ジヒドロコデイン

　副作用として便秘，眠気，排尿困難，大量与薬による気道収縮，痰の粘稠化．連用により耐性が出現することがある．

　コデインリン酸塩，ジヒドロコデインリン酸塩は麻薬の指定を受けているが，100倍散以下の濃度のものは麻薬指定から除外され，家庭麻薬の取り扱いになる．

（2）非麻薬性鎮咳薬：ノスカピン，デキストロメトルファン

　めまい，口渇，眠気，食欲不振，軽度の動悸，便秘など．

表 6.5　鎮咳薬

分　類	一般名	商品名	剤　形
中枢性麻薬性鎮咳薬	ジヒドロコデインリン酸塩 コデインリン酸塩	リン酸ジヒドロコデイン リン酸コデイン	経口剤 〃
中枢性非麻薬性鎮咳薬	ノスカピン ジメモルファンリン酸塩 チペピジンヒベンズ酸塩 デキストロメトルファン臭化水素酸塩	ノスカピン アストミン アスベリン メジコン	経口剤 〃 〃 〃
生薬	桜皮エキス 杏仁 漢方薬（麦門冬湯）		経口剤 〃 〃

2）去痰薬

作用機序

　去痰薬は気道の分泌を促進して痰の粘稠性を下げ，粘膜を湿潤化して痰の喀出を容易にする薬物である．痰のうち非感染性のものはムコ多糖の線維でできているが，感染性のものはムコ多糖の

痰の粘稠性がポイントだ

線維が分断され，組織や細胞の破壊により逸脱したDNAの線維に置き換えられ，高い粘稠性を有している．

　気道粘液の粘稠性を高める他の要因として，水分の減少，ナトリウム，カリウムの不足，カルシウム，タンパク質の増加などがある（図6.6）.
①反射的に気道分泌を促進させる薬物:トコンアルカロイド，サポニン類，アンモニウム塩など.
②末梢性に気道分泌を促進させるもの:ブロムヘキシン塩酸塩，ヨード塩，アンモニウム塩など.
③痰の粘稠性を低下させるもの:システイン誘導体（ムコ多糖を分解），酵素製剤（タンパク分解）.

使い方

　ヨード薬は病巣を軟化させるので，活動期の肺結核患者には慎重に用いる．また，塩化アンモ

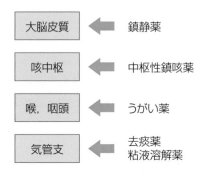

図6.6　鎮咳去痰薬の作用点

表6.6　去痰薬

分　類	一般名	商品名	剤　形
塩類去痰薬	アンモニア・ウイキョウ精 ヨウ化カリウム	アンモニア・ウイキョウ精	経口剤 〃
刺激性去痰薬	サポニン類 生薬（セネガ，オンジ，キキョウ）	セネガシロップ	経口剤 〃
催吐性去痰薬	トコン	トコン末	経口剤
粘液溶解薬	L-メチルシステイン塩酸塩 ブロムヘキシン塩酸塩	ゼオチン，ペクタイト ビソルボン	経口剤 経口剤, 吸入剤, 注射剤
粘液修復薬	カルボシステイン	ムコダイン	経口剤
粘液潤滑薬	アンブロキソール塩酸塩	ムコソルバン プルスマリンA ムコサール	経口剤 〃 〃

ニウムは，肝硬変患者でアンモニア中毒を起こす可能性があるので使用してはならない．

■ 慢性呼吸不全

A 基礎知識

疾病の病態

慢性呼吸不全は原因のいかんを問わず，動脈血ガスが異常な値を示し，生体が正常な機能を営めなくなった状態をさす．呼吸不全の原因は多様であり，慢性閉塞性肺疾患，肺結核後遺症，肺線維症，肺がんなどがある．

治療方針

禁煙：原因疾患に関係なく禁煙を行う．

酸素療法：慢性呼吸不全に起因する低酸素血症の顕著な症例に酸素療法が有効．

運動療法：慢性呼吸不全患者では，呼吸困難のため動くことを避ける傾向にある．腹式呼吸，口すぼめ呼吸を行い，患者の呼吸困難感に応じた歩行訓練，上肢運動，胸郭運動，腹筋運動などを行う．

栄養指導：慢性呼吸不全患者では，呼吸に伴うエネルギー消費が増大していることもあって，栄養障害を認めることが多い．ガスを発生する食品を避けて高タンパク食を与える．

急性増悪の予防：気道・肺感染は症状を増悪させる．インフルエンザワクチンや肺炎球菌ワクチンの接種を行う．

B 治療薬

呼吸興奮薬（促進薬）

作用機序と分類

呼吸興奮薬は，呼吸中枢に対して直接的に刺激作用を示す呼吸中枢興奮薬と，頸動脈小体を介して反射的に呼吸中枢を興奮させる反射性呼吸興奮薬があり，いずれも呼吸運動の頻度や換気量を増大させる薬物である．

呼吸興奮薬は昏睡時などの呼吸確保に用いる．呼吸中枢を選択的に刺激して呼吸促進を示し，麻酔薬などによる呼吸障害，催眠剤中毒，新生児仮死の呼吸障害，肺炎の呼吸障害のときに使用される（ドキサプラム塩酸塩，ジモルホラミン）．

副作用・相互作用

中枢性呼吸興奮薬はショック，めまい，不眠などが起こることがある．また，抗うつ薬の作用を増強することがある．末梢性呼吸興奮薬では，興奮状態，振戦，頻脈などの副作用が知られている．また，交感神経興奮薬の作用を増強する．

表 6.7　主な呼吸興奮（促進）薬

分　類	一般名	商品名	剤　形
中枢性呼吸興奮薬	ジモルホラミン フルマゼニル	テラプチク アネキセート	注射剤 〃
末梢性呼吸興奮薬	ドキサプラム	ドプラム	注射剤
麻薬拮抗薬	レバロルファン酒石酸塩 ナロキソン	ロルファン ナロキソン塩酸塩	注射剤 〃

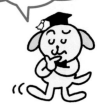

麻薬中毒の呼吸抑制には麻薬拮抗薬でないと無効．逆に，麻薬拮抗薬では，肺換気不全には無効だよ!!

びまん性汎細気管支炎

A 基礎知識

びまん性汎細気管支炎（diffuse panbronchiolitis：DPB）は，炎症が気管支末端の呼吸細気管支全層に広がり，呼吸細気管支のむくみ，分泌物の増加により気道が狭められ，呼吸困難，喘鳴，咳，痰など気管支喘息と同様な症状が出る疾患であり，患者の80％が慢性副鼻腔炎を合併しているのが特徴である．

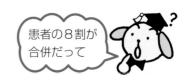

患者の8割が合併だって

B 治療薬

エリスロマイシンやクラリスロマイシンのような14員環マクロライド系抗生物質の少量長期与薬が有効である．マクロライド系抗生物質の与薬により気道液中の細菌が消失しなくても治癒すること，エリスロマイシンにまったく感受性をもたない緑膿菌症例でも有効であることなどから，マクロライドの DPB に対する作用として，抗菌作用以外のメカニズムが考えられている．マクロライド系抗生物質の作用としてこれまでに，気道上皮の粘液分泌抑制，インターロイキン8（IL-8）やロイコトリエン B_4（LTB_4）などの好中球遊走因子抑制などによるとされており，気道の炎症病態を抑制する方向に作用しているものと考えられている．

副作用・相互作用

消化器症状が主であるが，用量が少ないため，一般的には副作用は少ない．

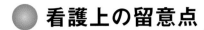
看護上の留意点

1. テオフィリンは有効血中濃度範囲が狭く，また，有害反応が出現する血中濃度が有効血中濃度と近いため，一定期間ごとに血中薬物濃度の測定（TDM）が必要となる．
2. 呼吸器疾患で，去痰がうまく行えない患者では，痰を詰まらせることによる呼吸不全で最悪の場合，死に至る．また，病原菌を多く含んだ喀痰を長時間気管支などに存在させておくことは，感染を助長する結果にもなる．さらに，痰が絡んでいる状態では，十分な呼吸が維持できないこともあり，酸素飽和度などのチェックを行う必要も出てくる．特に高齢者の場合に重要となる．

［学習課題］

1) 慢性気管支喘息の治療に用いる薬剤の主な分類を示しなさい．
2) ステロイド剤を使用する際の注意点を述べなさい．
3) 気管支拡張薬（β刺激薬，キサンチン誘導体）を使用する際の注意点を述べなさい．
4) 安易に鎮咳薬を使用すべきでない理由を述べなさい．
5) 気管支喘息の発作を誘発する因子を述べなさい．

キーワード

ケミカルメディエーター　　ヒスタミン　　ロイコトリエン　　プロスタグランジン　　キサンチン誘導体
PAF（血小板活性化因子）　　気管支拡張薬　　細胞内サイクリック AMP　　ホスホジエステラーゼ
テオフィリン　　アレルギー性気管支喘息　　ホスホリパーゼ A_2　　抗コリン薬　　鎮咳薬　　去痰薬
呼吸興奮薬　　マクロライド系抗生物質

消化器系作用薬

消化器疾患の病態生理と薬物療法の基本（薬理作用，副作用）を学ぶ.

消化器系作用薬は，次のように胃に作用する薬と腸に作用する薬に分けられる.

①胃に作用する薬：抗消化性潰瘍薬（胃・十二指腸潰瘍治療薬），健胃薬，消化薬，胃運動調節薬，催吐薬，制吐薬.

②腸に作用する薬：催下薬（下剤），止瀉薬.

■ 胃炎，胃・十二指腸潰瘍

A 基礎知識

疾病の病態

胃炎は過剰分泌された胃酸によって胃粘膜が侵され，びらん，浮腫，出血などの炎症症状を起こした状態である. 胃・十二指腸潰瘍は胃炎の病態が粘膜筋板より筋層に達する組織欠損の状態である. 胃・十二指腸潰瘍は過剰に分泌された胃液によって粘液や粘膜が消化されて，粘膜下層から筋層が損傷を受けて発症することから消化性潰瘍ともいわれる.

これらの疾患はストレスや迷走神経興奮などの原因を取り除かなければ簡単に再発する. ヘリコバクター・ピロリ菌（Helicobacter pylori）が，胃・十二指腸潰瘍再発の一因であることが明らかになっている.

治療方針

①胃炎の治療には胃液の pH を上昇させる制酸薬を用いる.

②潰瘍発生の攻撃因子（胃酸，ペプシン）の影響を軽減する：胃酸分泌抑制薬を用いて胃酸，ペプシンの分泌を抑制し，制酸薬を用いて胃液の pH を上昇させ，胃液過剰による粘膜損傷を抑える.

③潰瘍発生の防御因子（粘膜分泌，粘膜血流，粘膜保護）を活性化する：粘液・重炭酸イオン分

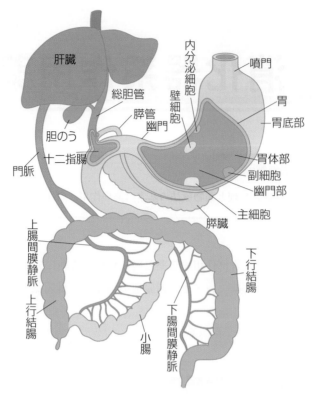

胃体部に分布する主細胞からはペプシノーゲン，壁細胞からは胃酸が分泌され，胃酸はペプシノーゲンをペプシンに変換する．内分泌細胞からはガストリン，副細胞からは粘液が分泌される．十二指腸に開口している総胆管からは胆汁，膵管からは膵液が分泌される．

図 7.1　消化器官の構造

　泌促進薬，粘膜成長促進薬などを用いて，損傷の修復，治療を促す．

④再発を予防するために潰瘍発生の原因を除去する：再発の一因とされるピロリ菌の除菌に抗菌薬を併用する．ストレスにはベンゾジアゼピン系の抗不安薬を用いる．

B　治療薬

胃炎治療薬，抗消化性潰瘍薬

　胃炎は胃液分泌過剰によって発生する．

　消化性潰瘍の原因には，粘膜攻撃因子と呼ばれる胃液過剰分泌と，それを促す迷走神経刺激やガストリン，ヒスタミンの分泌促進，アルコールやタバコによる胃粘膜障害，ストレス，NSAIDsの服用やピロリ菌による感染などがある．

　胃液分泌の機構は図 7.2 のようになっている．食物が胃に入ると消化のために壁細胞から胃酸，

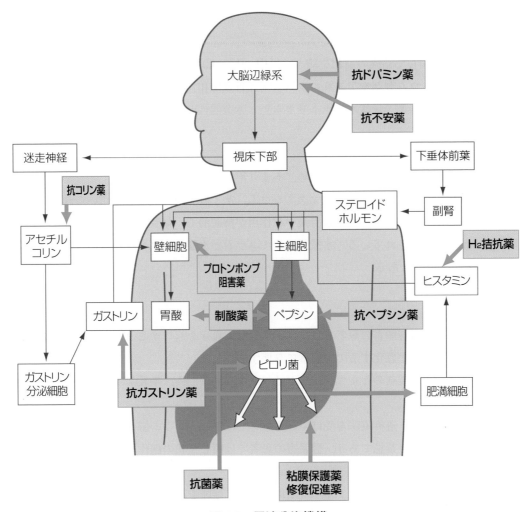

図7.2　胃液分泌機構

　主細胞からペプシノーゲンが分泌される．ペプシノーゲンは，胃酸によって活性化されペプシン
となる．さらに食事中のタンパク質でガストリン分泌細胞が刺激されると，分泌されたガストリ
ンが胃酸，ペプシンの分泌を増加させる．

　精神的ストレスによる大脳と迷走神経中枢の興奮は，胃液分
泌を増加させる．その他に飲酒や喫煙も胃液分泌を促進するこ
とが知られている．

　消化性潰瘍は治療に成功しても，その原因を取り除かなけれ
ば簡単に再発するので，生活習慣の改善を指導することも大切
である．

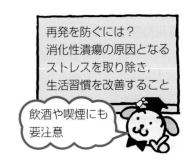

a．制酸薬

作用機序と分類

　過剰な胃酸を中和して粘膜の消化を防ぎ，胃内 pH を 4.0 以上にすることでペプシン活性を低下させる．マグネシウム製剤やアルミニウム製剤は胃酸中和作用が持続的で，粘膜保護作用も有している．吸収性制酸薬（炭酸水素ナトリウム）と非吸収性制酸薬がある．

使い方

　炭酸水素ナトリウムはその副作用のため，あまり用いられなくなった．

　胃炎には酸化マグネシウム，水酸化マグネシウム，ケイ酸アルミニウムが用いられる．ケイ酸マグネシウムと水酸化アルミニウムは胃酸中和作用が持続的で，粘膜保護作用をもつことから消化性潰瘍の治療に繁用されている．水酸化アルミニウムと水酸化マグネシウムの合剤（マーロックス®，マグテクト®）もある．

副作用・相互作用

①マグネシウム製剤は腎障害の患者では高マグネシウム血症を起こすことがあり，心機能障害や下痢の患者では症状が悪化するので慎重に与薬する．

②水酸化マグネシウム製剤のミルマグはカゼインを含有するため，牛乳アレルギーのある患者には禁忌である．

③アルミニウム製剤は，透析療法を受けている患者ではアルミニウム脳症，アルミニウム骨症を起こすことがあるため禁忌であり，腎障害の患者では同じ症状の副作用がみられるため慎重な与薬が必要である．

④炭酸水素ナトリウムは，体内ナトリウム増加によって浮腫を起こすため，腎障害，心機能障害の患者には慎重に与薬する．ナトリウム摂取制限を受けている患者には禁忌である．

⑤胃内 pH が上昇するため抗生物質などの併用薬の吸収は低下する．

⑥ニューキノロン系の抗菌薬は制酸薬に含まれるマグネシウムやアルミニウムとキレート形成を起こし，吸収が著しく低下するため，2～3時間の間をあけて与薬する必要がある．

b．ヒスタミン H₂ 受容体拮抗薬（H₂ ブロッカー）

作用機序と分類

　ヒスタミンによる壁細胞からの胃酸分泌を抑制するとともに，ガストリンとアセチルコリンによる胃酸,ペプシンの分泌も抑え，胃液分泌を強く抑制する．

H₂ ブロッカーの服用を急に中止すると，胃液分泌が急激に増加して，潰瘍が悪化することもある

リバウンド現象だよ！

使い方

　シメチジンは最初に開発された H₂ 拮抗薬であるが，副作用と

して抗アンドロゲン作用（男性の女性化乳房）があるため用いられることは少なくなった．ファモチジン，ラニチジン，ロキサチジン，ニザチジンが用いられているが，服用を中止すると胃液分泌の急激な増加（反跳現象：リバウンド）が起こり，潰瘍が再発増悪することがある．最近では一般薬としても市販されているので，H$_2$拮抗薬からの離脱には特に注意が必要である．

副作用・相互作用

①過敏症状（発疹，皮疹）がみられることがあり，他のH$_2$拮抗薬に対するアレルギーの既往歴のある患者では禁忌である．

②胃腸障害（悪心，嘔気，下痢，腹痛）．

③中枢神経障害（頭痛，眠気）．

④薬物代謝酵素の阻害がシメチジンにより起こることから，併用薬の作用増強などに注意が必要である．

⑤その他，白血球減少，間質性腎炎がみられることがある．

ｃ．抗コリン薬

作用機序と分類

アセチルコリンの作用に拮抗して，壁細胞からの胃酸分泌を抑制し，ガストリン分泌細胞への刺激を抑えて，ガストリンによる胃酸とペプシンの分泌を低下させる．また，迷走神経興奮による胃運動促進も抑制する．ピレンゼピンでは胃運動の抑制はみられない．

使い方

ブチルスコポラミン，プロパンテリンは胃炎，消化性潰瘍などに伴う胃腸の異常運動を鎮めるために用いられる．ピレンゼピンは胃腸の運動亢進のない病状の患者に用いられる．

副作用・相互作用

①抗コリン薬は胃腸平滑筋，心臓，唾液腺などのムスカリン受容体に対しても遮断作用を示すため，便秘，排尿困難，口渇，散瞳，頻脈などがみられる．

②ピレンゼピンは他の抗コリン薬に比べて，胃液分泌以外のムスカリン受容体遮断作用が弱く，便秘，口渇などは少ない．

③胃運動を抑制する抗コリン薬（ピレンゼピンを除く）は制酸薬の効果を延長する．

④抗うつ薬，抗ヒスタミン薬との併用で抗コリン作用の増強がみられることがある．

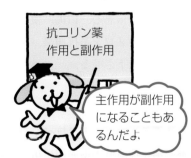

抗コリン薬
作用と副作用

主作用が副作用
になることもあ
るんだよ．

d．プロトンポンプ阻害薬（PPI）

作用機序と分類

　壁細胞において，胃酸生成のための水素イオン（H^+）を供給するプロトンポンプ（H^+, K^+-ATPアーゼ）を阻害して，胃酸分泌を抑制する．酵素活性阻害は強力かつ持続的（1回服用で24時間以上）で，薬が血中から消失しても胃酸分泌が抑制される．

　近年，胃酸による活性化を必要とせず，プロトンポンプのカリウムイオンに対して可逆的に競合することで胃酸分泌を抑制する新しい作用機序のPPI（カリウムイオン競合型アシッドブロッカー）であるボノプラザンが開発された．ボノプラザンは従来のPPIと比較して作用発現が早いことに加え，酸に対して安定であるため作用部位（胃酸の分泌細管）に長くとどまることで胃酸分泌抑制作用が長期に及ぶことも特徴である．

使い方

　H^+, K^+-ATPアーゼ阻害は不可逆的であり，作用が持続するため1日1回の与薬とし，胃潰瘍，逆流性食道炎では8週間まで，十二指腸潰瘍では6週間までの与薬期間とする．

副作用・相互作用

①肝機能障害（AST, ALT, ALP, γ-GTP上昇）.
②胃腸障害（下痢，軟便，悪心，便秘）．
③まれに眠気，頭痛がみられるので中枢抑制薬の作用を増強することがある．

e．抗ペプシン薬

作用機序と分類

　ショ糖硫酸エステルアルミニウム塩のスクラルファートは，ペプシンと直接結合して不活性化するほかに，潰瘍部の粘膜および粘膜タンパク質と結合して粘膜を保護する．また胃酸中和によるペプシン活性の抑制も認められる．

副作用・相互作用

①胃腸障害（悪心，口渇，便秘）がみられることがある．
②ニューキノロン系抗菌薬，テトラサイクリン系抗生物質などの併用薬を吸着し，消化管からの吸収を低下させる．

使い方

　スクラルファートは抗ペプシン作用に加えて，制酸作用，粘膜保護作用も有しているので，胃炎，消化性潰瘍の増悪期に用いられる．

ｆ．抗ガストリン薬

作用機序と分類

ガストリン分泌を抑制して，胃酸とペプシンの分泌促進を抑制する．

使い方

プログルミドは粘膜保護と組織修復作用もあるので急性増悪期の治療に用いられる．

副作用・相互作用

胃腸障害（悪心，嘔気，嘔吐，便秘，下痢）．

ｇ．抗ドパミン薬

作用機序と分類

胃の副交感神経にあるドパミン D_2 受容体を遮断し，アセチルコリンの遊離を促進して胃運動を活発にする．胃運動促進によって胃液の排出が促進され，潰瘍面と胃液との接触時間を短くする．

使い方

胃炎，消化性潰瘍の治療に用いるほかに，胃運動低下による消化機能異常に用いられる．

副作用・相互作用

①重大な副作用として，パーキンソン症候群（錐体外路障害）を起こすことがあるので注意を要する．
②中枢抑制による眠気，めまいがみられるので，自動車の運転はしないように注意する．

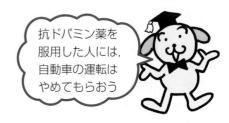

抗ドパミン薬を服用した人には，自動車の運転はやめてもらおう

ｈ．防御因子増強薬（粘膜保護薬，組織修復促進薬）

作用機序と分類

ここに分類される薬物は胃粘液の分泌促進，粘膜修復物質（高分子糖タンパク質，リン脂質）の合成促進，粘膜保護作用をもつ PGE_2，PGI_2 合成促進，粘膜血流増加などによって粘膜保護，修復作用を示す．

使い方

テプレノン，ソファルコンは胃粘膜病変（びらん，出血，発赤，浮腫）の改善にも繁用され，他薬の胃粘膜障害の予防のためにも併用される．メチルメチオニン，ゲファルナートは損傷組織を修復し，潰瘍への病状悪化を抑えるために用いられる．

セトラキサートは難治性，再発性潰瘍に用いられ，H_2 受容体拮抗薬から離脱するための代薬にも適している．そのほかにはアズレン，ポラプレジンク，エカベトナトリウム，アズレンと L-グルタミンの合剤（マーズレン®S）が胃炎，消化性潰瘍，他薬の胃腸障害予防に用いられている．

プロスタグランジン類のミソプロストール，エンプロスチルは，非ステロイド性酸性抗炎症薬（酸性 NSAIDs）の主たる副作用である胃腸障害の軽減のために併用される．しかし，プロスタグランジン類の薬は，妊婦には禁忌であるなど，副作用が多くみられることから使用が限られている．

酸性 NSAIDs の
副作用を
予防するには？

粘膜保護薬のテプレノン，
ソファルコンなどがよく
使われているよ

副作用・相互作用

①胃腸障害（便秘，下痢，嘔気，口渇，腹痛，腹部膨満感）は共通する副作用である．

②テプレノン，ミソプロストール，エンプロスチルでは，肝機能障害（AST，ALT，ALP 上昇）がみられる．

i．抗不安薬

作用機序と分類

ベンゾジアゼピン系抗不安薬は大脳皮質，辺縁系，間脳などにおいて中枢抑制系 GABA 受容体機能を促進させ，中枢神経の過剰興奮を抑制し，消化性潰瘍の原因となるストレスによって発生する不安，不眠などの過剰興奮を抑える（第3章の「睡眠薬」参照）．

使い方

胃炎，消化性潰瘍の原因となるストレスから発生する不安，不眠を抑え，ストレスを取り除くために用いる．

副作用・相互作用

①緑内障，重症筋無力症の患者では症状が悪化するので使用禁忌である．

②中枢神経抑制（眠気，注意力と集中力の低下）がみられるので自動車の運転などはさせないように注意する．

③アルコールと併用すると中枢神経抑制が増強される．

j．抗ヘリコバクター・ピロリ菌薬

作用機序と分類

抗生物質のアモキシシリンは細胞壁合成を阻害し，クラリスロマイシンはタンパク質合成を阻害することによって抗菌作用を示す．

表 7.1　抗消化性潰瘍薬

分　類	一般名	商品名	剤　形
制酸薬	酸化マグネシウム	重カマ 重質酸化マグネシウム	経口剤 〃
	水酸化マグネシウム ケイ酸マグネシウム	ミルマグ	〃 〃
	水酸化アルミニウム ケイ酸アルミニウム	アルミゲル アドソルビン	〃 〃
ヒスタミン H$_2$ 受容体拮抗薬	シメチジン	タガメット	経口剤, 注射剤
	ラニチジン	ザンタック	経口剤
	ファモチジン	ガスター	〃
	ロキサチジン	アルタット	〃
	ニザチジン	アシノン	〃
抗コリン薬	ピレンゼピン	ガストロゼピン	経口剤
	プロパンテリン	プロ・バンサイン	〃
	ブチルスコポラミン	ブスコパン	経口剤, 注射剤
プロトンポンプ阻害薬	オメプラゾール	オメプラゾン, オメプラール	経口剤, 注射剤
	ランソプラゾール	タケプロン	〃
	ラベプラゾール	パリエット	〃
	エソメプラゾール	ネキシウム	〃
カリウムイオン競合型アシッドブロッカー（P-CAB）	ボノプラザン	タケキャブ	経口剤
抗ペプシン薬	スクラルファート	アルサルミン	経口剤
抗ガストリン薬	プログルミド	プロミド	経口剤
ドパミン D$_2$ 受容体拮抗薬	スルピリド	ドグマチール	経口剤
	メトクロプラミド	プリンペラン	経口剤, 注射剤
	ドンペリドン	ナウゼリン	経口剤, 坐剤
防御因子増強薬 （粘膜保護薬, 組織修復促進薬）	テプレノン	セルベックス	経口剤
	ソファルコン	ソロン	〃
	メチルメチオニン	キャベジンU	〃
	ゲファルナート	ゲファニール	〃
	セトラキサート	ノイエル	〃
	アズレン	アズノール	〃
	ポラプレジンク	プロマックD	〃
	エカベトナトリウム	ガストローム	〃
	ミソプロストール	サイトテック	〃
抗不安薬	ジアゼパム	セルシン	経口剤
	フルトプラゼパム	レスタス	〃
抗ヘリコバクター・ピロリ菌薬	アモキシシリン	サワシリン	経口剤
	クラリスロマイシン	クラリス	〃
	メトロニダゾール	フラジール	〃

使い方

　十分な抗菌効果を得て，耐性菌の発現を防ぐ目的でアモキシシリン，クラリスロマイシンが併用される．これらの抗菌薬とプロトンポンプ阻害薬の三者併用では抗菌作用が強められ，潰瘍の再発予防に効果的である．

　除菌不成功例に対しては，クラリスロマイシンをメトロニダゾールに換えた三者併用も使われる．

副作用・相互作用

①胃腸障害（食欲不振，悪心，嘔気，嘔吐，胃部不快感，腹痛，下痢）．

②アモキシシリン，クラリスロマイシンでは過敏症，肝機
　能障害（AST，ALT 上昇）がみられることがある．

③クラリスロマイシンは多くの薬物との間に相互作用がみ
　られ，中枢抑制，腎障害，肝機能障害，心機能障害を増
　悪させる．

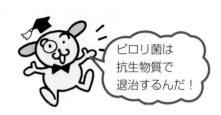

ピロリ菌は
抗生物質で
退治するんだ！

食欲不振，消化不良

A　基礎知識

疾病の病態

　唾液，胃液分泌の低下，胃運動の抑制で食物の消化が遅れ，胃内容物が停滞している状態である．

治療方針

①味覚を刺激して消化液の分泌を促し，胃運動を促進させるために苦味健胃薬を用いる．

②胃粘膜を刺激して，胃液分泌，胃腸運動を促進させるために芳香性健胃薬を用いる．

③消化不良を解消するために各種消化酵素薬を用いる．

④胃運動低下で起こる胃内容物停滞による食欲不振，膨満感，もたれ，嘔気などの不快症状を改
　善する．

B　治療薬

食欲不振，消化不良改善薬

ａ．健胃消化薬

作用機序と分類

　健胃消化薬は苦味，芳香性，辛味健胃薬と消化薬に分類される．表 7.2 に生薬，消化酵素と作用機序を示した．

使い方

　生薬エキスが単独で用いられるのは，一般用薬のみである．苦味，芳香，辛味の生薬エキスを配合した総合健胃薬，消化酵素を併用した健胃消化薬および制酸，健胃，消化，整腸の2つ以上の作用を併せた総合消化器管用薬として用いられている．

副作用・相互作用

①胃腸障害（下痢，悪心，嘔気，便秘）．

②複数の生薬エキス配合，制酸，健胃，消化などの作用を併せて用いるため，他の内服薬の吸収に影響を与える．

b．胃運動調節薬

作用機序と分類

　胃の運動亢進は迷走神経興奮によって起こり，これに伴う胃酸分泌の促進も加わって消化性潰瘍の原因となる．抗コリン薬は胃の運動促進を抑制する（前出「胃炎治療薬，抗消化性潰瘍薬，c．抗コリン薬」参照）．

　胃運動の低下は胃内容物の停滞による食欲不振，膨満感，もたれ，嘔気などの不快症状の原因となる．このような不快症状を改善するために抗ドパミン薬，抗セロトニン薬が用いられる．

　抗ドパミン薬は胃の副交感神経のドパミン受容体を遮断し，胃腸運動を刺激するアセチルコリンの遊離を促進する．

表7.2　健胃消化薬

健胃薬	苦　味	ゲンチアナ センブリ ホミカ オウゴン	舌の味覚神経末梢刺激による唾液，胃酸分泌の促進
	芳　香	ケイヒ トウヒ ハッカ ウイキョウ	嗅覚反射と胃粘膜刺激による胃液分泌，胃腸運動の促進
	辛　味	コショウ サンショウ トウガラシ	胃粘膜刺激による胃液分泌促進
消化薬		ジアスターゼ ペプシン パンクレアチン ユウタン	消化能の促進

制酸，健胃，消化，整腸の作用を組み合わせて総合胃腸薬にしているんだよ

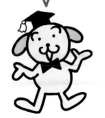

使い方

胃内容物の停滞による食欲不振，膨満感，もたれ，嘔気などの不快症状を改善するためにメトクロプラミド，ドンペリドン，スルピリドを用いる．

副作用・相互作用

①抗ドパミン薬については前出の「胃炎治療薬，抗消化性潰瘍薬，g.抗ドパミン薬」を参照．

②メトクロプラミド（プリンペラン®）では胃腸障害（下痢，腹痛，便秘），精神神経症状（頭痛，眠気，倦怠感，めまい），錐体外路症状（手指振戦，筋硬直，頸・顔部のれん縮，眼球回転発作，焦燥感）がみられることがある．

③メトクロプラミドとクロルプロマジン，ハロペリドール，レセルピンとの併用で錐体外路症状，内分泌機能異常が発現しやすくなるので注意を要する．

▎嘔 吐

A 基礎知識

疾病の病態

嘔吐は，嘔吐中枢の興奮でみられる胃内容物を吐き出そうとする生体防御機能の一つである．嘔吐中枢の興奮は迷走神経を介して胃に伝わり，横隔膜神経と腹筋支配神経の刺激で嘔吐が起こる．

治療方針

①嘔吐が続くと体力を消耗し，脱水症状がみられると危険であるため，制吐薬に加えて，補液を行う．

②誤飲した有害物質を吐き出させるために催吐薬を用いる場合は，有害物質の化学的性質を考慮する．

B 治療薬

催吐薬，制吐薬

a．催吐薬

作用機序と分類

末梢性催吐薬は，直接胃粘膜を刺激して嘔吐を誘発する．中枢性催吐薬は延髄にある化学受容器引き金帯（chemoreceptor trigger zone：CTZ）に作用して嘔吐中枢を興奮させる．トコンアルカロイドのエメチンは末梢と中枢の両方へ作用する．

使い方

　誤って飲んだ毒物などを吐き出させるために，末梢性催吐薬のトコン（吐根），硫酸銅，硫酸亜鉛を用いる．硫酸銅はリンと難吸収性の化合物をつくるのでリンの吐出だけではなく，吸収を抑えて解毒作用も示す薬である．催吐薬の使用は誤飲した毒劇物の化学的性質を考慮して慎重に行う必要がある．

　中枢性催吐薬には麻薬性鎮痛薬のモルヒネ，アポモルヒネがあるが，医療用催吐薬として使用されることはなく，制吐薬の薬効試験で実験動物に嘔吐を誘発させるために用いられる．

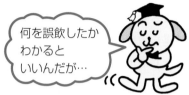

何を誤飲したか
わかると
いいんだが…

副作用・相互作用

　強酸，強アルカリのような腐食性の毒劇物を吐き出させるときに催吐薬を用いると，胃や食道の粘膜障害を増悪させる．

b．制吐薬

作用機序と分類

　中枢性と末梢性の制吐作用があり，抗ドパミン薬，抗セロトニン薬はCTZを介して嘔吐中枢の興奮を抑制する．ヒスタミン H_1 受容体拮抗薬は大脳皮質，小脳，三半規管と嘔吐中枢を抑制する．抗コリン薬は迷走神経ムスカリン受容体を遮断することによって末梢性に嘔吐を抑制する．局所麻酔薬は胃の知覚神経を麻痺させて制吐作用を示す．抗ドパミン薬，抗セロトニン薬は求心性迷走神経興奮を抑制する末梢性の作用も有している．

使い方

　ジフェンヒドラミン，ジメンヒドリナートは，動揺病（車，船，飛行機などの乗物酔い）の予

表 7.3　制吐薬

分　類	一般名	商品名	剤　形
制吐薬			
末梢性	スコポラミン	ハイスコ	注射剤
	アミノ安息香酸エチル	アネステジン	経口剤
中枢性	クロルプロマジン	コントミン	〃
	プロクロルペラジン	ノバミン	〃
	ドンペリドン	ナウゼリン	〃
	スルピリド	ドグマチール	〃
	オンダンセトロン	ゾフラン	経口剤，注射剤
	グラニセトロン	カイトリル	〃
	アザセトロン	セロトーン	〃

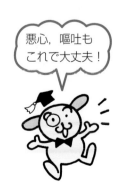

悪心，嘔吐も
これで大丈夫！

防と治療に用いられる．クロルプロマジン，プロクロルペラジンやドンペリドン，メトクロプラミド，スルピリドは麻薬，麻酔薬，放射線照射，化学物質による悪心，嘔吐に用いられるが，動揺病には無効である．

　制吐薬として使用される5-HT₃拮抗薬はオンダンセトロン，グラニセトロン，アザセトロンに加え近年，パロノセトロン，トロピセトロン，ラモセトロンなどが日本で承認され，抗腫瘍薬による強い悪心・嘔吐を抑える目的で用いられるラモセトロンは制吐薬としての使用に加え過敏性腸症候群治療薬としても用いられる．スコポラミンは麻酔薬による嘔吐抑制のために麻酔前与薬として用いる．アミノ安息香酸エチルは反射性嘔吐を抑えるために用いられる．

副作用・相互作用

①中枢性制吐薬では中枢抑制作用による眠気，倦怠感があるので，自動車などの運転はさせないようにする．

②クロルプロマジン，プロクロルペラジンはパーキンソン症候群のほかに催奇形性がある．

③ドンペリドンは血液−脳関門をほとんど通過しないため副作用は弱い．

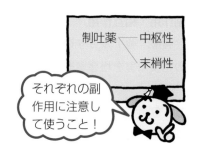

便秘，下痢

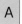 基礎知識

疾病の病態

　便秘と下痢は頻度の高い腸疾患である．便秘は大腸内腔の狭窄（炎症，ポリープ，腸閉塞など），内臓下垂などによる通過障害，腸の蠕動運動低下，排便反射の抑制による糞便の排泄障害で起こる症状である．

　下痢は神経性，細菌性刺激による腸運動促進，腸内容物や刺激の強い物質による腸壁の変化（水分や脂肪分吸収の低下）で起こる．

治療方針

①習慣性の便秘は催下薬を用いるとともに，食物繊維の摂取，軽い運動などの生活習慣の改善も勧める．

②下痢による脱水症状を抑えるために止瀉薬を用い，下痢の原因の治療も併せて行う．

B　治療薬

催下薬，止瀉薬

　腸に作用する薬はさまざまな原因による便秘，不消化物や有害物の排泄，各種胃腸管検査の補助剤の排泄，手術前の腸内容物の排泄などに用いられる催下薬（下剤）と，神経性，炎症性，中毒性などの種々の原因で起こる下痢症状に用いられる止瀉薬（下痢止め薬）がある．

a．催下薬

作用機序と分類

　塩類下薬は水分を集め腸内容物を軟化，膨張させて排便を刺激する．膨張性下薬は腸内で膨張し，腸運動を物理的に刺激する．刺激性下薬は小腸，大腸の運動を強め，水分吸収を抑制して腸内容物を軟化する．浸潤性下薬は薬が便の中へ浸潤して，軟化，膨潤化させる．

　ほとんどが低用量で緩下作用（軟便排泄），高用量で峻下作用（液状便排泄）を示す．

使い方

　硫酸マグネシウム，ヒマシ油は短時間で下痢を誘発するので有害物の排泄に用いられる．ピコスルファート，ビサコジル，アロエ，センナ，ダイオウなどは大腸で作用するため，小腸への影響が少ないことから，常習性便秘症に用いられる．

　カルメロースナトリウムは，軟便排泄で肛門痛がないことから痔疾患者にも使用できる．

副作用・相互作用

①硫酸マグネシウム，ヒマシ油，アロエ，ダイオウでは腹痛を伴うことがある．

②硫酸マグネシウムはニューキノロン系抗菌薬，テトラサイクリン系抗生物質とキレートを形成し，これらの薬の吸収を阻害する．

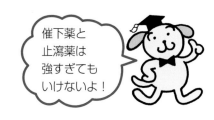

催下薬と
止瀉薬は
強すぎても
いけないよ！

b．止瀉薬

作用機序と分類

　抗コリン薬は，ムスカリン受容体を遮断して腸運動と水分および電解質の分泌を抑制する．ロペラミド，トリメブチンは，モルヒネ受容体を介して腸運動と分泌を抑制する．

　アラビアゴム，デンプンは粘性の薄膜で小腸粘膜を保護する．ケイ酸アルミニウム，ケイ酸マグネシウムは小腸粘膜保護作用と，下痢刺激を起こす有害物質，細菌，細菌毒素などを吸着除去する．

使い方

　ロペラミドは，腸運動を強く抑制するので急性下痢症に用いられる．ロートエキス，トリメブチンは腸の異常運動による腹痛を伴う下痢に有効である．

　食中毒菌などによる細菌性下痢には抗生物質，ニューキノロン薬を併用する．有害物質による下痢にはケイ酸アルミニウムなどの制酸薬が用いられる．

副作用・相互作用

①ロートエキスには，抗コリン作用があるため緑内障の患者には禁忌であり，視調節障害がみられることがあるため，自動車の運転には注意を要する（前出の「胃

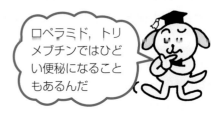

図 7.3　制吐薬，催下薬，止瀉薬の作用点

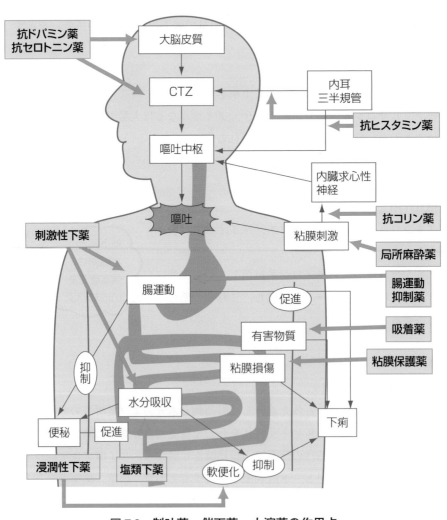

炎治療薬，抗消化性潰瘍薬，c.抗コリン薬」参照）.

②胃腸障害（腹部膨満感，嘔吐，食欲不振，腹痛，便秘）. ロペラミド，トリメブチンでは著しい便秘でイレウス様症状がみられることがある.

③アルミニウム製剤，マグネシウム製剤は制酸薬の項（胃炎治療薬，抗消化性潰瘍薬，a.制酸薬）を参照.

表7.4　催下薬，止瀉薬

分　類	一般名	商品名	剤　形
催下薬			
塩類	酸化マグネシウム	マグラックス，マグミット，酸化マグネシウム末	経口剤
膨張性	カンテン	カンテン末	経口剤
	カルメロースナトリウム	バルコーゼ	〃
刺激性	ヒマシ油	ヒマシ油	〃
	アロエ	アロエ末	〃
	センナ	センナ末	〃
	ダイオウ	ダイオウ末	〃
	ピコスルファート	ラキソベロン	〃
	ビサコジル	テレミンソフト，コーラック	経口剤，坐剤　　　〃
止瀉薬			
粘膜保護薬	アセンヤク	アセンヤク末	経口剤
	タンニン酸アルブミン	タンナルビン	〃
吸着薬	薬用炭	薬用炭	〃
	ケイ酸アルミニウム	アドソルビン	〃
	ケイ酸マグネシウム		〃
腸運動抑制薬	ロートエキス	ロートエキス散	〃
	ロペラミド	ロペミン	〃
	トリメブチン	セレキノン	〃

● 看護上の留意点

1. 胃炎，消化性潰瘍の原因はさまざまで，薬物治療で症状がなくなっても原因を取り除かないと簡単に再発する. 再発防止のために誘因や増悪因子を排除するような生活習慣の指導を行うことが必要である.

2. H_2拮抗薬のように胃液分泌を強く抑制する薬は，急に与薬を中止すると反跳現象で胃液分泌が著しい増加を示し，症状が増悪する. この薬からの離脱について適切な指導を行うことが重要である.

3. 便秘の治療では食事内容，水分摂取の重要性を理解させる.

4. 小児の下痢，嘔気では重い脱水症状になりやすいので，水分補給を行うとともに，患者の様態を十分に観察することが必要である.

参考

30年ぶりに開発された新規の便秘薬

　新しい催下薬（便秘薬）として上皮機能変容薬がいくつか開発された．これらの薬物はこれまでの催下薬とはまったく異なる薬理作用によるものである．

●クロライドチャネルアクチベーター

　小腸粘膜にはクロライド（Cl^-）チャネルが存在している．ルビプロストン（アミティーザ®）はこのチャネルを活性化することにより腸液分泌を亢進させる．その結果，腸管内の水分量が増え，便の水分量増加と柔軟化により排便が促進される．

●グアシル酸シクラーゼC（GC-C）受容体作動薬

　腸粘膜上皮細胞のグアニル酸シクラーゼC（GC-C）受容体にリナクロチド（リンゼス®）が結合すると，粘膜上皮細胞での腸液分泌の増加と腸管輸送能の促進を起こす．その結果，便の水分量の増加（ボリューム増加）と腸蠕動運動の亢進により便秘に効果を示す．

●胆汁酸トランスポーター阻害薬

　肝臓で生成され消化管内に分泌された胆汁酸は，回腸末端部の上皮細胞に発現している胆汁酸トランスポーター（IBAT）により再吸収されている．エロビキシバット（グーフィス®錠）はこの胆汁酸トランスポーターを阻害することにより胆汁酸は再吸収が抑制される．その結果，回盲部から大腸に移動・流入する胆汁酸の量が増加する．増加した胆汁酸による大腸粘膜からの水分分泌増加と蠕動運動促進により便秘に効果を示す．

［学習課題］

1) 消化性潰瘍の治療方針について述べなさい．
2) 次の薬物を制酸薬，ヒスタミン H_2 受容体拮抗薬，抗コリン薬，防御因子増強薬に分類しなさい．
　　①ケイ酸マグネシウム，②ピレンゼピン，③テプレノン，④ファモチジン，⑤プロパンテリン，⑥ニザチジン，⑦水酸化アルミニウム，⑧アズレン，⑨ブチルスコポラミン，⑩ソファルコン
3) H_2 受容体拮抗薬の作用機序と使用上の注意点について述べなさい．
4) 制吐薬の作用機序と分類について述べなさい．
5) 消化器疾患（胃炎，消化性潰瘍，便秘，下痢など）患者の看護上の留意点について述べなさい．

キーワード

ヘリコバクター・ピロリ菌　　ヒスタミン H_2 受容体拮抗薬（H_2 ブロッカー）　　プロトンポンプ阻害薬
抗コリン薬　　抗ペプシン薬　　抗ガストリン薬　　抗ドパミン薬　　粘膜保護薬　　組織修復促進薬
催吐薬　　制吐薬　　催下薬　　止瀉薬

8 ホルモン系・生殖器系作用薬

Ⅰ　ホルモン系作用薬

学習目標

各種ホルモンの作用，役割を理解し，内分泌器官の障害，異常に由来する疾患の治療薬について学ぶ．各疾患の治療薬作用機序，有用性ならびに副作用について理解を深める．

■ 糖尿病

A 基礎知識

疾患の病態

　糖尿病は内分泌疾患中最も頻度が高く，膵臓インスリンの絶対的または相対的欠乏により起こる．過血糖，糖尿，多尿，多飲，ケトアシドーシス，血管障害等の症状をきたす．

　長期間放置すると，全身の小血管の損傷，動脈硬化，心筋梗塞，四肢の動脈血栓が発症する．また，網膜症，腎症，神経炎が発症し，回復不能の状態となる．

　糖尿病は2つに分類され，1型糖尿病（インスリン依存性糖尿病：IDDM）は若年に発症し，膵臓ランゲルハンス島B（β）細胞の病変によるインスリンの絶対的欠乏が原因となって起こる．一方，2型糖尿病（インスリン非依存性糖尿病：NIDDM）は成人に発症し，患者の膵臓インスリン分泌能は残っている（表8.1）．

治療方針

　糖尿病治療の基本は，全身的に不足しているインスリンの作用をいかに正常に是正するかである．糖尿病の治療において食事療法，運動療法の占める割合は大きい．特に，生活習慣に起因する症例では食習慣を是正し，運動療法を行うことにより，薬物療法が必要でなくなることも少なくない．

表 8.1　1 型糖尿病と 2 型糖尿病の比較

	1 型糖尿病	2 型糖尿病
発症	急激に起こる	徐々に進展
臨床症状	口渇，多飲	しばしば無症状
ケトーシス	強度	ほとんどなし
体型	やせ型が多い	肥満が多い
家族歴	＋	3＋
膵臓 β 細胞機能	きわめて低下	低下
自己抗体	2＋	－〜±
インスリン治療	不可欠	ときに必要

　薬物療法が本来の効果を発現するためには，正しい食事療法，運動療法が行われていることが必須である．そのうえで，インスリン分泌を促進させるスルホニル尿素系薬物を与薬し，インスリン分泌を正常に近づける．

　また，インスリン抵抗性が原因で起こる糖尿病のような場合には，肝臓からの糖放出を抑制するインスリン作用と，筋肉への糖の取り込みを促進するインスリン作用をもつビグアナイド系薬物や，チアゾリジン誘導体を用いた治療をする．さらに，膵臓のインスリン分泌能が失われてしまう 1 型糖尿病あるいは重症の 2 型糖尿病のような場合には，経口血糖降下薬が無効であるため，インスリンの注射を行うしか方法はない．

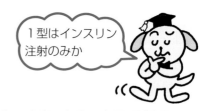

1 型はインスリン
注射のみか

●　トピックス　●

糖尿病の診断基準改定と国際標準化 HbA1c

　糖尿病診断基準が日本糖尿病学会（JDS）より改定され，2010 年 7 月 1 日から施行されている．改定基準は，糖尿病の診断には慢性高血糖の確認が不可欠であるが，慢性の高血糖状態を反映する検査項目として HbA1c 値が普及してきたことを考慮し，血糖値と HbA1c 値の双方が糖尿病型の基準を満たせば，1 回の検査で糖尿病の診断を可能にするという，より早期からの糖尿病の診断・治療を促すことを目的として定められた．

　同学会では，HbA1c 値が 6.5（JDS 値では 6.1）％以上を糖尿病型とした．糖尿病の国際基準値はこれまでわが国で使用されている JDS 値との間に 0.4 の隔たりが認められていたことを考慮し，糖尿病の診断基準の国際標準化が採択されるまでは，現行の HbA1c 値（JDS 値）に 0.4 をプラスした形で表記し，診断・治療に使用することも同時に決められた．

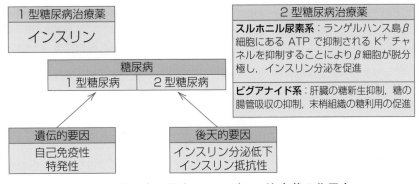

図 8.1　糖尿病の発症メカニズム，治療薬の作用点

B　治療薬

糖尿病治療薬

a. インスリン療法

作用機序と分類

　インスリンの生理的・薬理的作用として，筋肉，脂肪組織での糖の取り込み促進作用，脂肪組織での脂肪分解抑制作用，筋肉，肝臓でのグリコーゲン，タンパク質の合成促進作用などがあり，これらの結果，血糖降下（肝臓の糖放出の減少と脂肪組織・筋肉の取り込み増加），血中ピルビン酸，乳酸の増加（グルコース利用の結果）および無機リン，カリウムイオンの低下（グルコースリン酸化およびグリコーゲン沈着時のカリウムイオンの肝臓への流入の結果）などが起こる．

　ただし，インスリンは最も有効な治療薬であるが，消化管で分解されるので内服できない．そのため，長期の治療では皮下注射が汎用される．1 型糖尿病（IDDM）患者に必須の治療薬である．

　インスリンには，皮下投与後の作用時間が異なる各種の製剤がある（表 8.2）．

副作用

　低血糖，アレルギー反応，インスリンリポジストロフィー，インスリン抗体によるインスリン抵抗性，インスリン浮腫がある．

　インスリンの過剰により起こる低血糖は，脳を障害するので特に注意が必要である．低血糖の症状として脱力感，空腹感，冷汗，不安，心悸亢進，意識障害，けいれんがあり，これらの症状から低血糖が疑われたときは，グルコースの投与などの血糖を上昇させる処置が必要である．

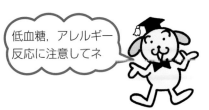

低血糖，アレルギー反応に注意してネ

表 8.2 インスリン製剤の種類

分類・種類		一 般 名		商 品 名	血糖降下作用のめやす（時間／皮下注射時）		
					作用発現	最大作用発現	作用持続
インスリンアナログ	超速効型[*1]	インスリンアスパルト		ノボラピッド 30 ミックス注フレックスペン	10〜20 分	1〜3 時間	3〜5 時間
		インスリンリスプロ		ヒューマログ注ミリオペン	15 分以内	0.5〜1.5時間	3〜5 時間
	超速効型＋中間型[*2]	インスリンアスパルト	超速効型：中間型＝30：70	ノボラピッド 30 ミックス注フレックスペン	10〜20 分	1〜4 時間	約 24 時間
		インスリンリスプロ	超速効型：中間型＝25：75	ヒューマログミックス 25 注ミリオペン	15 分以内	0.5〜6 時間	18〜24時間
			超速効型：中間型＝50：50	ヒューマログミックス 50 注ミリオペン	15 分以内	0.5〜4 時間	18〜24時間
	持効型[*3]	インスリングラルギン		ランタス注ソロスター	1〜2 時間	明らかなピークなし	約 24 時間
		インスリンデテミル		レベミル注フレックスペン	約 1 時間	3〜14 時間	約 24 時間
ヒトインスリン	速効型[*4]	生合成ヒト中性インスリン注射液		ノボリン R 注フレックスペン	約 0.5 時間	1〜3 時間	約 8 時間
		ヒトインスリン注射液		ヒューマリン R 注ミリオペン	0.5〜1時間	1〜3 時間	5〜7 時間
	中間型（NPH 製剤）	生合成ヒトイソフェンインスリン水性懸濁注射液		ノボリン N 注フレックスペン	約 1.5 時間	4〜12 時間	約 24 時間
		ヒトイソフェンインスリン水性懸濁注射液		ヒューマリン N 注ミリオペン	1〜3 時間	8〜10 時間	18〜24時間
	速効型＋中間型[*5]（混合製剤）	生合成ヒト二相性イソフェンインスリン水性懸濁注射液	速効型：中間型＝30：70	ノボリン 30R 注フレックスペン	約 0.5 時間	2〜8 時間	約 24 時間
				イノレット 30R 注			
		ヒト二相性イソフェンインスリン水性懸濁注射液	速効型：中間型＝30：70	ヒューマリン 3/7 注ミリオペン ヒューマリン 3/7 注カート ヒューマリン 3/7 注 100 単位／mL	0.5〜1時間	2〜12 時間	18〜24時間

＊1 超速効型：作用発現までの時間が短く，食直前投与で食後高血糖を抑制．
＊2 超速効型＋中間型（混合型）：超速効型にプロタミンを加え，一部を結晶化させた製剤．食後の追加分泌と基礎分泌の両方を補う．
＊3 持効型：作用のピークがなく，24 時間にわたり安定した血中濃度を示す．
＊4 速効型：生理的追加分泌に比べ作用発現が遅いので，食事の 30 分前に投与する．
＊5 速効型＋中間型（混合型）：速効型と中間型の混合製剤．食後の追加分泌と基礎分泌の両方を補う．

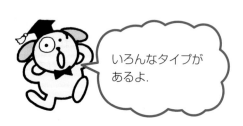
いろんなタイプがあるよ．

b．経口血糖降下薬

作用機序と分類

（1）スルホニル尿素類

　膵臓ランゲルハンス島 β 細胞を刺激してインスリン分泌を促進することにより血糖値を下げる．過剰なインスリン分泌により，低血糖を起こすことがある．

①グリベンクラミド（オイグルコン®）：トルブタミドの 200 ～ 500 倍の効力を有する強力な血糖降下薬．

②アセトヘキサミド：代謝物も血糖降下作用があるため作用持続時間が長い（12 ～ 24 時間）．

③クロルプロパミド：代謝を受けにくく，ゆっくりと尿中に排泄されるため作用時間が長い（約 36 時間，1 日 1 回投与）．

（2）ビグアナイド類

　スルホニル尿素系のような膵臓のランゲルハンス島 β 細胞を刺激してインスリン分泌を促進する作用はなく，肝臓での糖新生の抑制，腸管での糖吸収の抑制，末梢組織での糖利用の促進などが考えられている．

　ブホルミン：単独で使用されることは少なく，スルホニル尿素薬またはインスリン治療の際に補助的に使用される．

（3）インスリン抵抗性改善薬

　ピオグリタゾン塩酸塩：肝臓，筋肉，脂肪組織などのインスリン感受性を高める結果，肝臓での糖の産生を抑制し，血液中の糖分の取り込みを促進し，血糖値の低下を引き起こす．インスリン分泌促進作用は有さない．

（4）α-グルコシダーゼ阻害薬

　ボグリボース（ベイスン®），アカルボース（グルコバイ®）など．小腸に存在する二糖類をブドウ糖に分解する酵素（α-グルコシダーゼ）の働きを抑え，ブドウ糖の吸収を遅延させることで食後血糖の上昇を抑制する．

（5）GLP-1 受容体作動薬と DPP-4 阻害薬

　インクレチンはグルコース濃度に対応してインスリンの分泌を促す作用をもっている．DPP-4 はインクレチンを分解する酵素であり，この酵素によって，分泌されたインクレチンは速やかに分解されてしまい，インスリン分泌促進作用を失ってしまう．すなわち，DPP-4 阻害薬を作用させることにより，インスリンの分泌を促進させることが可能となる．インクレチンは GIP と GLP-1 の 2 種類が知られており，GIP は上部小腸から，GLP-1 は下部小腸から分泌される．

　① GLP-1 受容体作動薬（グルカゴン様ペプチド -1 受容体作動薬）：リラグルチド（ビクトーザ®），

エキセナチド（バイエッタ®）など．グルカゴン様ペプチド-1（glucagon-like peptide-1）受容体作動薬は，GLP-1受容体に結合することで血糖値の上昇に応じてインスリンの分泌を促進させる．

② DPP-4阻害薬（ジペプチジルペプチダーゼ-4，dipeptidyl peptidase-4阻害薬）：シタグリプチン（グラクティブ®，ジャヌビア®），ビルダグリプチン（エクア®），アログリプチン（ネシーナ®）など．インクレチンは，血中グルコース濃度に依存してインスリン分泌を刺激する消化管ホルモンであり，DPP-4阻害薬は内因性の活性型インクレチン濃度を上昇させることで血糖値の改善をはかる．

（6）SGLT-2阻害薬

SGLT（ナトリウム・グルコース共輸送体）は近位尿細管に存在し，ブドウ糖を能動輸送する．ブドウ糖に対して高い親和性を示し，ブドウ糖濃度が一定程度上昇してから働く．SGLT-2阻害薬は，この輸送体による糖の再吸収を阻害することにより，過剰な尿中ブドウ糖の血中への再吸収を阻害し，ブドウ糖を尿として排泄させる働きを促進する薬物である．

使い方

軽症の2型糖尿病（NIDDM）において，食事療法，運動療法だけでは調節できないとき，血

表 8.3　経口糖尿病治療薬

分　類	一般名	商品名	剤　形
スルホニル尿素系薬	グリベンクラミド クロルプロパミド アセトヘキサミド	オイグルコン，ダオニール クロルプロパミド ジメリン	経口剤 〃 〃
ビグアナイド系薬	ブホルミン塩酸塩 メトホルミン塩酸塩	ジベトス グリコラン	経口剤 〃
速効型インスリン分泌促進薬	ナテグリニド ミチグリニド	ファスティック，スターシス グルファスト	経口剤 〃
インスリン抵抗性改善薬	ピオグリタゾン塩酸塩	アクトス	経口剤
α-グルコシダーゼ阻害薬	アカルボース ボグリボース	グルコバイ ベイスン	経口剤 〃
アルドース還元酵素阻害薬	エパルレスタット	キネダック	経口剤
GLP-1受容体作動薬	リラグルチド エキセナチド	ビクトーザ バイエッタ	注射剤 〃
DPP-4阻害薬	シタグリプチン ビルダグリプチン アログリプチン	グラクティブ，ジャヌビア エクア ネシーナ	経口剤 〃 〃
SGLT-2阻害薬	イプラグリフロジン ダパグリフロジン	スーグラ フォシーガ	経口剤 〃

糖値の正常化，尿糖消失を目的として経口血糖降下薬が用いられる（表8.3）．経口血糖降下薬は患者の膵臓からのインスリン分泌を促進する薬であるため，インスリンの不足している重症の糖尿病や1型糖尿病患者には無効である．

副作用・相互作用

（1）スルホニル尿素類

低血糖には特に注意が必要．グリベンクラミドの有害作用として，無顆粒球症，溶血性貧血，肝炎，胆汁うっ滞性黄疸，消化器症状，発疹，光過敏症などがある．また，クロルプロパミド投与中にアルコールを飲むとジスルフィラム様作用がある．妊婦に投与した際，死産が多いとの報告もある．

（2）ビグアナイド類

乳酸アシドーシス，胃腸障害，血液障害，肝機能障害．

（3）インスリン抵抗性改善薬

ピオグリタゾン塩酸塩は腎でのインスリン感受性亢進のため，ナトリウムの再吸収を促進するため浮腫を引き起こすことがあり，心不全の増悪あるいは発症を引き起こすことがある．また，海外で実施された疫学研究において，塩酸ピオグリタゾンを投与された患者で膀胱がんの発生リスクが増加するおそれがあり，また，投与期間が長くなるとリスクが増える傾向が認められている．

（4）α-グルコシダーゼ阻害薬

鼓腸，膨満感，腹部不快感，下痢など．食直前（10分程度前）に服用しないと効果がない．

（5）GLP-1受容体作動薬とDPP-4阻害薬

スルホニルウレア剤との併用で重篤な低血糖症状があらわれ，意識消失をきたす例も報告されている．スルホニルウレア剤と併用する場合には，スルホニルウレア剤の減量が必要．低血糖症状が認められた場合には，糖質を含む食品を摂取するなど適切な処置を行う必要がある．

（6）SGLT-2阻害薬

副作用として尿中ブドウ糖による尿路生殖器感染症がある．脂肪燃焼による体重減少，浸透圧利尿による血圧低下，尿酸値低下，アディポネクチン増加等が報告されており，肥満傾向を有する患者に適している薬剤と考えられている，

甲状腺機能亢進症

A 基礎知識

疾病の病態

　甲状腺機能亢進症とは，甲状腺でのホルモン合成，分泌が亢進し，血中甲状腺ホルモン値が上昇することにより動悸，頻脈，発汗，微熱，体重減少，便通過多，気分の変調などをきたす疾患である．甲状腺機能亢進の原因として，バセドウ（Basedow）病，甲状腺刺激ホルモン（TSH）産生性下垂体性腺腫，機能性甲状腺結節，ヒト絨毛性ゴナドトロピンによる妊娠性一過性甲状腺機能亢進症などがある．これらの中で最も多いものがバセドウ病である．バセドウ病は自己免疫性甲状腺疾患で，TSH受容体を刺激する自己抗体が機能亢進の原因物質と考えられている．

　甲状腺ホルモンは，ヨウ素を含むホルモンで，チロキシン（thyroxin：T_4）（レボチロキシン）とトリヨードチロニン（triiodothyronine：T_3）がある．チロキシン，トリヨードチロニンは物質代謝，エネルギー代謝を促進する．

　主な生理・薬理的役割は，以下のとおりである．

①成長および発育に関与し，胎生期には細胞の分化のため，生後は器官の発育に必要である．

②熱産生作用を有し，組織の酸素消費を高め，基礎代謝を増加させることにより体温保持に働く．

③糖，脂質，タンパク質代謝に関与し，正常なタンパク質合成に必要であるが，過剰時にはこのタンパク質合成は抑制され分解が促進する．また，甲状腺ホルモン不足により糖新生，糖分解ともに抑制されるが，ホルモン過剰時には糖分解が促進する．さらに，甲状腺ホルモンは脂肪分解を促進し，血中コレステロールを低下させる．

④心血管系に作用し心拍数，心収縮力を増加させる．

⑤カテコールアミン様作用を有する．甲状腺機能亢進症の患者は，カテコールアミンに感受性が高く，また，甲状腺ホルモンは心筋のβアドレナリン受容体数を増加する．

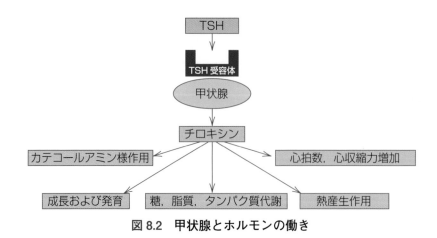

図8.2　甲状腺とホルモンの働き

治療方針

　バセドウ病の治療は，甲状腺ホルモンの過剰分泌を抑制することを目的として行う．第一選択は抗甲状腺薬による治療であり，これが適用できない場合に放射性ヨウ素による甲状腺破壊，手術による甲状腺摘除が適用される．交感神経亢進症状（心悸亢進，頻脈など）の改善のために，治療初期に β 遮断薬（プロプラノロール（インデラル®））を与薬することがある．

B　治療薬

甲状腺機能亢進症治療薬

　甲状腺機能亢進症は異常な IgG が甲状腺を刺激し，甲状腺ホルモン産生過剰をきたした自己免疫疾患である．抗甲状腺薬は，甲状腺機能抑制の目的で甲状腺機能亢進症に用いられる（図 8.3）．

a．チロキシン合成阻害薬（プロピルチオウラシル，チアマゾール）

作用機序と分類

　甲状腺のペルオキシダーゼを阻害し，チログロブリンのヨウ素化を抑制する．

チロキシン合成阻害薬を使用するときには，顆粒球減少症に注意して!!

使い方

　血中ホルモンが正常化するまでは，毎月 1 〜 2 回の血中 TSH，T_4（チロキシン）を測定する．同時に顆粒球減少が起きていないかを厳重に観察する．血中ホルモン正常化後は，1 カ月に 1 回程度 TSH，T_4，T_3（トリヨードチロニン）を測定する．

　プロピルチオウラシルの胎盤移行および乳汁中移行がチアマゾールよりも少ないため，妊婦および授乳婦にはプロピルチオウラシルが選択となる．

副作用・相互作用

　副作用としてまれではあるが，顆粒球減少症がある．また，発疹，肝障害，関節痛などもみられる．

表 8.4　甲状腺機能亢進症治療薬

分　類	一般名	商品名	剤　形
抗甲状腺薬	チアマゾール プロピルチオウラシル	メルカゾール プロパジール	経口剤 〃
ヨウ素剤	ヨウ化カリウム	ヨウ化カリウム	経口剤
放射線療法	^{131}I	放射性ヨード	経口剤
β 遮断薬	アテノロール プロプラノロール	テノーミン インデラル	経口剤 〃

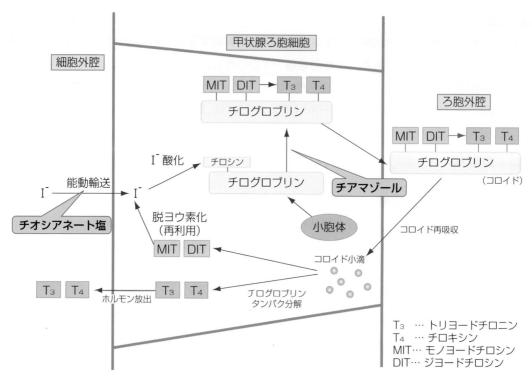

図 8.3　抗甲状腺薬の作用機序

ｂ．ヨウ素取り込み阻害薬

作用機序と分類

　チオシアネート塩などは，甲状腺のヨウ素取り込みを妨げ，甲状腺ホルモンの合成を阻害する．

副作用・相互作用

　無顆粒球症といった副作用が発現するなど毒性が強いので，現在は診断のみの使用に制限されている．

ｃ．作用機序が明らかでない薬：大過剰無機ヨウ素

　ヨウ素はチロキシン合成のために必要であるが，過剰なヨウ素を急速，大量に投与するとかえって甲状腺から甲状腺ホルモンの放出を抑制するほか，ペルオキシダーゼも阻害し，血中甲状腺ホルモン値を低下させる（ウォルフ‐チャイコフ効果（Wolff-Chaikoff effect））．ヨウ化カリウムなどがある．

　しかし，この作用はそれほど長続きしない．その理由の一つとして，甲状腺ホルモン量を制御している視床下部が，ヨウ素は大量にあるものの，そこから生産されるはずの甲状腺ホルモン量は少ないと判断した段階で甲状腺ホルモンの産生が再開されるためと考えられる．

　ヨウ化カリウムを長期にわたって使用していると効果がなくなり，甲状腺ホルモンの量が多く

なってしまうエスケープ現象が生じるのはこのためであるが，この作用には大きな個人差があり，長期間服用できる場合もある．

d．甲状腺破壊薬

作用機序と分類

^{131}Iはγ線およびβ線を放射する．甲状腺破壊には，β線を利用する．^{131}Iは，投与されると甲状腺に集まる．

使い方

診断用に甲状腺シンチグラフィーに利用されるのはγ線であり，甲状腺に取り込ませ甲状腺破壊を行う目的には^{131}Iのβ線を利用する．

副作用・相互作用

妊婦には禁忌である．

e．β遮断薬

作用機序と分類

交感神経亢進症状を改善し，頻脈や手指の振戦を抑制する．治療開始初期に使用する．

使い方

バセドウ病に特有の交感神経興奮状態（頻脈，手指振戦，発汗，微熱など）を制御するために用いられる．

副作用・相互作用

うっ血性心不全，徐脈，末梢性虚血，起立性低血圧など．

甲状腺機能低下症

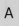 **A** 基礎知識

疾病の病態

甲状腺機能低下症は血中甲状腺ホルモンの低下による疾患で，その原因から甲状腺自体に起因する原発性と，視床下部・下垂体に原因がある二次性に主に分類される．頻度が高いのは前者であり，特に慢性甲状腺炎（橋本病）に起因するものである．甲状腺機能低下症では，全身倦怠感，耐寒性低下，皮膚の乾燥，嗄声，便秘，浮腫，記銘力低下など精神活動の低下が認められる．

治療方針

甲状腺機能低下症は，甲状腺ホルモンの補充療法を一生にわたって行うことが基本となる．しかし，破壊性甲状腺炎や産後一過性甲状腺機能低下症，ヨードの過剰摂取による可逆性甲状腺機能低下症などでは甲状腺機能が正常化することがあるので，ホルモン剤が過剰にならないように注意しながら与薬する．甲状腺ホルモン補充療法は少量より開始し，維持量まで漸増していくことが原則となる．

B 治療薬

甲状腺ホルモン製剤

レボチロキシンナトリウム（チラーヂン S ®），リオチロニンナトリウム（チロナミン®）などを用いた甲状腺ホルモン補充療法を行う．

使い方

少量より開始し，血中ホルモン濃度を測定しながら少量ずつ漸増する．

副作用・相互作用

過剰投与により狭心症，うっ血性心不全，心悸亢進，振戦，発汗，肝機能障害などが起こることがある．

表 8.5 甲状腺機能低下症治療薬

分 類	一般名	商品名	剤 形
甲状腺ホルモン薬	レボチロキシンナトリウム リオチロニンナトリウム	チラーヂン S チロナミン	経口剤 〃

骨粗鬆症

A 基礎知識

疾病の病態

骨粗鬆症は，骨量が減少し骨微細構造の劣化により骨強度が低下し，骨折を起こしやすくなる全身的な疾患であり，社会の高齢化に伴い増加しつつある．発症には加齢，性ホルモン欠乏，カルシウム調節の変化など多彩な要因が関与している．

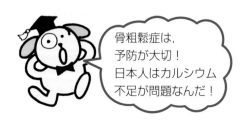

骨粗鬆症は，予防が大切！日本人はカルシウム不足が問題なんだ！

骨粗鬆症は，一次性（原発性）と二次性（続発性）に分類される．一般的に骨粗鬆症とは一次性のうち，①退行期骨粗鬆症といわれ高齢者にみられる老人性骨粗鬆症と，②閉経後に発症する

閉経後骨粗鬆症をさす．加齢による性ホルモン（エストロゲン）の欠乏，カルシウム調節ホルモンの変化，ビタミンD，カルシウム，タンパク質の摂取不足，運動不足などさまざまな因子が関係して発症する．わが国においては，いわゆる寝たきり老人の原因疾患として脳血管障害に次いで骨粗鬆症による大腿骨頸部骨折が多い．

　予防法：骨粗鬆症の予防には十分な栄養（カルシウム，タンパク質）の摂取，適度な運動，日光浴が必要．

治療方針

　骨粗鬆症の治療は，発症の機序よりカルシウムの骨からの流出の抑制，あるいは骨形成の促進のいずれかを目標に行う．

B　治療薬

骨粗鬆症治療薬

　カルシウム代謝を調節するホルモンを用いる．

　カルシウムの大部分は骨組織中に存在するが，細胞外液や細胞質内にも微量に存在し，神経細

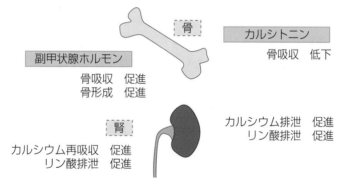

図 8.4　骨代謝のメカニズムと治療薬

表 8.6　骨粗鬆症治療薬

分　類	一般名	商品名	剤　形
副甲状腺製剤	テリパラチド	テリボン	注射剤
ビスホスホネート製剤	エチドロン酸二ナトリウム	ダイドロネル	経口剤
	アレンドロン酸ナトリウム	ボナロン	注射剤，経口剤
合成カルシトニン誘導体製剤	エルカトニン	エルシトニン注	注射剤
SERM	ラロキシフェン	エビスタ	経口剤
活性型ビタミン D₃	アルファカルシドール	アルファロール	経口剤
	カルシトリオール	ロカルトロール	〃
ビタミン K₂ 製剤	メナテトレノン	グラケー	経口剤

胞の興奮，神経伝達物質の放出，筋収縮，心機能，膜機能構造の維持，血液凝固に関与し，さらに細胞内情報伝達物質としても重要な役割を演じている．

　血清カルシウムは骨のカルシウムとの交換，腎臓からの排泄，腸管からの吸収により一定に維持されている．

　カルシウムの調節に関与するホルモン類は以下のとおりである．

a．副甲状腺ホルモン

作用機序と分類

　破骨細胞を活性化し，骨吸収を促進して骨からカルシウムを遊離させる．また，腎臓（遠位尿細管）でのカルシウムの再吸収を促進する．この作用により血液中のカルシウム濃度が上昇する．

　2010年に使用が開始された遺伝子組み換えによりつくられたヒト副甲状腺ホルモン製剤であるテリパラチド（フォルテオ®）がある．この薬剤を1日1回の頻度で間欠的に投与すると，骨芽細胞の分化が促進され，また一方で，骨芽細胞のアポトーシスが抑制される．テリパラチド1日1回の間欠投与は，破骨細胞活性よりも骨芽細胞活性を選択的に刺激し，海綿骨と皮質骨の表面での新しい骨の形成を促進する．その結果，骨形成が急速に促進され，骨量の増加を引き起こす．これらの現象により，骨折リスクが低下する．

使い方

　この薬剤は，ヒト副甲状腺ホルモンの84個のアミノ酸のうち，34個のアミノ酸から構成されるペプチドであり，内服による使用はできない．皮下投与で使用する．

副作用・相互作用

　テリパラチドの薬理作用により，一過性の高カルシウム血症がみられる．また，血清カルシウム値上昇によりジギタリスの作用が増強することがあるため，ジギタリス製剤と併用するときには注意をする．

b．カルシトニン

作用機序と分類

　カルシトニンは，甲状腺の傍ろ胞細胞から分泌される．破骨細胞に直接作用し骨からのカルシウムの遊離を阻害する．また，腎臓からのカルシウムの排泄を促進し，結果として血中のカルシウムを低下させる．また，カルシトニンは骨吸収抑制作用と同時に鎮痛作用を有している．カルシトニン製剤の鎮痛効果は，骨粗鬆症に起因する腰背部痛発現時の除痛にも有用である．

　カルシトニン製剤としてエルカトニン（エルシトニン®）がある．

　また，直接的な骨吸収抑制作用，およびエストロゲンのカルシトニン分泌促進作用を増強することによる骨吸収抑制作用を有し，また，骨量減少を改善するイプリフラボンがある．

使い方

　カルシトニン製剤は注射剤であり，骨粗鬆症に起因する疼痛に対してはエルカトニンの筋肉内投与，または，骨粗鬆症の骨量減少に対してイプリフラボンの内服を行う．

副作用・相互作用

　カルシトニン製剤では，アナフィラキシーショック，テタニー，喘息の誘発（血中カルシウムの低下に起因）がある．また，イプリフラボンでは，消化性潰瘍，胃腸出血，黄疸などがある．

ｃ．ビタミンＤ

作用機序と分類

　ビタミンのD_3の前駆体である7-デヒドロコレステロールが皮膚で日光に曝されるとビタミンD_3になる．ビタミンD_3は，さらに肝臓および腎臓で代謝され活性型ビタミンD_3となる．

　活性型ビタミンD_3（アルファカルシドール）は，腸管からのカルシウム吸収を増加させ，腎臓からの排泄を抑制し，血清カルシウム濃度を上昇させる．また，腎尿細管からのリン酸塩の再吸収を促進し，血清カルシウム・リン酸塩の濃度を定常的に維持する．

使い方

　過量投与は消化器，精神神経系に種々の有害作用を発現させるため，血清カルシウム濃度を定期的に測定し調整しつつ与薬を行う．高カルシウム血症が認められた場合には，ただちに与薬を中止し，正常値に回復後，減量して与薬を再開する．

　湿度，光に対する安定性が低いため，保管に注意するように指導する．

使い方が難しい

副作用・相互作用

　活性型ビタミンDでは悪心・嘔吐，頭痛，不眠がみられる．

ｄ．エストロゲン製剤（エストラジオール，エストリオール）

作用機序と分類

　閉経によるエストロゲンの低下によって骨吸収の亢進を主体とする高回転型の骨代謝となり，骨量が減少する．エストロゲン製剤は，この高回転型骨代謝を抑制し，骨量の維持，改善が促進され結果的に骨量の増加を引き起こす．

使い方

　閉経後骨粗鬆症に使用する．投与後6カ月～1年後に骨密度を測定し，効果が認められない場合は投薬を中止して他の治療法を考える．

副作用・相互作用

　乳がん，子宮体がんの危険性がある．アナフィラキシーショック，静脈血栓塞栓症，血栓性静脈炎など．主に CYP3A4 で代謝されるので，本酵素の活性に影響を及ぼす薬剤との併用時は注意する．

e．ラロキシフェン（エビスタ®），バゼドキシフェン（ビビアント®）（選択的エストロゲン受容体モジュレーター）

作用機序と分類

　核内のエストロゲン受容体に結合し，組織選択的に遺伝子の転写を促進あるいは抑制することにより作用を発現する．骨やコレステロール代謝に対してはエストロゲン様作用を現すが，子宮や乳房などの生殖器系に対するエストロゲン様作用は弱い．骨に対して閉経に伴う骨吸収の亢進を抑制し，骨粗鬆症に治療効果を現す．

使い方

　閉経後骨粗鬆症の治療薬．

副作用・相互作用

　静脈血栓塞栓症，肝機能障害などがある．

f．ビスホスホネート系（エチドロン酸二ナトリウム，リセドロン酸ナトリウム，アレンドロン酸ナトリウム）

作用機序と分類

　破骨細胞の機能阻害作用を示し，骨吸収を抑制して骨代謝回転を抑制する．

使い方

　食道や局所への副作用（潰瘍）を避けるため十分な水（カルシウムやマグネシウムを多く含むミネラルウォーターは避ける）で服用する．また，服用後，少なくとも30分経ってからその日の最初の食事をとり，食事を終えるまで横にならない．就寝時または起床前に服用しない．

副作用・相互作用

　消化性潰瘍など．

留意点

　多価の陽イオン（カルシウム，マグネシウムなど）とキレート形成し，吸収が低下するため併用時は30分以上の時差をつけて使用する．

看護上の留意点

1．糖尿病治療薬

　糖尿病の治療にインスリンや経口血糖降下薬を使用するときには，低血糖を起こすことがあるので，砂糖を含んでいるあめや角砂糖のような血糖を上昇させるものを常に携行するよう指導する．

2．甲状腺機能亢進症治療薬

　抗甲状腺薬を使用した初期には，顆粒球減少を起こす可能性があるので，血液検査を行う．

3．骨粗鬆症治療薬

　骨粗鬆症の予防や治療には，食事内容や運動について指導が必要．日光浴も心がけさせる．

［学習課題］

1）インスリンの生理的・薬理的作用を説明しなさい．

2）1型糖尿病と2型糖尿病の違いを説明しなさい．

3）経口血糖降下薬とインスリンの与薬方法の違いを説明しなさい．

4）血糖降下薬を使用する際の注意点を3つあげなさい．

5）代表的な抗甲状腺薬をあげ，その作用機序と副作用を述べなさい．

6）骨粗鬆症に深くかかわっているホルモンを3つあげなさい．

キーワード

インスリン　　1型糖尿病　　2型糖尿病　　スルホニル尿素類　　ビグアナイド類　　α-グルコシダーゼ

GLP-1　　DPP-4　　チロキシン　　トリヨードチロニン　　チログロブリン　　ヨウ素

ウォルフ-チャイコフ効果　　骨粗鬆症治療薬　　カルシトニン　　活性型ビタミンD_3

ラロキシフェン　　バゼドキシフェン　　ビスホスホネート系

Ⅱ　生殖器系作用薬

前立腺肥大症

A　基礎知識

疾病の病態

　前立腺肥大症は，40歳代から増加し始め，70歳代で約40％の頻度で認められる疾患である. 症状は排尿障害を主とし，尿意切迫，夜間頻尿，会陰部不快感などの蓄尿障害も認められる.

　発症の原因としては，現在明らかにはされていないが，アンドロゲン刺激との関連やエストロゲン–アンドロゲン協調および不均衡，増殖因子などが考えられている.

　前立腺肥大症は，臨床的経過により第1期（刺激期），第2期（残尿発生期），第3期（慢性尿閉期）の3期に分けられる.

治療方針

　第1期は主に薬物療法が適用されるが，第2期以降は経尿道的前立腺切除術などの外科的治療を行う. 第3期では，腎機能の低下が認められるため膀胱瘻，膀胱留置カテーテルにより腎機能の回復をまって，第2期の治療に準ずる.

　薬物療法：前立腺肥大症に対する薬物療法は，抗アンドロゲン薬，α_1遮断薬，漢方生薬などで行う.

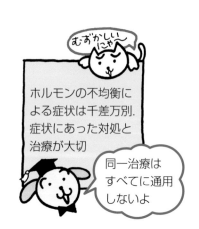

むずかしいにゃ～

ホルモンの不均衡による症状は千差万別. 症状にあった対処と治療が大切

同一治療はすべてに通用しないよ

B　治療薬

前立腺肥大症治療薬

a．抗アンドロゲン薬

作用機序と分類

　前立腺の発育はテストステロンに依存しているが，同時に前立腺肥大や前立腺がんの肥大や増殖もテストステロンの影響を受けている．抗アンドロゲン薬の作用機序は，前立腺におけるアンドロゲン作用の発現過程を阻害することである．

　主な阻害様式は，テストステロンの前立腺細胞への取り込み阻害，テストステロンの活性化阻害，テストステロン活性代謝物の細胞内受容体への結合阻害，下垂体でのゴナドトロピン放出抑制などである（図8.5）．汎用されている抗アンドロゲン薬は，クロルマジノン酢酸エステル，アリルエストレノールである．

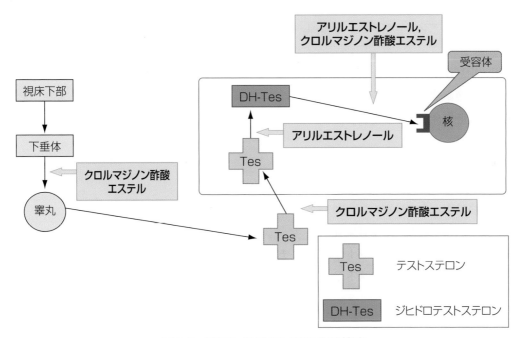

図 8.5　抗アンドロゲン薬の作用機序

使い方

　これら薬剤による前立腺肥大症の治療は，根治療法ではないことを患者に説明し，期待する効果が得られない場合には，手術などの外科的治療法に切り替える必要があることを十分説明したうえで使用する．与薬期間は 16 週間を基準とし，期待する効果が得られない場合には，漫然と与薬せず，他の治療法に切り替える．

副作用・相互作用

クロルマジノン酢酸エステル：血栓症，うっ血性心不全，体重増加，心悸亢進．

アリルエストレノール：発疹，肝機能障害，貧血，女性化乳房．

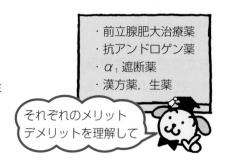

・前立腺肥大治療薬
・抗アンドロゲン薬
・α_1遮断薬
・漢方薬，生薬

それぞれのメリットデメリットを理解して

b．α_1遮断薬
作用機序と分類

前立腺にはアドレナリン作動薬のα受容体が多く存在し，交感神経終末から放出されたアドレナリンはα_1，α_2受容体に働き作用する．現在汎用されているα_1遮断薬はプラゾシン，テラゾシン，ウラピジル，タムスロシン，ナフトピジルなどである．

タムスロシン塩酸塩：前立腺のα_1受容体を遮断して尿道抵抗を下げる．

使い方

前出の「a. 抗アンドロゲン薬」を参照．

副作用・相互作用

めまい，意識喪失などがある．また，タムスロシン塩酸塩には血圧降下，頭痛，頻脈，動悸，胃腸障害，肝機能障害などがある．

c．漢方薬，生薬
作用機序と分類

作用機序は明らかではない．

漢方薬：八味地黄丸，牛車腎気丸．

植物性製剤：エビプロスタット®，セルニチンポーレンエキス．

アミノ酸配合剤：パラプロスト®．

使い方

八味地黄丸：自覚的に熱感のある患者，肥満体質の患者には慎重に与薬する．

牛車腎気丸：比較的体力の低下している人あるいは高齢者で，腰部，下肢のしびれ，冷え，痛み，脱力感があり，尿量減少，夜間尿，浮腫，腰痛などが著明な場合に用いる．のぼせやすい患者，胃腸虚弱の患者には慎重に与薬．

副作用・相互作用

八味地黄丸：過敏症，消化器症状（胃部不快感，便秘，下痢など）．

エビプロスタット：発疹，食欲不振，腹痛，悪心，倦怠感など．

パラプロスト：頭痛，胸やけ，胃部膨満感，吐き気など．

表 8.7　男性生殖器作用薬

分　類	一般名	商品名	剤　形
抗アンドロゲン薬	クロルマジノン酢酸エステル アリルエストレノール	プロスタール アリルエストレノール錠	経口剤 〃
α_1 遮断薬	プラゾシン タムスロシン	ミニプレス ハルナール D	経口剤 〃
漢方薬	八味地黄丸 牛車腎気丸	八味地黄丸 牛車腎気丸	経口剤 〃
植物性製剤	オオウメガサソウ ハコヤナギ セイヨウオキナグサ スギナ コムギ胚芽油	エビプロスタット配合錠 セルニルトン	経口剤 〃
アミノ酸配合剤	L- グルタミン酸・L- アラニン・アミノ酢酸配合剤	パラプロスト	経口剤

陣痛誘発（微弱陣痛）

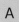 **A**　基礎知識

疾病の病態

（1）微弱陣痛

　子宮筋の緊張を高め，その運動および収縮を促進する子宮収縮薬．分娩の誘導や分娩後の弛緩子宮出血に対して用いられる．

（2）分娩の経過

①第Ⅰ期（開口期）：陣痛の開始から外子宮口が全開大するまでの間をさす．

②第Ⅱ期（娩出期）：子宮口が開大してから胎児が娩出されるまでの間をさす．

③第Ⅲ期（後産期）：胎児を娩出してから，胎盤の排出が終わるまで（平均30分）をさす．

後産期の後，生殖器（主として子宮）が妊娠前の状態に回復するまでの期間を産褥期という．

　正常分娩においては，子宮収縮薬が使用されることはまずない．むやみに子宮収縮薬を使用すると，子宮破裂・腟の裂傷など母体が損傷を受けるだけでなく，子宮の持続的収縮のために胎児の窒息死をきたすことが多く危険である．

治療方針

　陣痛の誘発，微弱な陣痛の改善および分娩後の子宮出血の治療には，種々の子宮収縮薬を使用する．

B　治療薬

子宮収縮薬（陣痛誘発，微弱陣痛，子宮出血）

a．陣痛誘発薬

作用機序と分類

　オキシトシンは下垂体後葉ホルモンであり，子宮平滑筋膜に存在するオキシトシン結合部位に結合し収縮力，収縮頻度を増加させる．オキシトシンはプロスタグランジン遊離を行うことが知られているが，遊離されたプロスタグランジンによって子宮が収縮するのか，子宮の収縮によってプロスタグランジンが遊離されるのかは不明である．

表8.8　分娩と子宮収縮薬

分娩の時期	子宮収縮薬の応用
分娩の誘導	①オキシトシン5〜10単位を5%ブドウ糖液500 mLに溶解し，点滴（5〜10滴/分）静脈内注射 ②プロスタグランジン$F_{2\alpha}$の2 mg/500 mLを点滴静脈内注射
微弱陣痛	①プロスタグランジン$F_{2\alpha}$の3 mg/500 mLを点滴静脈内注射 ②オキシトシン5単位を5%ブドウ糖液500 mLに溶解し，点滴（5〜10滴/分）静脈内注射 ③プロスタグランジンE_2錠を1時間おきに1錠内服
分娩後出血	①メチルエルゴメトリン注射剤を1筒，筋肉内注射．必要があれば静脈内注射 ②エルゴメトリン注射剤をきわめて緩徐に静脈内注射 ③必要があればオキシトシンを使用する

使い方

　オキシトシン：下垂体後葉ホルモン．ゆっくり静脈内注射することが大切．

　プロスタグランジン$F_{2\alpha}$：点滴静注するとオキシトシンと同様の効果が得られる．

副作用・相互作用

　ショック，過強陣痛，胎児仮死，子宮破裂，頸管裂傷，羊水塞栓など．

b．分娩第Ⅰ期・第Ⅱ期に使用される薬物

　陣痛がきわめて弱い場合（微弱陣痛）にはプロスタグランジン$F_{2\alpha}$，オキシトシンの点滴静注

を行う.

プロスタグランジン E₂ の内服も有効（1 時間おきに 1 錠 / 0.5 mg ずつ，6 錠を限度とする）.

c．第Ⅲ期・産褥期に使用される薬物（麦角アルカロイド）

分娩後の子宮出血には，バッカク（麦角）アルカロイド（エルゴメトリン，メチルエルゴメトリン）を用いる.

作用機序と分類

強力な子宮収縮作用をもつ. 常用量では，子宮以外の平滑筋に対しては作用を示さない. 妊娠終末期，分娩直後ではごく少量でも子宮は最大の反応を示す. 大量投与では直接的かつ持続的な収縮を起こすため，子宮血管を圧迫し，血流を阻害して分娩直後の出血を低下させ止血効果を現す.

使い方

静脈内投与する場合には血圧などに十分注意しながら，徐々に投与する.

副作用・相互作用

エルゴメトリン：悪心，嘔吐，腹痛，血圧上昇，頻脈.

メチルエルゴメトリン：ショック，心筋梗塞，狭心症，房室ブロック.

不妊症

A　基礎知識

疾病の病態

生殖年齢にある女性が，正常な性生活を営んで 2 年以上経過しても妊娠しないときに不妊症と定義される. 不妊の原因が男性にあるものを男性不妊，女性側にある場合を女性不妊という. 女性不妊の原因は内分泌因子，卵管腹膜因子，子宮因子，その他に分類される.

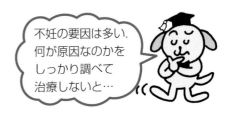

不妊の要因は多い. 何が原因なのかをしっかり調べて治療しないと…

治療方針

不妊症の治療は，不妊原因から内分泌系障害，特にホルモン分泌の低下に由来する場合にはホルモン補充療法を主として行い，子宮筋腫，内膜症のような器質的障害に出来する場合には，外科的治療あるいは腫瘍などの縮小を目的とした対症療法を行う.

B　治療薬

不妊症治療薬

（1）内分泌因子

黄体刺激療法：下垂体性性腺刺激ホルモンの投与を行う.

黄体ホルモン補充療法：プロゲステロンあるいはヒドロキシプロゲステロンカプロン酸エステルを基礎体温上高温相3〜5日より10日間静注する.

排卵誘発：卵の発育不全が黄体機能不全の原因と考えられるため，排卵誘発法（クロミフェンクエン酸塩を投与）を用いて，卵発育を促進させる．クロミフェンは下垂体前葉に働いてゴナドトロピンの分泌を促し，排卵を誘発する．また，シクロフェニルはゴナドトロピンの産生と放出，特に黄体形成ホルモンの放出促進を行う.

（2）卵管・腹膜因子

子宮内膜症：鎮静を目的とした対症療法と，子宮内膜症病巣の縮小・退縮と治療後の症状軽快をはかるホルモン療法がある．ホルモン療法では，ブセレリン酢酸塩（GnRH*誘導体）を使用する.

（3）子宮因子

子宮筋腫：低エストロゲン状態をつくるGnRHアゴニスト療法を行い，腫瘍の縮小をはかる．GnRHアゴニスト療法有効例での子宮筋腫縮小率は40〜50％に達するが，治療終了3〜4カ月で筋腫はもとの大きさにもどる．あくまでも手術前療法として適用する.

a．黄体刺激薬

作用機序と分類

ゴナドトロピン製剤には，下垂体性性腺刺激ホルモンとヒト絨毛性性腺刺激ホルモンがある．下垂体性性腺刺激ホルモンは，中枢性に黄体を刺激し，プロゲステロンの分泌を促進する．ヒト絨毛性性腺刺激ホルモンは無排卵症，機能性子宮出血，黄体機能不全症などに用いる.

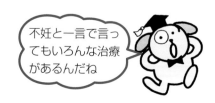

不妊と一言で言ってもいろんな治療があるんだね

＊　GnRH：gonadotropin releasing hormone　性腺刺激ホルモン放出ホルモン．ゴナドトロピン放出ホルモンともいう.

使い方

　卵巣過剰刺激による多胎妊娠の可能性があるため，使用に際してはあらかじめ患者に十分説明しておく必要がある．また，妊娠初期の不注意な与薬を避けるため，与薬前少なくとも1カ月は基礎体温を記録するようにする．

副作用・相互作用

　ヒト絨毛性性腺刺激ホルモンの副作用には卵巣過剰刺激，血栓症，脳梗塞，呼吸困難，肺水腫，卵巣破裂・卵巣茎捻転がある．また，下垂体性性腺刺激ホルモン投与後に投与すると，卵巣過剰刺激症候群を引き起こす．

b．黄体ホルモン

作用機序と分類

　成熟卵胞は排卵後黄体形成ホルモン（LH）の作用により黄体化し，黄体ホルモンを産生するようになる．黄体ホルモンは妊娠の成立と維持に重要な役割を果たしているホルモンである．黄体ホルモンは，卵胞ホルモンと協調して子宮粘膜の発育を促進し分泌相に移行させ，受精卵の着床を維持し，妊娠の維持を行う．

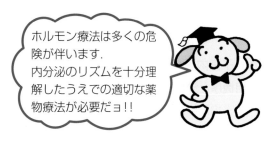

ホルモン療法は多くの危険が伴います．
内分泌のリズムを十分理解したうえでの適切な薬物療法が必要だョ!!

使い方

　無月経，機能性子宮出血切迫流産，習慣性流産などに用いる．

副作用・相互作用

　プロゲステロン，ヒドロキシプロゲステロンカプロン酸エステルには発疹，肝機能障害，浮腫，倦怠感がみられる．

表 8.9　黄体ホルモンの種類

分　類	一般名	商品名	剤　形
天　然	プロゲステロン	プロゲホルモン，ルテウム	注射剤
合　成	ヒドロキシプロゲステロンカプロン酸エステル	プロゲデポー筋注	注射剤
	ノルエチステロン	ノアルテン	経口剤
	メドロキシプロゲステロン酢酸エステル	ヒスロン，プロベラ	〃
	クロルマジノン酢酸エステル	ルトラール	〃
	ジドロゲステロン	デュファストン	〃
	ゲストノロンカプロン酸エステル	デポスタット	注射剤

表 8.10　卵胞ホルモンの種類

分類	一般名	商品名	剤形
天然	エストラジオール	エストラーナテープ	貼付剤
	エストリオール	ホーリン，エストリール	経口剤，腟剤
合成	エチニルエストラジオール	プロセキソール	経口剤

c．排卵誘発薬

作用機序と分類

　クロミフェン，シクロフェニルは，ゴナドトロピンの放出を促進することにより，卵巣を刺激して排卵を誘発する．

副作用・相互作用

　連用すると多胎妊娠・卵巣肥大を起こすことがある．肝障害，不正出血，胃腸障害などがある．

d．子宮内膜症，子宮筋腫治療薬

作用機序と分類

　子宮内膜症，子宮筋腫は卵巣性ステロイドホルモンに依存して増殖する腫瘍であることから，Gn-RH アゴニストを与薬し，低エストロゲン状態をつくる．

表 8.11　女性生殖器作用薬

分類	一般名	商品名	剤形
子宮収縮薬	オキシトシン	アトニン- O	注射剤
	ジノプロストン	プロスタグランジン E_2	経口剤
	ジノプロスト	プロスタルモン・F	注射剤
	エルゴメトリンマレイン酸塩	エルゴメトリン F	〃
		メチルエルゴメトリン	注射剤，経口剤
黄体刺激薬	ゴナドトロピン（ヒト絨毛性性腺刺激ホルモン）	HCG，ゴナトロピン	注射剤
黄体ホルモン	プロゲステロン	プロゲホルモン	注射剤
	ジドロゲステロン	デュファストン	経口剤
	クロルマジノン酢酸エステル	ルトラール	〃
	ノルエチステロン	ノアルテン	〃
	ヒドロキシプロゲステロンカプロン酸エステル	プロゲデポー筋注	注射剤
排卵誘発	クロミフェンクエン酸塩	クロミッド	経口剤
	シクロフェニル	セキソビット	〃

使い方

　ホルモン療法は，一過性の有用性のみ期待できるため，根治のためには，外科的治療が必要になる．そのため，外科的治療の前治療として，病巣の縮小を目的として使用することが多い．

副作用・相互作用

　与薬中は無月経となり，低エストロゲン状態による更年期様症状が出ることがある．

　ブセレリン酢酸塩：うつ状態，脱毛，アナフィラキシー様症状，狭心症，心筋梗塞，脳梗塞．

受胎調節（経口避妊薬）

 基礎知識

方　法

　子どもを産むか否かという意思によって，人為的に受胎を抑制したり妊娠を計画的に調節するための手段として用いられる．精子が腟や子宮に進入するのを防ぐ方法，排卵時期を避ける方法，経口避妊薬を使用する方法，子宮内避妊器具を用いる方法などがある．

薬物療法

　卵胞ホルモンと黄体ホルモンを使用して，排卵を抑制する．

 治療薬

経口避妊薬

　経口避妊薬は，エストロゲンとプロゲステロンの配合剤をさす．妊娠を希望するときは，服薬を中止するという可逆的避妊法の代表として安全性，避妊効果の有用性と確実性の両面から高い評価を受けている．

作用機序と分類

　卵胞ホルモンと黄体ホルモンの視床下部−下垂体系への負のフィードバックにより，排卵が抑制される．

使い方

　月経開始5日前より24日まで服用する．毎日飲み忘れることなく，確実に服用することによって避妊効果が得られる．服薬中の飲み忘れが起きた場合には，排卵を抑制できないことがある．

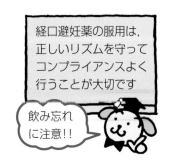

経口避妊薬の服用は，正しいリズムを守ってコンプライアンスよく行うことが大切です

飲み忘れに注意！！

副作用・相互作用

　血液凝固亢進による血栓症，高血圧，うつ病がまれに起こる．卵胞ホルモン依存性腫瘍，肝疾患，血栓性静脈炎，妊婦には禁忌である．

看護上の留意点

1. 子宮収縮薬（オキシトシンやプロスタグランジン $F_{2\alpha}$ など）は急速に静注すると過強陣痛や強直性子宮収縮により，胎児仮死，子宮破裂，頸管裂傷，羊水塞栓などを起こすことがある．
2. オキシトシンやプロスタグランジン $F_{2\alpha}$ に対する感受性は個人差が大きく，少量でも過強陣痛になることもあるので，ごく少量から開始し，陣痛の状況により徐々に投与量を増減することが必要．
3. オキシトシン，プロスタグランジン $F_{2\alpha}$，プロスタグランジン E_2 は相互に作用を増強し合うので同時併用をしてはならない．
4. エルゴメトリン系薬物には血圧上昇作用があるので，昇圧薬との併用時には血圧に留意する．
5. 麦角アルカロイドのエルゴタミンにも子宮収縮作用があるが，エルゴメトリンより弱い．現在では，片頭痛の治療薬として用いられている．

［学習課題］

1) 子宮収縮薬の例をあげ，その使用法で特に注意を必要とする点をあげなさい．また，副作用を述べなさい．
2) 不妊症にかかわる代表的な因子を列挙し，その治療方針を説明しなさい．

キーワード

前立腺肥大症　　抗アンドロゲン薬　　α_1 遮断薬　　子宮収縮薬　　オキシトシン　　麦角アルカロイド
ホルモン補充療法　　不妊症治療　　黄体ホルモン　　経口避妊薬

⑨ 抗感染症薬

I 抗感染症薬

学習目標

各種感染症の病原体（微生物）と抗感染症薬の基本（薬理作用，副作用）について学ぶ．

A 基礎知識

疾病の病態

感染症とは，身体の組織内への微生物の侵入と増殖の結果起こる細胞障害で，局所的な感染症の場合には感染臓器特有の症状（発赤，腫脹，疼痛，分泌物の亢進など）が認められる．全身的な重症感染症の場合はショックを伴うこともある．

感染症には敗血症（菌血症），中枢神経感染症，呼吸器感染症，尿路感染症，胆のう・胆道感染症，腸管感染症，性行為感染症，皮膚科領域感染症，産婦人科領域感染症，眼科領域感染症，耳鼻咽喉科領域感染症，口腔外科領域感染症などがある．

感染症と診断するためには，病原微生物が原因（起炎菌）であることの証明が必要である．そのためには，発熱の有無，既往歴，現病歴，理学的所見を取り，必要な検査（CRP，血沈，白血球数）を行う．また，推定病変部位から検体を採取し，染色，培養により病原体の同定を行う．病原体の検出が不可能な場合，血清学的反応による診断も行われる．臓器別感染の存在が明らかになれば，かなりの確率で原因菌を推定できる．各種感染症の主な病原体を表9.1に示す．

病原体（微生物）には細菌，リケッチア，原虫，真菌，ウイルスなどがあり，細菌にも好気性菌，嫌気性菌，グラム陽性菌，グラム陰性菌と種々の種類がある．感染経路として飛沫感染，空気感染，接触感染がある．飛沫感染はインフルエンザ，風疹，おたふくかぜで，空気感染は麻疹，水痘，結核で，接触感染は性感染症，流行性角結膜炎，疥癬，MRSAなどで起こる．

抗菌スペクトルとは，これら各種の病原微生物に対する抗感染症薬の有効な適応菌種の範囲を示したものである．抗菌スペクトルは，その薬物の最小発育阻止濃度（minimum inhibitory

表 9.1　各種感染症の主な病原体（微生物）

敗血症（菌血症）		ブドウ球菌，溶血性レンサ球菌，腸球菌，緑膿菌，大腸菌，クレブシエラ
中枢神経感染症（髄膜炎）		レンサ球菌，インフルエンザ菌，肺炎球菌，髄膜炎菌
呼吸器感染症	急性気管支炎	肺炎球菌，インフルエンザ菌，黄色ブドウ球菌
	慢性気道感染症	肺炎球菌，インフルエンザ菌，緑膿菌，結核菌
	肺炎	肺炎球菌，レンサ球菌，ブドウ球菌，インフルエンザ菌，クレブシエラ，緑膿菌，レジオネラ，マイコプラズマ，クラミジア，重症急性呼吸器症候群（SARS）コロナウイルス
	肺化膿症	嫌気性菌
尿路感染症	尿道炎	淋菌，クラミジア
	膀胱炎・腎盂腎炎	大腸菌，プロテウス，クレブシエラ，エンテロバクター
	慢性複雑性	緑膿菌，セラチア，エンテロバクター，真菌
胆のう・胆道感染症		大腸菌，クレブシエラ，エンテロバクター，嫌気性菌，腸球菌，緑膿菌
腸管感染症		大腸菌，サルモネラ，腸炎ビブリオ，カンピロバクター，コレラ菌，赤痢菌，腸チフス菌
性行為感染症		梅毒トレポネーマ，淋菌，クラミジア，トリコモナス，カンジダ，ヘルペスウイルス，HIV
皮膚科領域感染症		黄色ブドウ球菌，溶血性レンサ球菌，表皮ブドウ球菌，ヘルペスウイルス
眼科領域感染症		ブドウ球菌，インフルエンザ菌，アデノウイルス，ヘルペスウイルス，クラミジア
耳鼻科咽喉科領域感染症		肺炎球菌，インフルエンザ菌，溶血性レンサ球菌，黄色ブドウ球菌，緑膿菌
口腔外科領域感染症		レンサ球菌，ブドウ球菌，嫌気性菌，カンジダ，ヘルペスウイルス

concentration：MIC）に基づいて決められる.

MIC とは，培地に段階状に異なる濃度の薬物を加えておき，それに一定量の被検菌を接種して培養したとき，菌の発育を阻止することができる最小の薬物濃度である.

最小殺菌濃度（minimum bacteriocidal concentration：MBC）とは，菌の発育を認めなかった試験管から薬物を含有しない培地に移して培養し，それでもなお発育を認めなかった最小の薬物濃度である．MIC と MBC がほぼ等しければ殺菌性，両者の濃度が離れていれば静菌性と考えられる.

代表的な抗生物質の抗菌スペクトルを表9.2に示した.

> 抗菌スペクトルは MIC に基づいて決められるんだよ

治療方針

起炎菌の検索を目的とする場合は，抗感染症薬治療を開始する前に検体を採取しておくことが必要である．病原体が同定されれば，薬剤感受性テストを行い，感受性をもつ抗感染症薬を選択する．薬物の選択にあたっては，薬剤感受性のほか，静菌的か殺菌的か，患者の状態，薬物動態を考慮のうえ，投与量と投与間隔を決定し，必要十分量を投与するが，だらだらと長期間投与す

表 9.2　代表的な抗生物質の抗菌スペクトル

抗菌スペクトル		ペニシリンG	アンピシリン	セファクロル	セフォチアム	セフタジジム	メロペネム	ゲンタマイシン	エリスロマイシン	ミノサイクリン	レボフロキサシン	クリンダマイシン	リファンピシン	ST合剤
グラム陽性球菌	レンサ球菌	○	○	○	○	○	○		○	○	○	○		
	肺炎球菌	○	○	○	○	○	○		○	○	○	○		
	ブドウ球菌	○	○	○	○	○	○		○	○	○	○		
グラム陰性球菌	淋菌	○	○						○	○	(耐)			
	髄膜炎菌	○					○		○					
グラム陰性桿菌	大腸菌		○	○	○	○	○	○		○	○			○
	クレブシエラ			○	○	○	○	○		○	○			○
	エンテロバクター				○	○	○	○		○	○			
	インフルエンザ菌		○	○	○	○	○			○	○			○
	サルモネラ									○	○			
	赤痢菌		○							○	○			○
	セラチア					○	○	○		○	○			
	緑膿菌		(ピ)			○	○	○			○			
抗酸菌	結核菌										○		○	
	らい菌										○		○	
その他	嫌気性菌		(ピ)				○				(ト)	(注)		
	梅毒トレポネーマ	○	○						○	○				
	マイコプラズマ								○	(異)	○	(注)		
	クラミジア								(ク)	○	○			
	リケッチア									○	○			

(耐)：淋菌性尿道炎には耐性化のため無効，(ピ)：ピペラシリンならば抗菌作用あり，(ト)：トスフロキサシントシルならば抗菌作用あり，(注)：注射剤，(異)：異型肺炎に適応，(ク)：クラリスロマイシンならば抗菌作用あり

ると耐性菌の出現と菌交代現象の問題が生じる．

　なお，感染，炎症の治癒の主役は宿主生体であり，宿主の生体防御機構が損なわれないようにしなければならない．しかし，いつも起炎菌が同定されるとは限らない．その場合には，起炎菌を推定して経験的に薬物選択を行うことも多い．

　感染が細菌による場合には，その細菌に抗菌スペクトルをもつ抗生物質が選択される．グラム陽性菌であれば，ペニシリン系，セフェム系，マクロライド系抗生物質が選択される．

　グラム陰性菌である緑膿菌感染症は日和見感染症の代表的なものであり，複雑性尿路感染症や重篤な肺炎，菌血症を起こす．アミノグリコシド系抗生物質，ニューキノロン薬が使用される．

　嫌気性菌による感染症にはクリンダマイシンが使用される．マイコプラズマは原発性非定型性肺炎を起こす．第一選択薬としてマクロライド系抗生物質があげられる．

　クラミジアは，トラコーマクラミジアとオウム病クラミジアがあり，前者は性行為感染症，後者は呼吸器感染症の主要な起炎微生物である．トラコーマクラミジアは男性では特に非淋菌性尿道炎の起炎菌である．女性では子宮頸管炎の原因となる．第一選択薬としてテトラサイクリン系抗生物質であるミノサイクリン，ドキシサイクリンがあげられる．

　結核は，結核菌による感染症であるが，最近その疾患としての重要性が高まっている．現在は，イソニアジド，リファンピシン，エタンブトール，ピラジナミドの4剤による化学療法が標準治療とされる．

　真菌感染症には皮膚糸状菌による浅在性真菌症と深在性真菌症があり，前者は通常イミダゾール系外用薬が使用される．後者では経口，静脈内投与が行われる．

　ウイルス感染症には，インフルエンザウイルスによるインフルエンザ，ヘルペスウイルスによる水痘・帯状疱疹，ヒト免疫不全ウイルス（HIV）による後天性免疫不全症候群（AIDS），肝炎ウイルスによるA型，B型，C型肝炎などがあげられる．これらに対して，抗ウイルス薬が使用される．ポリオ，麻疹，風疹，B型肝炎に対してはワクチンの予防接種が有効である．

　寄生虫感染症には，回虫，ぎょう虫，糞線虫，肝吸虫，肺吸虫，ニューモシスチス・イロベチー，マラリア原虫などによる感染症が知られている．それぞれに対して，駆虫薬，抗原虫薬が使用される．

B　治療薬

抗感染症薬

a.　β-ラクタム系抗生物質（β-ラクタム薬）

作用機序と分類

　作用機序は表9.3の細胞壁合成阻害を参照．

　グラム陽性球菌は細胞膜の外側に厚い細胞壁が存在し，その外側にβ-ラクタム薬を不活化するβ-ラクタマーゼが存在する．一方，グラム陰性球菌は細胞壁は薄いが，細胞壁の外側にさらにリポ多糖からなる厚い外膜が存在する．β-ラクタマーゼは細胞壁の内側に存在する．これらのことが，β-ラクタム薬の薬効を考えるとき重要である．なお，マイコプラズマは細胞壁をもたない．

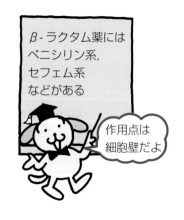

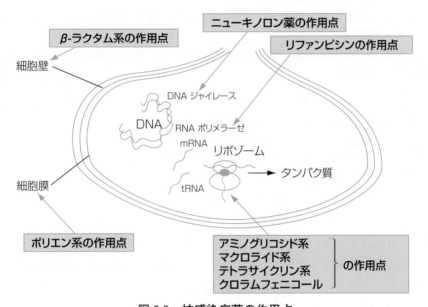

図 9.1 *β*-ラクタム薬の構造式

図 9.2 抗感染症薬の作用点

使い方

　分子中に *β*-ラクタム環を有するものを *β*-ラクタム薬と呼ぶ．ペニシリン系，セフェム系，その他，モノバクタム系，カルバペネム系などがある（表 9.4）．

(1) ペニシリン系

　天然ペニシリン：ペニシリン G はペニシリナーゼを産生しないグラム陽性球菌およびグラム陰性菌（淋菌），スピロヘータに有効である．

　ペニシリナーゼ抵抗性ペニシリン：メチシリン，クロキサシリン，ジクロキサシリンはペニシリナーゼに分解されにくく，ペニシリナーゼ産生溶連菌，黄色ブドウ球菌に有効である．しかし，クロキサシリン，ジクロキサシリンはアンピシリンとの

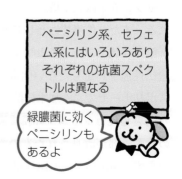

ペニシリン系，セフェム系にはいろいろありそれぞれの抗菌スペクトルは異なる

緑膿菌に効くペニシリンもあるよ

表 9.3　抗感染症薬の作用機序と分類

細胞壁合成阻害	細菌の細胞壁を構成しているペプチドグリカンの生合成を阻害する．ペプチドの架橋形成に働く酵素であるトランスペプチダーゼ（ペニシリン結合タンパク質：PBP）を阻害する．	β-ラクタム薬（ペニシリン系，セフェム系）
細胞膜阻害	細菌の細胞膜のリン脂質（真菌ではステロール）に結合して膜の透過性を変化させ，殺菌的に作用する．	ポリエン系（アムホテリシン B）ポリペプチド系（ポリミキシン B）
核酸合成阻害	細菌の DNA の超らせん構造，あるいは弛緩型構造の変換に関与する酵素である DNA ジャイレース（トポイソメラーゼ）を阻害する．DNA 依存性 RNA ポリメラーゼに結合し，細菌の RNA 合成を阻害する．	ニューキノロン薬（オフロキサシン）リファンピシン
タンパク質合成阻害	細菌のタンパク質合成に働くリボゾームに結合し，タンパク質合成を阻害する．	アミノグリコシド系マクロライド系テトラサイクリン系クロラムフェニコール
葉酸合成阻害	細菌の核酸合成の補酵素である葉酸の供給には菌体内でのパラアミノ安息香酸（PABA）からの合成が必要．スルファメトキサゾールは PABA からジヒドロ葉酸への変換を阻害，トリメトプリムはジヒドロ葉酸からテトラヒドロ葉酸への反応を阻害．これらの作用でチミジル酸の合成を阻害．	ST 合剤；スルファメトキサゾール：トリメトプリム（5：1）

配合薬としてしか入手できない．

　広域ペニシリン：アンピシリン，アモキシシリンは緑膿菌以外のグラム陰性菌およびグラム陽性菌に有効である．ペニシリナーゼにより分解される．

　抗緑膿菌ペニシリン：ピペラシリン（PIPC）は緑膿菌に有効なペニシリンである．ペニシリナーゼにより分解される．β-ラクタマーゼ阻害薬であるクラブラン酸（CVA），スルバクタム（SBT）やタゾバクタム（TAZ）を配合した薬剤が開発されている（CVA/AMPC，SBT/ABPC，TAZ/PIPC など）．

（2）セフェム系
　セフェム系は化学構造上セファロスポリン系，セファマイシン系，オキサセフェム系に分けられる．また，作用特性として世代分類される．

　第1世代セフェム：セファレキシン，セファロチンはグラム陽性菌と R-プラスミド（R 因子：遺伝性因子）をもたない強毒のグラム陰性菌に抗菌力が強い．β-ラクタマーゼ，特にセファロスポリナーゼでよく加水分解されるので，それを多量に産生するグラム陰性桿菌には効かない．

　第2世代セフェム：外膜透過性，β-ラクタマーゼに対する安定性，PBP に対する結合親和性のうち一部が改良されたものである．セフォチアムは，グラム陽性菌から R 因子の有無にかかわらず，強毒のグラム陰性菌に強い抗菌力を示す．

表 9.4　*β*-ラクタム系抗生物質

分　類	一般名	商品名	剤　形
ペニシリン系 狭域ペニシリン	ベンジルペニシリン（PCG）	ペニシリンG	注射剤
	ベンジルペニシリンベンザチン	バイシリンG	経口剤
ペニシリナーゼ抵 抗性ペニシリン	アンピシリン・クロキサシリン配合	ビクシリンS	経口剤，注射剤
広域ペニシリン	アンピシリン（ABPC）	ビクシリン	経口剤，注射剤
	アモキシシリン（AMPC）	サワシリン	経口剤
		アモリン	〃
抗緑膿菌ペニシリン	ピペラシリン（PIPC）	ペントシリン	注射剤
セフェム系 第1世代	セファレキシン（CEX）	ケフレックス	経口剤
		L-ケフレックス	〃（持続性）
	セファクロル（CCL）	ケフラール	経口剤
		L-ケフラール	〃（持続性）
	セファロチン（CET）	コアキシン	注射剤
	セファゾリン（CEZ）	セファメジン	〃
第2世代	セフォチアム（CTM）	パンスポリン	注射剤
	セフォチアムヘキセチル（CTM‐HE）	パンスポリンT	経口剤
	セフメタゾール（CMZ）	セフメタゾン	注射剤
第3世代	セフォタキシム（CTX）	クラフォラン	注射剤
	セフォペラゾン（CPZ）	セフォビッド	〃
	セフトリアキソン（CTRX）	ロセフィン	〃
	セフタジジム（CAZ）	モダシン	〃
	ラタモキセフ（LMOX）	シオマリン	〃
第4世代	セフピロム（CPR）	セフピロム	注射剤
	セフォゾプラン（CZOP）	ファーストシン	〃
	セフェピム（CFPM）	マキシピーム	〃
カルバペネム系	イミペネム・シラスタチン配合（IPM/CS）	チエナム	注射剤
	メロペネム（MEPM）	メロペン	〃
	ドリペネム（DRPM）	フィニバックス	〃

　第3世代セフェム：セフォペラゾンはグラム陰性菌に対する抗菌力がさらに強く，抗緑膿菌作用も示す．しかし，グラム陽性球菌に対する抗菌力は弱まっている．

　第3世代セフェムはブドウ球菌に対する抗菌力が第1・第2世代セフェムに劣る．この欠点を忘れて広く臨床に使用した結果，増殖したのがMRSA（メチシリン耐性黄色ブドウ球菌）である．MRSA感染にはアルベカシン硫酸塩とバンコマイシン塩酸塩が有効である．

　第4世代セフェム：セフピロム，セフォゾプラン，セフェピムはグラム陽性菌（ブドウ球菌を含む）と緑膿菌を含むグラム陰性菌の双方に抗菌力をもつ．

（3）カルバペネム系

　イミペネム，ペロペネム，ドリペネムなどがある．カルバペネム系はブドウ球菌，肺炎球菌な

どのグラム陽性菌，大腸菌・肺炎桿菌・緑膿菌などのグラム陰性菌，バクテロイデスなどの嫌気性菌に対して強い抗菌活性を示す．

副作用・相互作用

　ペニシリン系に共通した最も重要な有害作用は，アナフィラキシーショックである．ペニシリンG，アンピシリンで起こりやすく，処置を誤ると致死的になりかねない．セフェム系ではペニシリン系より頻度は少ないが，アナフィラキシーショックが起こる．事前に既往歴などについて十分な問診を行い，与薬に際しては，必ずショックなどに対する救急処置のとれる準備をすること．特に与薬開始直後には，注意深く観察すること．

　アレルギー性皮膚反応の発生率はアンピシリンで最も高い．伝染性単核球症患者の90％に，アンピシリン与薬後発疹が現れるので禁忌である．

　第3世代のセフェム系では，出血を起こすことがある．腸内には400種以上の微生物が存在し，生理的に重要な役割を果たしているが，その腸内細菌叢の急激な抑制に伴うビタミンKの欠乏と，肝障害がその原因と考えられる．チオメチルテトラゾール基をもつセフォペラゾン，セフォテタン，ラタモキセフなどでは，飲酒によるジスルフィラム様症状が起こることがある．これは，アルコール飲用により生成されるアセトアルデヒドが分解されなくなるためで，これらの薬物服用時には飲酒は禁忌である．

　プロベネシド，スルフィンピラゾン，インドメタシンは，ペニシリンの腎尿細管分泌を抑制することにより，ペニシリンの半減期を延長させる．

　カルバペネム系は抗てんかん薬のバルプロ酸の血中濃度を50％以上低下させるため，てんかんのコントロールが失われることがある．

b．アミノ配糖体

作用機序と分類

　作用機序は表9.3のタンパク質合成阻害を参照．

使い方

　グラム陽性菌からグラム陰性菌に抗菌活性がある．ストレプトマイシン，カナマイシンは結核菌に有効．ゲンタマイシンは特に緑膿菌に強い抗菌活性がある．

　アミカシンはアミノ配糖体中，抗菌力は最も劣るが，ゲンタマイシン耐性菌にも有効である．アルベカシンはMRSAに有効である．

　経口投与では吸収しない．血中ではタンパク質と結合せずに遊離形で存在する．あまり代謝されず，主に尿中に未変化体として排泄される．

副作用・相互作用

　腎障害，前庭および聴覚障害，神経筋遮断作用が主なものである．腎障害は近位尿細管で起こり，ゲンタマイシンが最も強い．ストレプトマイシンは初期に前庭機能障害，次いで聴力低下が，カナマイシンは聴力障害が主として出現する．

　フロセミドと併用すると，前庭および聴器障害が増強される．利尿薬，デキストラン，代用血漿，セファロスポリンとの併用で腎毒性が増強する．

c.　マクロライド系

作用機序と分類

　作用機序は表 9.3 のタンパク質合成阻害を参照．

使い方

　グラム陽性菌，梅毒トレポネーマ，淋菌，髄膜炎菌，百日咳菌，マイコプラズマ，クラミジアに抗菌活性を示す．

　エリスロマイシンはマイコプラズマ肺炎，レジオネラ肺炎の第一選択薬である．また，びまん性汎細気管支炎（DPB）の治療に少量・長期に服用する．クラリスロマイシンはピロリ菌の除去に，アモキシシリン，ランソプラゾールと併用して使用される．アジスロマイシンはインフルエンザ菌に対する抗菌活性が強い．また消失半減期が 60 時間と長く，組織親和性が強く，3 日間の投与で十分である．

副作用・相互作用

　特にエリスロマイシンエストレート，トリアセチルオレアンドマイシンにより胆汁うっ滞性肝炎を起こす．エリスロマイシンの急速静注で心停止が起こることがある．

　エリスロマイシン，クラリスロマイシンは薬物代謝酵素であるチトクロム P450 を阻害し，これにより代謝を受ける薬物の血中濃度を上昇させる．リンコマイシン，クリンダマイシンにより下痢，偽膜性大腸炎を起こす．

d.　テトラサイクリン系

作用機序と分類

　作用機序は表 9.3 のタンパク質合成阻害を参照．

使い方

　グラム陽性菌からグラム陰性菌，リケッチア，クラミジア，マイコプラズマに広域の抗菌活性をもつ．

　リケッチア性疾患（ロッキー山紅斑熱，Q 熱，つつ

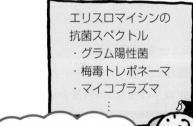

エリスロマイシンの
抗菌スペクトル
・グラム陽性菌
・梅毒トレポネーマ
・マイコプラズマ
　…

エリスロマイシンは小児
感染症によく使われる

が虫病），クラミジア感染症（鼠径リンパ肉芽腫，オウム病，トラコーマ），コレラなどの第一選択薬である．

　ミノサイクリン，ドキシサイクリンの消失半減期は 18 〜 20 時間と長い．

副作用・相互作用

　カルシウムと結合し，8 歳までの小児の骨および歯に沈着する（黄染歯）．テトラサイクリンは妊娠後期の妊婦に，より多くの肝障害を起こす．古いテトラサイクリンの使用でファンコニー症候群（タンパク尿，糖尿，アシドーシス）を起こすことがある．

　鉄イオン，アルミニウムイオン，カルシウムイオン，マグネシウムイオン（牛乳，制酸薬）を併用すると，テトラサイクリンの生体内利用率を低下させる．テトラサイクリンはビタミン K を産生する腸内細菌叢を減少させることにより，抗凝固薬の作用を増強する．

e.　クロラムフェニコール系

作用機序と分類

　作用機序は表 9.3 のタンパク質合成阻害を参照．

> クロラムフェニコールは軽症の感染症には使わないよ

使い方

　造血器に対する障害作用が強いので，他の薬物では十分な効果が得られない重篤な感染症で，感受性のある場合に使用が限られる．すなわち，全身性サルモネラ感染症，インフルエンザ菌による髄膜炎，テトラサイクリンが禁忌なリケッチア感染症などである．

副作用・相互作用

　新生児が 1 日 100 〜 200 mg/kg 以上与薬されると，灰白症候群（gray syndrome）が起こることがある．主な症状は，嘔吐，下痢，チアノーゼ，筋緊張低下，不規則な呼吸，灰白色皮膚である．新生児には禁忌である．

　アレルギー反応で骨髄抑制（再生不良性貧血）が起こることがある．可逆的骨髄抑制は投与後 4 〜 5 日めに始まり，血小板数の低下により発見される．

f.　ニューキノロン薬

作用機序と分類

　作用機序は表 9.3 の核酸合成阻害を参照．

使い方

　グラム陽性球菌からグラム陰性桿菌まで広域な抗菌活性を示す．尿路感染症の治療に最も有効

表 9.5 β-ラクタム系以外の抗菌薬（抗生物質）

分 類	一般名	商品名	剤 形
アミノ配糖体	ゲンタマイシン（GM）	ゲンタシン	注射剤
	アミカシン（AMK）	アミカシン硫酸塩	〃
	トブラマイシン（TOB）	トブラシン	〃
	ジベカシン（DKB）	パニマイシン	〃
	アルベカシン（ABK）	ハベカシン	〃
マクロライド系	エリスロマイシン（EM）	エリスロシン	経口剤，注射剤
	クラリスロマイシン（CAM）	クラリシッド	経口剤
		クラリス	〃
	アジスロマイシン（AZM）	ジスロマック	〃
テトラサイクリン系	ミノサイクリン（MINO）	ミノマイシン	経口剤，注射剤
	ドキシサイクリン（DOXY）	ビブラマイシン	経口剤
クロラムフェニコール系	クロラムフェニコール（CP）	クロロマイセチン	経口剤
		クロロマイセチンサクシネート	注射剤
リンコマイシン系	リンコマイシン（LCM）	リンコシン	経口剤，注射剤
	クリンダマイシン（CLDM）	ダラシン	経口剤
		ダラシンS	注射剤
ホスホマイシン系	ホスホマイシン（FOM）	ホスミシン	経口剤
		ホスミシンS	注射剤
ニューキノロン薬	ノルフロキサシン（NFLX）	バクシダール	経口剤
	オフロキサシン（OFLX）	タリビッド	〃
	レボフロキサシン（LVFX）	クラビット	経口剤，注射剤
	シプロフロキサシン（CPFX）	シプロキサン	経口剤
		シプロキサン注	注射剤
	トスフロキサシン（TFLX）	オゼックス	経口剤
その他	バンコマイシン（VCM）	塩酸バンコマイシン	注射剤
	テイコプラニン（TEIC）	タゴシッド	〃

である．また，細菌性下痢に対しても有効である．

　レボフロキサシンはオフロキサシンの一方の光学活性 S（−）体で，オフロキサシンのほぼ2倍の抗菌活性を示す．レボフロキサシンは淋菌性尿道炎に対して適応になっているが，耐性化のため現在では有効性が期待できない．レボフロキサシンは他の抗結核薬との併用で難治性結核への治療効果が見込まれている．トスフロキサシンは小児にも使用できる．

副作用・相互作用

　軟骨の成長を妨げるので，18歳以下の例には投与を控えるべきである．

　シプロフロキサシンと非ステロイド性抗炎症薬であるケトプロフェンとの併用時にけいれんが誘発されることがあり，併用は禁忌である．チトクロム P450 を阻害してテオフィリンの血中濃度を上昇させる．

g. 抗真菌薬

作用機序と分類

　抗真菌薬にはポリエン系，イミダゾール系，トリアゾール系などがある．

　真菌細胞膜のエルゴステロールに結合し，膜の透過性を変化させ，真菌に殺菌的に作用する．

使い方

　最近は，がんに対する強力な化学療法による免疫力低下やAIDS患者，高齢者にみられる重篤な深在性真菌症が重要視されるようになった．

　アムホテリシンBは消化管から吸収されないが，消化管の真菌症には内服でも有効である．消失半減期は24時間と長い．ミコナゾールおよびフルコナゾールは，有害作用が比較的少なく繁用されている．イトラコナゾールは浅在性真菌症と深在性真菌症に経口与薬される．

副作用・相互作用

　アムホテリシンBにより尿細管アシドーシス，低カリウム血症を伴う腎障害が起こる．しばしば静注により悪寒，発熱，悪心，肝障害，血液障害，不整脈が起こる．イトラコナゾールはチトクロムP450を阻害し，それにより代謝を受ける薬物の血中濃度を上昇させる．

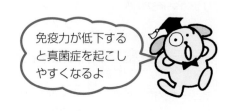

免疫力が低下すると真菌症を起こしやすくなるよ

h. 抗結核薬

分　類

　抗結核薬にはイソニアジド，リファンピシン，エタンブトール，ピラジナミド，ストレプトマイシンなどがある（表9.6）．

表 9.6　抗真菌薬と抗結核薬

分　類		一般名	商品名	剤　形
抗真菌薬	ポリエン系	アムホテリシンB（AMPH-B）	ファンギゾン	経口剤，注射剤
	トリアゾール系	フルコナゾール（FLCZ）	ジフルカン	経口剤，注射剤
		イトラコナゾール（ITCZ）	イトリゾール	〃
	イミダゾール系	ケトコナゾール（KCZ）	ニゾラール	軟膏剤（クリーム）
抗結核薬		イソニアジド（INH）	イスコチン	経口剤，注射剤
		リファンピシン（RFP）	リファジン	経口剤
		エタンブトール（EB）	エサンブトール	〃
		ピラジナミド（PZA）	ピラマイド	〃
		ストレプトマイシン（SM）	硫酸ストレプトマイシン	注射剤
		カナマイシン（KM）	カナマイシン	経口剤
			硫酸カナマイシン	注射剤
		レボフロキサシン（LVFX）	クラビット	経口剤，注射剤

使い方

　1997（平成 9）年，それまで減少を続けてきた新規登録結核患者数が増加に転じ，1998 年には全国で約 4 万人の新たな患者が登録された．これに対し，厚生省（当時）は 1999 年に「結核緊急事態宣言」を発表，結核対策への取り組みの強化を求めた．

　結核には，イソニアジド，リファンピシン，エタンブトール，ピラジナミドの 4 剤による標準治療を 2 カ月間行い，その後，イソニアジド，リファンピシン，エタンブトールかイソニアジド，リファンピシン，ストレプトマイシンの 3 剤を 4 カ月間使用する．

副作用・相互作用

　イソニアジド，リファンピシン，ピラジナミドで肝障害を起こす．イソニアジドは末梢神経炎を起こす．エタンブトールは球後視神経炎を起こす．リファンピシンはチトクロム P450 を誘導し，これにより代謝を受ける薬物の血中濃度を減少させる．

i. 抗ウイルス薬

作用機序と分類

　アシクロビルは体内で変換され，ヘルペスウイルスの DNA 合成を阻害する．ガンシクロビルは体内で変換され，サイトメガロウイルスの DNA 合成を阻害する（表 9.7）．

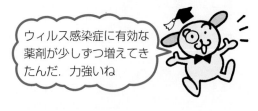

ウイルス感染症に有効な薬剤が少しずつ増えてきたんだ．力強いね

　ジドブジン，ジダノシンは体内で活性化し，HIV の逆転写酵素を阻害してウイルスの増殖を抑制する核酸系の阻害薬である．エファビレンツは非核酸系の逆転写酵素阻害薬である．

　インジナビル，サキナビル，リトナビルはプロテアーゼ阻害薬で，HIV のウイルス増殖の最終段階でプロテアーゼにより，ウイルスの前駆体タンパクをウイルス酵素と構造タンパク質に切断し，感染性をもつウイルスをつくる過程を阻害する．

　テラプレビル，シメプレビルはセリンプロテアーゼを阻害し，ウイルス増殖を抑制する．ソホスブビルは RNA 依存性 RNA ポリメラーゼを阻害する．リバビリンは RNA ウイルスの核酸合成を阻害する．ラミブジン，エンテカビルはウイルスの逆転写反応を阻害する．また，DNA 鎖の伸張反応を阻害する．

　アマンタジン塩酸塩は，A 型インフルエンザウイルスが細胞内に取り込まれてからウイルス被殻を脱殻する過程を抑制する．一方，ザナミビル，オセルタミビルは，インフルエンザ A および B 型のノイラミニダーゼを阻害する機序でウイルスの出芽過程を抑制する．

　インターフェロンは細胞内の RNA 分解酵素を活性化し，ウイルス RNA を分解する．またウイルスのタンパク質の合成を阻止する．さらに，ナチュラルキラー細胞，マクロファージ，キラー T 細胞を活性化し，ウイルス増殖を抑制する．

　人免疫グロブリンやウイルスワクチンにより誘導されたウイルス抗原に特異的な中和抗体はウ

表9.7 抗ウイルス薬

分 類	一般名	商品名	剤 形
抗ヘルペスウイルス薬	アシクロビル（ACV）	ゾビラックス	経口剤，注射剤，軟膏剤
抗サイトメガロウイルス薬	ガンシクロビル（GCV）	デノシン	注射剤
抗HIV薬	ジドブジン（AZT）	レトロビル	経口剤
	ジダノシン（ddI）	ヴァイデックス	〃
	エファビレンツ（EFV）	ストックリン	〃
	インジナビル（IDV）	クリキシバン	〃
	サキナビル（SQV）	インビラーゼ	〃
	リトナビル	ノービア	〃
抗インフルエンザウイルス薬	ザナミビル	リレンザ	吸入剤
	オセルタミビル	タミフル	経口剤
	ペラミビル	ラピアクタ	注射剤
	ラニナミビル	イナビル	吸入剤
抗B型・C型肝炎ウイルス薬	インターフェロンα	スミフェロン	注射剤
	インターフェロンβ	フエロン	〃
抗B型肝炎ウイルス薬	ラミブジン	ゼフィックス	経口剤
	エンテカビル	バラクルード	〃
抗C型肝炎ウイルス薬	ペグインターフェロンα-2a	ペガシス	注射剤
	ペグインターフェロンα-2b	ペグイントロン	〃
	リバビリン	レベトール，コペガス	経口剤
	テラプレビル	テラビック	〃
	シメプレビル	ソブリアード	〃
	ソホスブビル	ソバルディ	〃

イルス表面に結合し，ウイルスの宿主細胞への吸着を阻止する．インフルエンザワクチン，B型肝炎ワクチン等がある．

使い方

抗ヘルペスウイルス薬：単純疱疹にはアシクロビル1回200 mg を1日5回に対し，帯状疱疹には1回800 mg を1日5回と投与量が異なる．

抗サイトメガロウイルス薬：サイトメガロウイルスはヘルペスウイルス属の一種で，急性感染では発熱，肝炎，肺炎，新生児の重症の脳炎の原因となる．サイトメガロウイルス感染症を有する患者が，臓器移植後に免疫抑制治療を行うと全身的感染症を発症し，AIDS患者の終末期にも同様の病変を生じることがある．

抗HIV薬：HIV感染患者に与薬するとCD4＋細胞数が増加し，AIDS発症が遅延し，生存期間を延長させる．CD4は，T4抗原ともいい，ヘルパーT細胞の細胞膜糖タンパク質の一つである．

通常，核酸系逆転写酵素阻害薬2剤と非核酸系逆転写酵素阻害薬，プロテアーゼ阻害薬，インテグラーゼ阻害薬との多剤併用療法（antiretroviral therapy：ART）が行われる．核酸系逆転

写酵素阻害薬のエムトリシタビンとテノホビルの配合剤が頻用される.

　抗インフルエンザウイルス薬：アマンタジンはA型インフルエンザウイルスのみに有効である.
ザナミビルは吸入剤であるが，オセルタミビルは同様な機序をもつ経口剤である.

　抗肝炎ウイルス薬：インターフェロン(IFN)α，βは，B型慢性活動性肝炎，C型慢性活動性
肝炎の治療に用いられる.ラミブジンはB型慢性肝疾患におけるB型肝炎ウィルスの増殖を抑制
する.エンテカビルはラミブジン耐性B型肝炎ウィルスにも効果が認められ,耐性化頻度は低い.
C型肝炎ウィルスには1型と2型の遺伝子タイプがあり，日本人感染者では1型が約7割を占め
る.ペグインターフェロン(PEG-IFN)とリバビリンの併用療法はC型慢性肝炎に対する標準治
療であったが，さらに，1型でウィルス量が多く，まだ治療していない患者，または従来の治療
法で完治しなかった患者にはPEG-IFN，リバビリン，テラプレビルの3者併用療法が行われる.
テラプレビルをシメプレビルに替えた3者併用療法もある.しかし，直接作用抗ウイルス薬の開
発によりIFNを併用しない経口剤のみの治療が主流となった.すなわち，ソホスブビルとレジ
パスビルの配合剤は1型および2型のC型慢性肝炎またはC型代償性肝硬変におけるウイルス
血症を改善する.ソホスブビルはリバビリンと併用し，2型のC型慢性肝炎またはC型代償性
肝硬変の治療に用いられる.

副作用・相互作用

　アマンタジンは不眠，めまい，運動失調を起
こすことがある.ガンシクロビルは白血球減少,
血小板減少，腎障害，けいれんを起こす.

　ジドブジンは骨髄抑制による貧血，顆粒球減
少，血小板減少を起こす.ジダノシンは末梢神
経障害，膵臓炎，リポアトロフィーを起こす.
テノホビルには尿細管細胞のミトコンドリア障害が報告されている.

PEGとはポリエチレングリコールのことで，化学修飾によってインターフェロンの血中消失時間を延長させる.PEG-IFNにより抗肝炎ウイルス薬の週1回投与を可能にしたよ

PEG-IFN
って？

　インジナビル，サキナビル，リトナビルはともにチトクロムP450を阻害し，それにより代謝
を受ける薬物の血中濃度を上昇させる.リファンピシンはチトクロムP450を誘導し，インジナ
ビル，サキナビルの血中濃度を減少させる.

　インターフェロンは発熱，白血球減少，全身倦怠感等を起こし，重大な副作用としてうつ状態,
小柴胡湯との併用で間質性肺炎を起こすことがある.テラプレビルは貧血，発疹，重い腎機能障
害を起こす.66歳以上には原則テラプレビルは使用しない.リバビリンには催奇形性があるの
で妊婦には禁忌である.シメプレビルは副作用が少ない.

j.　サルファ剤

作用機序と分類

　細菌の核酸合成の補酵素である葉酸の供給には，菌体内でのパラアミノ安息香酸（PABA）か

らの合成が必要である．スルファメトキサゾールは PABA からジヒドロ葉酸への変換を阻害し，トリメトプリムはジヒドロ葉酸からテトラヒドロ葉酸への反応を阻害する．スルファメトキサゾールとトリメトプリムを 5：1 の比率で含む ST 合剤がこれに属する．

使い方

高溶解性のサルファ剤（スルフイソキサゾール，スルファメチゾール），持続性サルファ剤（スルファメトキサゾール），ST 合剤が使用される．ST 合剤はニューモシスチス肺炎に有効である（表 9.8 参照）．

副作用・相互作用

皮膚反応，血液障害（顆粒球減少症など），肝・腎・胃腸障害，薬剤熱などがある．皮膚反応では重篤な多形滲出性紅斑，スティーブンス・ジョンソン（Stevens-Johnson）症候群，中毒性表皮壊死などの報告がある．グルコース 6−リン酸脱水素酵素（G6PD）欠乏症患者にサルファ剤を与薬すると，ヘモグロビン尿を伴う急性溶血発作を生ずる．

k. 抗寄生虫薬

作用機序と分類

抗線虫薬としてピペラジン，メベンダゾール，チアベンダゾール，サントニン，イベルメクチンなどがあげられる．また，抗吸虫薬としてプラジカンテルがある．

抗原虫薬としてペンタミジンイセチオン酸塩，ST 合剤，メトロニダゾール，アトバコン・プログアニル配合剤などがある（表 9.8 参照）．

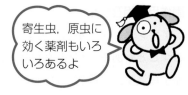

寄生虫，原虫に効く薬剤もいろいろあるよ

使い方

（1）駆虫薬

ピペラジンは回虫およびぎょう虫の駆除に使用される．メベンダゾールは鞭虫の駆除に使用される．チアベンダゾールは糞線虫の駆除に使用される．サントニンは回虫の駆除に使用される．プラジカンテルは肝吸虫，肺吸虫，横川吸虫の駆除に使用される．イベルメクチンは疥癬，腸管糞線虫症，オンコセルカ症，リンパ系フィラリア症（象皮病）に使用される．

（2）抗原虫薬

ペンタミジンイセチオン酸塩はニューモシスチス・イロベチーによる肺炎に使用される．ニューモシスチス肺炎治療薬のアトバコンと海外で販売中のマラリア予防薬のプログアニルとの配合剤であるアトバコン・プログアニル配合剤はマラリア原虫による感染症に使用される．

メトロニダゾールは腟トリコモナスによる感染症に使用される．

表 9.8 抗寄生虫薬・抗原虫薬

分 類	一般名	商品名	剤 形
抗マラリア薬	キニーネ	塩酸キニーネ	経口剤
	アトバコン・プログアニル配合剤	マラロン	〃
抗トリコモナス薬	メトロニダゾール	フラジール	腟剤, 経口剤
抗回虫薬	サントニン	サントニン	経口剤
抗疥癬薬	イベルメクチン	ストロメクトール	経口剤
抗吸虫薬	プラジカンテル	ビルトリシド	経口剤
抗ニューモシスチス薬	ペンタミジンイセチオン酸塩	ベナンバックス	注射剤
	スルファメトキサゾール・トリメトプリム合剤 (ST 合剤)	バクトラミン	経口剤, 注射剤
	アトバコン	サムチレール	経口剤

副作用・相互作用

　ペンタミジンイセチオン酸塩は重篤な低血圧, 低血糖, 不整脈を起こすことがある. ST 合剤にはショックおよび重篤な皮膚障害, 肝障害, 血液障害の副作用が報告されている.

● 看護上の留意点

　耐性菌の出現, 菌交代現象を防ぐためには, 起炎菌に抗菌スペクトルをもった薬物を十分量投与し, 菌の消失, 臨床症状, 臨床検査値の改善を確認した後, 速やかに投与を中止する. 耐性菌の出現には注意する.

　使用中の薬物の有害作用を速やかに発見するための検査 (尿, 血液, 肝・腎機能検査, 心電図) を定期的に実施する. 感染症以外の病気の治療を行っている場合が多いので, 薬物相互作用に注意が必要である. 抗菌薬の中には薬物代謝酵素であるチトクロム P450 を阻害したり, 誘導する薬物が多い. 薬物の主な有害作用を念頭におき, それらの初期症状を発見する努力が必要である.

[学習課題]

1) 感染症を診断するために何が必要か述べなさい.
2) 抗菌スペクトルと MIC との関係を述べなさい.
3) 緑膿菌感染症の治療薬について述べなさい.
4) 結核の治療薬について述べなさい.
5) ペニシリン系の副作用とその対処法について述べなさい.
6) マイコプラズマ肺炎に β-ラクタム系抗生物質が効かない理由を述べなさい.
7) ウイルス感染症を 4 つあげ, それぞれの治療薬について述べなさい.
8) 感染症患者の看護上の留意点について述べなさい.

● トピックス ●

新型コロナウイルス感染症

　新型コロナウイルス感染症は，新型コロナウイルスである SARS-CoV2 による感染症である．WHO はこのウイルスによる感染症を「COVID-19」と名付けた．2019 年 12 月以降，中国の湖北省武漢市を中心に発生し，短期間で全世界に広がりパンデミックとなった．この 2 年間（2020 ～ 2022 年）に世界全体でも日本と同様約 4 カ月周期で 6 回の流行が起こった．第 1 波は欧州株，4 波はアルファ株，5 波はデルタ株，6 波はオミクロン株が原因で，デルタ株までは肺で増殖し肺炎を起こし，致死率が高かった．オミクロン株では鼻や喉で増殖して風邪と同様の症状で軽症者が多い．

　新型コロナウイルス感染症の初期症状では，喉の痛みや発熱，咳，倦怠感などが生じる．また，味覚障害，嗅覚障害を起こすことがある．初期症状が 5 ～ 7 日間軽快せず重症化すると肺炎を発症し，呼吸困難の状態となる．特に重症な場合には，人工呼吸器，体外式膜型人工肺（ECMO）を使用しなければならない．重症化しやすいのは高齢者，糖尿病，循環器疾患，呼吸器疾患などの持病のある人と考えられている．

　この感染症は飛沫感染，接触感染，空気感染を起こすため，その予防には，①換気の悪い密閉空間，②多数の人が集まる密集場所，③間近で会話や発声をする密接場面──を避ける必要がある．個々の行動としては，手洗い，マスク着用，アルコール消毒が重要である．

　COVID-19 ワクチンとして mRNA ワクチン（ファイザー社，モデルナ社）とウイルスベクターワクチン（アストラゼネカ社），組み替えタンパクワクチン（ノババックス社）が，日本でも特例承認され使用可能である．特に mRNA ワクチンでは発症予防効果が約 95％という有効性が示されている．また，重症化抑制効果が認められている．化合物の構造を変えた mRNA を脂質ナノ粒子に包むことで保護し細胞内に導入しやすくしている．しかし，ファイザー社のワクチンはマイナス 70 度以下の超低温で保管し，解凍後は揺らしてはならない．3 ～ 4 週間あけて 2 回の筋注投与が必要である．

　レムデシビル，デキサメタゾンが新型コロナウイルス感染症治療薬として使用可能となった（第 5 章，トピックス「新型コロナ治療薬にステロイド薬のデキサメタゾンを認定」参照）．軽症から中等症患者に，抗体カクテル療法（カシリビマブ，イムデビマブの 2 種類のウイルス中和抗体を同時に点滴投与）が特例承認され使用可能である．また，ウイルス増殖抑制作用をもつモルヌピラビル，ニルマトレルビル・リトナビルが特例承認され経口使用が可能である．

COVID-19：Coronavirus Disease 2019
SARS：Severe acute respiratory syndrome．重症急性呼吸器症候群

キーワード

抗菌スペクトル　　最小発育阻止濃度（MIC）　　薬剤感受性テスト　　耐性菌　　菌交代現象

β-ラクタム薬　　MRSA　　マクロライド系　　テトラサイクリン系　　クロラムフェニコール系

ニューキノロン薬　　逆転写酵素　　サルファ剤

II 消毒薬

学習目標

各種消毒薬の特性と有用性を学び，目的に適合した正しい消毒薬の選択ができるように理解を深める．特に，各消毒薬のもつ抗菌スペクトル，使用する際の濃度および注意点について学ぶ．

A 基礎知識

　医療現場における清潔な環境を維持する目的で病原性微生物を死滅させる，あるいはその数を減らす操作を，滅菌，殺菌，あるいは消毒と呼ぶ．滅菌，殺菌，消毒の間には明確な違いがある．

　滅菌は病原微生物の種類に関係なくすべてを死滅させることを意味し，日本薬局方では微生物の生存する確率が 100 万分の 1 以下になることをもって滅菌と定義している．滅菌には乾熱滅菌，火炎滅菌，高圧蒸気滅菌，放射線滅菌，ガス滅菌（酸化エチレンガス滅菌（EOG 滅菌）などがある．しかし，これらの方法は人体に適用することは困難であり，医療器具等に適用することを前提とした方法である．

　一方，消毒とは，病原微生物の発育を抑制するか，あるいは死滅させる一連の操作を意味し，消毒には物理的（加熱，放射線照射等）方法と化学的（化学物質，薬物等を使用）方法がある．後者の化学的方法に用いられる薬品を総称して消毒薬という．器具や生体に付着または含まれている病原性微生物を死滅または除去して害のない程度まで減らしたり，感染力を失わせたりすることを意味する．

　滅菌と消毒の中間的な目的を意味する操作として殺菌がある．殺菌とは，「細菌を死滅させる」という意味で使われるが，この用語には，作用の範囲や程度に関する基準を含んではいない．すなわち，その一部を殺しただけでも行えば殺菌と解釈され，厳密には有効性を保証したものではないともとらえられる．

　本節では，医療現場で感染症の拡大等を防止するために汎用される消毒薬について詳説する．

理想的な消毒薬の条件

　消毒薬の作用は，静菌的作用よりは殺菌的作用が重要であり，理想的な消毒薬とは，強い殺菌効果をもっているものである．また，広い抗菌スペクトルを有しており，消毒薬に対して抵抗性を示しやすい細菌芽胞やウイルスにも有効であること，消毒効果を発揮するまでの時間が短く，

速効性であること，高い浸透性をもっており血液や痰糞尿などの有機物が存在していても有効であること，さらに，消毒の対象となる物質，部位に悪影響を及ぼさないなどの性質をすべて有していることが大切である．しかし現在，これらすべての条件を1つの消毒薬で満たすものは存在していない．

消毒薬使用上の注意

消毒薬の使用に際しては，その効果を十分に発揮するため，以下の点に注意することが重要である．

①消毒薬は，原則として使用のつど調製する．特にハロゲン系消毒薬（次亜塩素酸ナトリウム，ポビドンヨード）は，紫外線などの光により分解，失活するので，希釈調製後8時間以内に使用する．グルタラール（グルタルアルデヒド）は比較的安定であり，希釈調製後7日程度は安定である．クロルヘキシジングルコン酸塩，ベンゼトニウム塩化物も比較的安定である．

②消毒薬は，原液のまま使用するものもあるが，多くは指定された濃度に希釈して使用する．希釈に際しては，水道水ではなく精製水を使用する．水道水に含まれる有機物が，消毒薬の効力を低下させることがあるためである．

③汚染の可能性が考えられるため，注ぎ足して使用することは避ける．

④使用している容器を定期的に消毒する．

⑤消毒薬の安定性を考慮して，使用場所，保存場所に注意する．エタノールは引火性があるので火気に注意する．

B　消毒薬の種類と使用方法

使うときの濃度が大切だよ

消毒薬の種類と使用方法を以下の表にまとめた．

表9.9　消毒薬の種類と使用方法

	分　類	特　徴
フェノール系	フェノール	2〜5%溶液で使用．**特異臭がある**． 細菌，真菌，結核菌に有効．**芽胞形成菌，ウイルスには無効**．**細胞壊死作用**があるため人体に使用することはできない． 主に**器具や排泄物，喀痰などの消毒**に用いられる．
	クレゾール	フェノールの2〜3倍の殺菌力を有する．毒性はフェノールより低い．2〜5%溶液で使用．**特異臭がある**． 細菌，真菌，結核菌に有効．**芽胞形成菌，ウイルスには無効**．**手指の消毒，器具類，排泄物，喀痰などの消毒**に用いられる．
アルコール系	消毒用エタノール	通常約80%のエタノール溶液で使用． 細菌，結核菌，**ウイルス（ノロウイルスには無効）**，スピロヘータに有効．**B型・C型肝炎ウイルス，芽胞形成菌には無効**． 洗浄力が強く毒性も低い．主として**手指，皮膚の消毒や注射器具の消毒**に用いられる．

表 9.9　消毒薬の種類と使用方法（つづき）

	分　類	特　徴
アルコール系	イソプロパノール	通常 50 ～ 70%の溶液が用いられる．**特有の臭いと刺激性**がある． 細菌，結核菌，**ウイルス**，スピロヘータに有効．**B 型・C 型肝炎ウイルス，芽胞形成菌には無効**． 手，皮膚の消毒や注射器具の消毒に用いられるが，刺激性があるため口腔内への使用は避ける． 誤飲により中毒を引き起こす．
過酸化物系	オキシドール	3%過酸化水素水．殺菌力は弱いが，洗浄力が高い． 創面のカタラーゼにより分解し，酸素を発生する．この酸素により殺菌効果を現す． 創面の血液，膿で殺菌力が低下．
4級アンモニウム系（逆性石けん）	ベンザルコニウム塩化物（オスバン®） ベンゼトニウム塩化物	通常 0.05 ～ 0.1%溶液で使用．無色無臭で刺激性もない．金属やゴムを腐食させない． **ウイルス，芽胞形成菌，結核菌には無効**． **通常の石けんと併用すると効果が低下する**．有機物や血液類の存在で効果が減弱する．排泄物，喀痰などの消毒には不適．
ヨウ素系	ヨードチンキ	6%ヨウ素を含む 70 ～ 80%エタノール溶液．ヨウ素が薬効の主役． 細菌，ウイルス，アメーバ，真菌に有効．**B 型・C 型肝炎ウイルス，芽胞形成菌には無効**． 刺激性が強く，皮膚炎を起こすことがある． 開放性創面の消毒には不適．**ヨウ素過敏症患者には禁忌**．
ヨウ素系	希ヨードチンキ	ヨードチンキを 2 倍希釈したもの． ヨードチンキに比べ刺激性は若干低い． 細菌，ウイルス，アメーバ，真菌に有効．**B 型・C 型肝炎ウイルス，芽胞形成菌には無効**．
ヨウ素系	ポビドンヨード（イソジン®）	10%溶液で使用．ヨウ素特有の茶褐色． ヨウ素を遊離することにより殺菌効果を現す． ヨードチンキと同様強力な殺菌薬で刺激性も緩和されている． 細菌，ウイルス，アメーバ，真菌に有効．**B 型・C 型肝炎ウイルス，芽胞形成菌には無効**． **手術部位，皮膚，創面の消毒，上気道，口腔内感染症**に用いる．混在する血液などで効果が減弱する．
アルデヒド系	ホルマリン（35 ～ 38%ホルムアルデヒド水溶液）	1 ～ 5%で使用． 細菌，リケッチア，ウイルス，B 型・C 型肝炎ウイルス，芽胞形成菌に有効． 毒性がきわめて高く，人体に吸収されると中枢神経系に対する抑制作用によりめまい，昏睡を起こす．組織毒性も高い． 人体に対する使用は不可．主に器具類の消毒や家屋の燻蒸（くんじょう），排泄物，喀痰などの消毒に用いる．
アルデヒド系	グルタルアルデヒド（グルタラール）ステリハイド®	2%程度の濃度で使用． 細菌，リケッチア，ウイルス，B 型・C 型肝炎ウイルス，芽胞形成菌に有効． ホルマリンよりも毒性は低い． 金属に対する腐食性も低いが，人体への使用は不可． 主に，手術器具や医療用機器の消毒に使用．

表 9.9 消毒薬の種類と使用方法 （つづき）

	分　類	特　徴
塩酸系	次亜塩素酸ナトリウム （ミルトン®，ハイター®）	0.02 〜 0.05％で使用． 細菌，ウイルス（ノロウイルスを含む），Ｂ型・Ｃ型肝炎ウイルスに有効（ただし，0.1 〜 1％程度の高濃度が必要）．**結核菌，芽胞形成菌には無効**． **強い金属腐食性**があり，また，有機物の混在で効力は低下． 強い刺激性があり，人体には使用不可．主に，**食器や衣類の消毒**に使用．漂白作用があるので注意．
ビグアナイド系	クロルヘキシジングルコン酸塩 （ヒビテン®）	0.1 〜 0.5％溶液で使用．広範囲の細菌類に低濃度で有効． **芽胞形成菌，結核菌，ウイルス，リケッチアには無効**． 石けんとの併用は殺菌力の低下を招く． 次亜塩素酸ナトリウムとの併用で赤褐色の沈殿物を生じる． 手指の消毒，器具類，手術前の皮膚の消毒に使用． 耳，粘膜への使用には不適．

● 看護上の留意点

1. 消毒薬の希釈は，精製水で行う．
2. 使用目的に応じた消毒薬の使用濃度を守ることが大切．
3. 各消毒薬の特徴（抗菌スペクトル）を理解し，適切な選択を行う．
4. 消毒薬の化学的安定性を理解し，効力の低下した消毒薬は適宜交換する．

［学習課題］

1）ウイルスに有効な消毒薬を 3 種あげなさい．
2）芽胞形成菌に有効な消毒薬をあげなさい．
3）結核菌に有効な消毒薬をあげなさい．
4）人体に消毒薬を用いる際の留意事項をあげなさい．
5）逆性石けん（ベンザルコニウム塩化物）を使用する際の注意点をあげなさい．
6）人体に使用してはいけない消毒薬を 3 種類あげなさい．

キーワード

減菌　消毒　殺菌効果　抗菌スペクトル　濃度　希釈　引火性

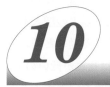

抗悪性腫瘍薬

学習目標

悪性腫瘍の特性と抗悪性腫瘍薬の基本（薬理作用，副作用）について学ぶ.

A 基礎知識

疾病の病態

がん（悪性腫瘍）は日本人の死因の第 1 位である.

悪性腫瘍は細胞の分裂・増殖が止まらなくなった状態である. 正常細胞が少し変化して増殖し，がん遺伝子やがん抑制遺伝子の異常が多段階に蓄積された結果，がん細胞ができると考えられている.

さらに，がん組織は，もともと体に備わった血管とは別に新しい血管（新生血管）をつくる物質（サイトカイン）をつくりだし，がん組織専用の栄養・酸素の補給路を確保するため，がん組織はますます大きくなり，周囲の正常細胞の機能を障害し生体にさまざまな症状をもたらす. また，無制限に増殖を続けるがん細胞は，近接する臓器や組織に浸潤したり，転移する. がんの原因としては，喫煙，発がん物質，紫外線，放射能，ウイルス，細菌，遺伝性とさまざまなものが考えられている.

がん細胞の細胞周期（cell cycle）は，質的には正常細胞と同じである. 細胞の増殖は，分裂直後，DNA の産生に必要な酵素あるいは RNA が産生される G_1 期に開始される. G_1 期を経て DNA 合成が行われる S 期に移行する. DNA 合成が完了すると，細胞は分裂前期（G_2 期）に入り，タンパク質合成や RNA 合成が活発に行われる. G_2 期の細胞は短時間で分裂期（M 期）に移行する.

分裂期の最終段階で細胞は 2 個の細胞に分かれ，それぞれの細胞は再び G_1 期に移行する. G_1 期は G_0 期とも呼ばれる休止状態と平衡状態にある. 1 g の腫瘍は 10^9 個の細胞に相当する.

抗腫瘍効果は，腫瘍縮小効果を客観的な判定基準で評価する. すなわち，完全奏効（complete response：CR），部分奏効（partial response：PR），安定（stable disease：SD），悪化（progressive disease：PD）の 4 段階で判定する.

　病巣が臨床的に完全に消失している場合を完全奏効といい，一般的には 4 週間持続する必要がある．30％以上縮小した場合には部分奏効，30％未満の縮小であれば安定，20％以上の増大あるいは新病変が出現した場合には悪化と判定される．完全奏効と部分奏効を含めて奏効率と呼ぶ．

　ただし，抗腫瘍効果があっても，それが生存期間の延長に結びつかなければ意義が低いので，化学療法後何年もフォローして生存曲線を描き，それが平衡になる時点で治癒率を定義することができる．この際，生命の質（quality of life：QOL）を損なわずに，生存期間を延長することが重要である．

　抗腫瘍効果を得やすい腫瘍に，急性白血病（リンパ性，骨髄性），ホジキンリンパ腫，非ホジキンリンパ腫，絨毛上皮腫，小児固形腫瘍（ウイルムス腫瘍，ユーイング肉腫）などがある．また，小細胞肺がん，乳がん，卵巣がんでもある程度の治癒率が得られている．一方，抗腫瘍効果を得にくい腫瘍に，非小細胞肺がん，胃がん，大腸がんなどがあげられる．

　腫瘍細胞数が 2 倍になるのに要する時間をダブリングタイム（doubling time）という．腫瘍が小さいときはダブリングタイムは短いが，その腫瘍が大きくなれば長くなる．急性リンパ性白血病，ホジキンリンパ腫，絨毛上皮腫のダブリングタイムは約 3 日と短い．一方，固型がん（胃がん，大腸がん）のダブリングタイムは 80 〜 90 日と長い．抗腫瘍薬はダブリングタイムが短いほど，すなわち増殖速度が速い腫瘍ほど効果的に作用する．

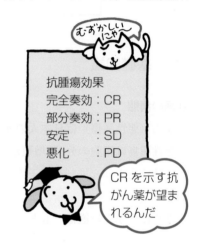

治療方針

（1）ライフスタイルの改善

　以下のような禁煙と食生活の改善が重要とされている．

　①バランスのとれた栄養，②毎日の食生活の変化，③食べ過ぎず，脂肪は控えめに，食物繊維は多めに摂取，④アルコールは適量，⑤禁煙，⑥ビタミン A・C・E など抗酸化ビタミンの摂取，⑦塩辛いもの・熱いものは避ける，⑧発がん性物質を含む焼け焦げ部分は避ける，⑨カビの生えたものを避ける，⑩日光浴を避ける，⑪適度な運動，⑫身体を清潔に保つ，などががん予防になるとされている．

（2）外科手術

　早期がん，がん病変が原発巣以外，周囲のリンパ腺に限られている場合に適応となる．

（3）放射線療法

　手術が不可能な局所的ながん病変で，放射線に感受性のあるそこそこのサイズの腫瘍が，放射

線に対して十分に耐えられる正常組織の中にある場合に有効である.

(4) 薬物療法

　抗腫瘍薬：アルキル化薬，代謝拮抗薬，抗生物質，ビンカアルカロイド，トポイソメラーゼ阻害薬があげられる.

　ホルモン薬：がんの進展にかかわるホルモンと拮抗するホルモンや，それらのホルモン分泌を抑制する薬物があげられる.

　分子標的治療薬：腫瘍増殖に関係している機能分子を標的とした治療法である.

　免疫療法薬：免疫の機能を調節し，がん細胞を攻撃するサイトカインを医薬品としたものである.

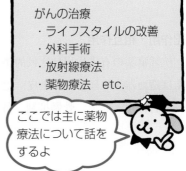

がんの治療
・ライフスタイルの改善
・外科手術
・放射線療法
・薬物療法　etc.

ここでは主に薬物療法について話をするよ

B　治療薬

1) 抗腫瘍薬

作用機序と分類

　抗腫瘍薬の多くは，細胞周期のどの時期の細胞に効果的であるかにより分類されている（表10.1）.

　抗腫瘍薬には，アルキル化薬，代謝拮抗薬，抗生物質，ビンカアルカロイド，トポイソメラーゼ阻害薬などがある.

使い方

　個々の患者に最も適した治療法を選択するために，患者の年齢，性別，全身状態，主な臓器の機能などを十分考慮する.　また，がんの進行度や進展様式，生物学的特性を個別に評価し，さら

表10.1　抗腫瘍薬の作用特性

細胞回転周期特異性薬物	細胞周期のある時期の細胞に対してのみ特異的に作用する.　より多くのがん細胞を死滅させるためには，その薬物が作用を発揮する細胞周期に移行してくるより多くの細胞と接触しうるように，長時間にわたって薬物を持続的に投与するか反復投与し，細胞内薬物濃度を高く維持する必要がある.	G$_1$期：マイトマイシン C, プレドニゾロン S期：代謝拮抗薬 G$_2$期：ブレオマイシン, エトポシド M期：ビンカアルカロイド
細胞回転周期非特異性薬物	分裂を続けている細胞のいずれの周期にも作用する.　殺細胞的に作用するので，ワンショット・高用量で投与される.	アルキル化薬, 抗生物質, 白金製剤

に患者の希望を聞いたうえで最も適したものを選択する．

　がんの化学療法は，いくつかの抗腫瘍薬を組み合わせる多剤併用療法が基本である．多剤併用療法の目的は，作用機序が異なる薬物を少量ずつ併用し，がん細胞に多角的に作用させて，単独の薬物以上の効果を得ることである．

　種々の抗腫瘍薬の併用療法の例を表 10.2 に示す．

副作用・相互作用

　抗腫瘍薬の有害作用は比較的類似している．すなわち，正常組織でも迅速に成長する細胞，例えば造血器，生殖器，腺上皮，毛根細胞が傷害されやすい．

　有害作用として，骨髄抑制，貧血，白血球減少，血小板減少，易感染性，消化器障害（悪心・

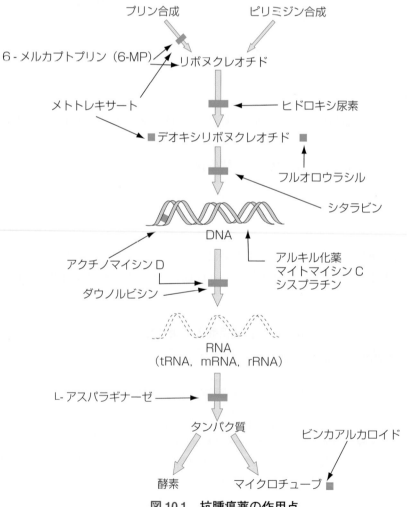

図 10.1　抗腫瘍薬の作用点

表 10.2　抗腫瘍薬の併用療法

悪性腫瘍	薬物の組み合わせ
急性骨髄性白血病	IDR-Ara-C：イダルビシン，シタラビン
急性リンパ性白血病	プレドニゾロン，ビンクリスチン，メトトレキサート，6-メルカプトプリン (6-MP)，シクロホスファミド
ホジキン病	ABVD：ドキソルビシン，ブレオマイシン，ビンブラスチン，ダカルバジン
非ホジキン病	R-CHOP：シクロホスファミド，ドキソルビシン，ビンクリスチン，プレドニゾロン，リツキシマブ
精巣腫瘍	PVB：シスプラチン，ビンブラスチン，ブレオマイシン BEP：ブレオマイシン，エトポシド，シスプラチン
乳がん	CMF：シクロホスファミド，メトトレキサート，フルオロウラシル CAF：シクロホスファミド，ドキソルビシン，フルオロウラシル
卵巣がん	カルボプラチン，パクリタキセル
小細胞肺がん	Cis-VP：シスプラチン，エトポシド
大腸がん	FOLFOX：フルオロウラシル，ホリナートカルシウム，オキサリプラチン FOLFIRI：フルオロウラシル，ホリナートカルシウム，イリノテカン

＊　ドキソルビシン（アドリアマイシン），フルオロウラシル（5-FU），ホリナートカルシウム（ロイコボリン）

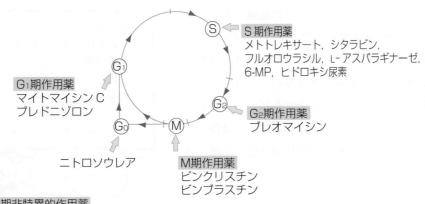

G$_1$ 期：DNA　合成前期，S 期：DNA　合成期
G$_2$ 期：DNA　合成後期，M 期：分裂期，G$_0$ 期：休止期

図 10.2　腫瘍細胞周期と抗腫瘍薬

嘔吐，下痢），脱毛などがあげられる．その他，共通の毒性とはいえないが，下記の薬物により特徴的な有害作用がある．

抗腫瘍薬に対する薬剤耐性：P糖タンパク質（エネルギーを使って（ATP依存性に）抗腫瘍薬を細胞外に排出するポンプ作用をもつタンパク質）の過剰発現により，薬物排出ポンプで細胞内から抗腫瘍薬が能動的にくみ出され，抗腫瘍薬の効果を減少させる．

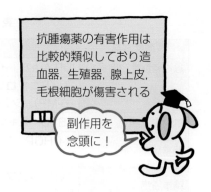

抗腫瘍薬の有害作用は比較的類似しており造血器，生殖器，腺上皮，毛根細胞が傷害される

副作用を念頭に！

a. アルキル化薬

作用機序と分類

核酸，タンパク質をアルキル化（水素原子をアルキル基で置換する反応）する化合物である．代謝を受け，活性化された反応性の高い分子と，DNAとの相互作用によりDNAとの置換反応，あるいはDNA鎖の破壊を起こす．その結果，DNAの複製阻害や誤ったDNAの生合成が起こり，腫瘍細胞が死滅する．シクロホスファミド，メルファラン，ブスルファンなどがある．

使い方

シクロホスファミドは急性リンパ性白血病，悪性リンパ腫（非ホジキン病），乳がんなどに使用される．また，骨髄移植の前処置にも使用される．メルファランは多発性骨髄腫の治療に用いられる．ダカルバジンは悪性リンパ腫（ホジキン病）の治療に，ドキソルビシン（アドリアマイシン）などと併用される．ブスルファンは特に白血球系の抑制作用が強く，慢性骨髄性白血病の治療に使用される．

抗腫瘍薬
・アルキル化薬　・代謝拮抗薬
・抗生物質
・トポイソメラーゼ阻害薬
・白金製剤
・ビンカアルカロイド
・タキソイド系

それぞれの特徴を覚えよう！

副作用・相互作用

シクロホスファミドでは，出血性膀胱炎がみられる．

b. 代謝拮抗薬

作用機序と分類

腫瘍細胞の発育に必須な代謝物質と拮抗することにより，核酸合成にかかわる酵素を阻害したり，核酸の中に組み込まれて誤った情報をつくり出し，最終的にDNA合成を阻害する．

プリン代謝拮抗物質として，6-メルカプトプリン（6-MP），ピリミジン代謝拮抗物質としてフルオロウラシル（5-FU），テガフール，葉酸代謝拮抗物質としてメトトレキサートがある．

使い方

　メトトレキサートは，小児の急性リンパ性白血病，乳がんなどの治療に用いられる．腎排泄型であるので腎機能障害者では減量が必要である．高用量投与では，血漿中メトトレキサート濃度のモニタリングが必須で，血中濃度が安全域に低下するまでホリナートカルシウム（ロイコボリン，活性葉酸類似体）による救援療法が必要である．

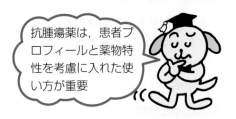

抗腫瘍薬は，患者プロフィールと薬物特性を考慮に入れた使い方が重要

　メルカプトプリンは急性リンパ性白血病に多剤併用療法で使用される．メルカプトプリンの代謝にはチオプリンメチル転移酵素（TPMT）が関与するが，日本人では約 0.6% に TPMT の低活性者が存在するため，減量する必要がある．

　フルオロウラシル（5-FU）は消化器がん，乳がんなどに使用される．5-FU の消化管吸収性を改善したプロドラッグがテガフールである．吸収後，体内で 5-FU に変換される．しかし，フルオロウラシルの代謝酵素であるジヒドロピリミジンデヒドロゲナーゼ（DPD）の欠損者がまれに存在し，この患者に 5-FU を投与すると重篤な副作用を生じる．

　TS-1 はテガフールと 5-FU 分解酵素阻害薬のギメラシルと消化器毒性を軽減するオテラシルの配合剤である．

副作用・相互作用

　アロプリノールはキサンチン酸化酵素を阻害するので，6-MP を併用する場合は 6-MP の投与量を 1/4 に減量する．メトトレキサートでは間質性肺炎，腎障害がみられる．

c. 抗生物質

作用機序と分類

　アクチノマイシン D，ドキソルビシンは，二重鎖 DNA の塩基対の間に嵌入して，DNA と DNA 依存性 RNA ポリメラーゼによる RNA 合成を阻害する．マイトマイシン C は二重鎖 DNA の間に鎖間架橋をつくり，DNA 合成を阻害する．ブレオマイシンは DNA 鎖を切断する．

使い方

　ドキソルビシンは悪性リンパ腫，乳がんなどに使用される．組織傷害性が強いので，血管漏出に注意が必要である．総投与量が $500 \, \mathrm{mg/m^2}$ を超えると重篤な心筋障害を起こす．アクチノマイシン D はウィルムス腫瘍，絨毛上皮腫などに使用される．水痘患者には禁忌である．ブレオマイシンは皮膚がん，頭頸部がん，悪性リンパ腫などに使用される．投与中および投与後 2 カ月くらいは医師の監督下におく．労作性呼吸困難，発熱，咳，ラ音，胸部レントゲン異常陰影などの初期症状が現れた場合，ただちに中止し処置を行う．

副作用・相互作用

　ドキソルビシン：心筋障害.

　ブレオマイシン：肺線維症.

d. トポイソメラーゼ阻害薬

作用機序と分類

　細胞が分裂するためには，DNA分子を分離および再結合する酵素であるトポイソメラーゼが必要である．イリノテカンはトポイソメラーゼⅠの阻害薬である．エトポシド，ドキソルビシン，ダウノルビシンなどはトポイソメラーゼⅡの阻害薬である.

使い方

　エトポシドは小細胞肺がん，悪性リンパ腫，子宮頸がんなどに使用される．イリノテカンは小細胞肺がん，非小細胞肺がん，乳がん，子宮頸がん，卵巣がん，消化器がんに使用される.

副作用・相互作用

　イリノテカンは，体内で速やかに加水分解され，活性代謝物であるSN-38を生成し，重症の下痢を起こす.

e. 白金製剤

作用機序と分類

　白金製剤であるシスプラチン，カルボプラチン，オキサリプラチンは，DNAとの間に鎖間架橋を形成し，DNA合成を阻害する.

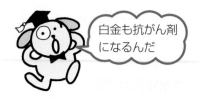

白金も抗がん剤になるんだ

使い方

　シスプラチンは精巣腫瘍，卵巣がん，膀胱がん，小細胞肺がん，頭頸部がんなどに使用される．催吐作用が強いため，5-HT$_3$受容体拮抗薬の使用が必要である.

　腎毒性を軽減するため，投与前後で十分な水分補給が必要である.

副作用・相互作用

　シスプラチンには腎毒性がある．カルボプラチンは腎毒性がシスプラチンより少ないとされる．しかし，骨髄抑制作用は強い.

　オキサリプラチンは手，足，口唇部周囲のしびれや感覚異常による末梢神経障害を起こす.

f. ビンカアルカロイド

作用機序と分類

植物アルカロイドの一種で，微小管のタンパク質（チュブリン）と結合し，有糸分裂を阻害する．ビンクリスチン，ビンブラスチン，ビンデシンなどがある．

使い方

ビンクリスチンは，急性リンパ性白血病，悪性リンパ腫，小児腫瘍などに使用される．神経毒性は，特に高齢者に出現しやすい．初期徴候は腱反射の低下と手指・下肢のしびれ感である．

副作用・相互作用

ビンクリスチンでは，神経毒性（麻痺性イレウス）が現れる．ビンブラスチンは骨髄抑制が強い．ビンカアルカロイドはチトクロム P450（CYP）3A4 によって代謝を受けるため，CYP を阻害するエリスロマイシン，イトラコナゾールを使用する場合にはビンカアルカロイドの投与量を減量する．

g. タキソイド系

作用機序と分類

タキソイド系もビンカアルカロイドの作用機序と同様である．チュブリンタンパク質の重合を促し，細胞分裂を阻害する．

使い方

ドセタキセル，パクリタキセルは卵巣がん，乳がん，非小細胞がんなどに使用される．

副作用・相互作用

用量規制因子は好中球減少で，重篤な骨髄抑制が起こる．ともに CYP3A4 で代謝されるので，CYP3A4 の阻害薬との併用には注意が必要である．

ビンカアルカロイドとタキソイド系の作用機序は同様である

作用点はともにチュブリンタンパク質

2）ホルモン薬

作用機序と分類

糖質（グルコ）コルチコイドはリンパ球を溶解し，リンパ球の核分裂を抑制する．リュープロレリンは性ホルモン分泌抑制因子（LH-RH）で，持続的に投与すると LH および FSH 分泌抑制を起こす．

タモキシフェンはエストロゲン受容体の競合的拮抗薬である．フルタミド，ビカルタミドはアンドロゲン受容体の拮抗薬である．

使い方

リュープロレリンは閉経前乳がん，前立腺がんに使用される．

タモキシフェンは，乳がん細胞の細胞質にエストロゲン受容体およびプロゲステロン受容体の濃度が高い場合，感受性が高く予後もよい．妊婦または妊娠している可能性のある女性には禁忌である．

フルタミド，ビカルタミドは前立腺がんに使用される．

副作用・相互作用

リュープロレリンは骨性疼痛の一過性増悪，尿道閉塞を起こすことがある．タモキシフェンは高カルシウム血症，白血球減少を起こすことがある．

フルタミドは劇症肝炎の重篤な肝障害による死亡例が報告されている．定期的に肝機能検査を行うことが必要である．

3）分子標的治療薬

分子標的治療薬とは，それぞれの悪性腫瘍の腫瘍増殖に関係している機能分子を標的とした治療薬である．イマチニブ，ゲフィチニブ，トラスツズマブ，リツキシマブ，トレチノインなどがある．

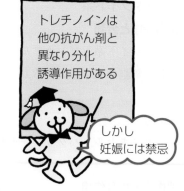

トレチノインは他の抗がん剤と異なり分化誘導作用がある

しかし妊娠には禁忌

作用機序と分類

メシル酸イマチニブは，BCR-ABL チロシンキナーゼのATP の結合と競合し，リン酸化を阻害する．ABL チロシンキナーゼ阻害薬である．ゲフィチニブは，上皮増殖因子受容体（EGFR）チロシンキナーゼを選択的に阻害する．トラスツズマブは，ヒト上皮増殖因子受容体2型（HER2）に対するモノクローナル抗体であり，HER2 に特異的に結合する．リツキシマブは，B リンパ球表面の分化抗原 CD20 に対するモノクローナル抗体である．ベバシズマブは，血管内皮増殖因子（VEGF）に対するモノクローナル抗体で，腫瘍・血管新生を抑制する．トレチノインは，PML/RAR の遺伝子に作用し，白血病細胞の増殖を抑制し，成熟顆粒球への分化を誘導する（分化誘導薬）．

使い方

慢性骨髄性白血病（CML）は，9番と22番の染色体で相互転座が起こり，BCR-ABL タンパク質が生成され，ABL チロシンキナーゼ活性が亢進し，がん化することで起こる．また，フィラデルフィラ染色体（Ph 染色体）に特徴づけられる．

イマチニブは CML を高率に寛解導入できる．また，急性リンパ性白血病（Ph 染色体陽性）にも効果がある．ゲフィチニブは，EGFR 変異陽性の非小細胞肺がんに用いられる．トラスツズ

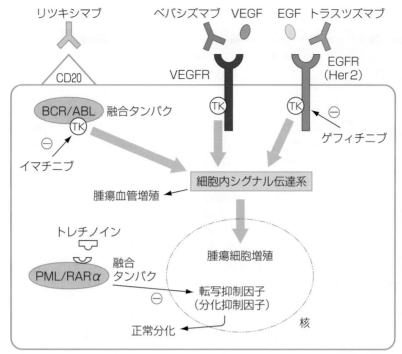

EGF　　：上皮増殖因子

EGFR　：上皮増殖因子受容体

VEGF　：血管内皮増殖因子

VEGFR：血管内皮増殖因子受容体

PML　　：前骨髄球性白血病（遺伝子）

RARα：レチノイン酸受容体α鎖（遺伝子）

BCR　：breakpoint cluster region

ABL　：Abelson murine leukemia viral
　　　　oncogene homolog チロシンキナーゼ

TK　　：チロシンキナーゼ

図 10.3　分子標的治療薬の作用機序

マブは，HER2 陽性転移性乳がんに適応がある．リツキシマブは，CD20 陽性 B 細胞性非ホジキンリンパ腫に適応がある．ベバシズマブは，切除不能な進行・再発の大腸がん，膵がんに適応がある．トレチノインは，急性前骨髄球性白血病に適応がある．三酸化ヒ素も同様な適応がある．サリドマイドは，血管新生阻害作用，TNF 阻害作用により，再発性または難治性の多発骨髄腫に適応がある．

副作用・相互作用

　イマチニブは，骨髄抑制，水分貯留による下肢や顔面のむくみを起こす．ゲフィチニブは，急性肺障害，間質性肺炎が認められる．トラスツズマブは，初回投与時に発熱，悪寒，戦慄が認められるが，軽度である．心毒性で心不全が認められる．リツキシマブは，異種抗原に対する過敏反応で，発熱，悪寒が認められている．ベバシズマブは，高血圧，消化管穿孔，神経障害が認められている．サリドマイドは，催奇形性のため，妊婦への投与不可，そのため適正使用ガイドラインを熟知すること．トレチノインは，催奇形性のため妊婦または妊娠している可能性のある女

表 10.3 **抗悪性腫瘍薬**

分 類	一般名	商品名	剤 形
アルキル化薬	シクロホスファミド（CPA，CPM） メルファラン（L-PAM） ブスルファン（BUS）	エンドキサン アルケラン マブリン	経口剤，注射剤 〃 経口剤
代謝拮抗薬	メトトレキサート（MTX） メルカプトプリン（6-MP） フルオロウラシル（5-FU） テガフール（FT，TGF）	メソトレキセート ロイケリン 5-FU フトラフール	経口剤，注射剤 経口剤 経口剤，注射剤 〃
抗生物質	ドキソルビシン（DXR） ダウノルビシン（DNR） マイトマイシン C（MMC） アクチノマイシン D（ACT-D） ブレオマイシン（BLM）	アドリアシン ダウノマイシン マイトマイシン コスメゲン ブレオ	注射剤 〃 〃 〃 〃
トポイソメラーゼ阻害薬	エトポシド（VP-16） イリノテカン（CPT-11）	ベプシド ラステット カンプト トポテシン	経口剤，注射剤 〃 注射剤 〃
白金製剤	シスプラチン（CDDP） カルボプラチン（CBDCA） オキサリプラチン	ブリプラチン ランダ パラプラチン エルプラット	注射剤 〃 〃 〃
ビンカアルカロイド系	ビンクリスチン（VCR） ビンブラスチン（VLB） ビンデシン（VDS）	オンコビン エクザール フィルデシン	注射剤 〃 〃
タキソイド系	ドセタキセル（DOC） パクリタキセル（PTX）	タキソテール タキソール	注射剤 〃
ホルモン薬	リュープロレリン タモキシフェン（TAM） フルタミド ビカルタミド プレドニゾロン	リュープリン ノルバデックス オダイン カソデックス プレドニン	注射剤 経口剤 〃 〃 〃
分子標的治療薬	イマチニブ ゲフィチニブ トラスツズマブ リツキシマブ ベバシズマブ サリドマイド	グリベック イレッサ ハーセプチン リツキサン アバスチン サレド	経口剤 〃 注射剤 〃 〃 経口剤
分化誘導薬	トレチノイン	ベサノイド	〃

性には禁忌である．レチノイン酸症候群（発熱，呼吸困難，間質性肺炎，肺うっ血，低酸素血症，低血圧，肝不全，腎不全）を起こすことがある．

4）免疫療法薬

作用機序と分類

インターフェロンは，宿主を介して抗腫瘍免疫能を活性化する．

使い方

悪性腫瘍の治療には，主としてインターフェロン α が用いられる．多発性骨髄腫，腎細胞がんなどの治療に適応がある．

副作用・相互作用

ほぼ必発の症状として発熱，白血球減少，血小板減少，脱毛，全身倦怠感がある．うつ状態を起こすこともある．

小柴胡湯との併用で間質性肺炎を起こすことがあるので，両薬の併用は禁忌である．

● 看護上の留意点

抗腫瘍薬の投与に際しては，がんの告知は必須である．すなわち，がん化学療法についてのインフォームドコンセントが必要である．抗腫瘍薬には有害作用の出現は必発であり，患者のQOLを著しく低下させる．しかし最近は，貧血に対しエリスロポエチン，白血球減少に対し顆粒球コロニー形成刺激因子（G-CSF），悪心・嘔吐に対し 5-HT$_3$ 拮抗薬が使用可能であり，QOLの改善に役立っている．

十分な観察と定期的な臨床検査を行い，早期に薬物有害作用を発見し，投与量の調節をする．抗腫瘍効果が得られない場合は，他薬との併用療法を考慮するが，その際薬剤耐性の出現や薬物相互作用にも注意する．

痛みのコントロールには十分量の経口モルヒネを投与する．便秘に対しては下剤を適切に使用する．がんの転移，再発に注意し，全身的な臨床所見と患者の訴えを把握する．不安に対して心のケアにも配慮する．

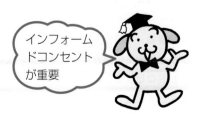

インフォームドコンセントが重要

● トピックス ●

免疫チェックポイント阻害薬

　がん治療において，免疫チェックポイント阻害薬による免疫療法が，外科手術，化学療法（抗がん薬），放射線療法に次ぐ第4の治療法となっている．2018年のノーベル生理学・医学賞は本庶佑博士とジェームズ・アリソン博士に授与されたが，授賞理由はPD-1免疫チェックポイント阻害薬「ニボルマブ」（オプジーボ®），CTLA-4免疫チェックポイント阻害薬「イピリムマブ」（ヤーボイ®）の開発につながった基礎研究に対するものであった．

　もともと免疫細胞には正常な細胞を攻撃しないよう過剰な免疫が働かないためのブレーキとなる制御システムが備わっており，これを免疫チェックポイント機構と呼ぶ．免疫チェックポイント阻害薬は負の共刺激分子PD-1[*]およびCTLA-4[*]を標的とした抗体療法である．抑制（ブレーキ）がかかっていて，がんを攻撃できないがん反応性T細胞の抑制を解除して，がんへの攻撃を可能にすることがその作用機序である．

　がん細胞が免疫反応にブレーキをかける仕組みは，がん細胞に発現しているPD-L1[*]がT細胞に発現している物質（PD-1）と結合して，T細胞が働かないようストップさせる信号を送り，T細胞が攻撃をストップすることによる．これに対し，ニボルマブはT細胞のPD-1と結合して，ブレーキを解除させる．この作用によりがん細胞を攻撃できるようになり，抗腫瘍効果を示す．日本では悪性黒色腫に加え，非小細胞肺がん，腎細胞がん，頭頸部がん，ホジキンリンパ腫，悪性中皮腫，胃がんに使用される．

　なお，免疫関連有害事象として，間質性肺疾患，1型糖尿病，皮膚障害等が知られており，注意が必要である．

[*]　PD-1：programmed cell death 1（プログラム細胞死-1）
　　PD-L1：プログラム細胞死-1リガンド-1
　　CTLA-4：細胞傷害性Tリンパ球抗原-4

[学習課題]

1）抗腫瘍薬に共通する有害作用について述べなさい．
2）悪性腫瘍に対する併用療法について述べなさい．
3）悪性腫瘍患者の看護上の留意点について述べなさい．

キーワード

完全奏効　　部分奏効　　ダブリングタイム　　多剤併用療法　　P糖タンパク質　　アルキル化
プリン代謝拮抗物質　　ピリミジン代謝拮抗物質　　葉酸代謝拮抗物質　　チオプリンメチル転移酵素
ジヒドロピリミジンデヒドロゲナーゼ　　トポイソメラーゼ阻害薬　　白金製剤　　ビンカアルカロイド
タキソイド系　　ホルモン薬　　分子標的治療薬　　免疫療法薬　　インターフェロン

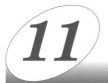

漢方薬

学 習 目 標

漢方薬の特徴と西洋医薬の相違を学ぶ.

漢方医学の診断と治療目標の概略を学ぶ.

漢方薬の適用疾患について学ぶ.

A 基礎知識

1) 漢方医学

数千年前から中国で始まり,日本にも伝えられた漢方薬,鍼灸,手技(指圧,あんま)療法は,江戸中期に輸入されたオランダ医学を蘭方(蘭学)といったのに対して,漢方(漢方医学)というようになった.鍼灸治療と手技療法は手軽に安価にできることから庶民の間で広く利用された

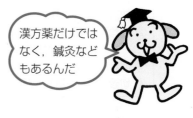

漢方薬だけではなく,鍼灸などもあるんだ

が,漢方薬療法は漢方医が専門に取り扱い,もっぱら富裕階級の人びとに用いられた.

近年,健康志向の高まりとともに化学物質に対する不安感が生じ,西洋医薬では治癒しない難治性疾患の増加などから,漢方医学が見直され漢方薬の適用が増えてきている.

2) 漢方薬の特徴

漢方薬の成分は天然物である.大部分は植物で,種類は少ないが動物,鉱物も処方され,これらをまとめて生薬という.漢方薬治療の目標は病人の治療であり,生体の恒常性(ホメオスタシス)の乱れを正し,自然治癒力を増強することである.単独では作用の弱い生薬が経験から得られた処方により組み合わせることで,毒性の少ない,安定した作用を示す方剤となる.

3) 漢方の四診と証

四診とは望・聞・問・切のことで,漢方の特徴的な診察方法である(表11.1).証とは四診によって得られた,患者の現時点における病状を陰陽・虚実・気血水など漢方医学のカテゴリーでとらえた診断であり(表11.2),証に適応する漢方薬処方は経験的に決められている.しかし,

ひとりの患者が部分的に陰と陽，虚と実を併せもつこともあり，病状は時々刻々と変わり，証は変化するものととらえ，それに適応した処方をすることが漢方薬の治療効果を高めることになる．

　陰陽は病態の区別，虚実は病勢の区別，気血水は病因の区別に大まかに分けられる．

4) 漢方薬治療の基本

　「神農本草経」（中国最古の薬物学書）によれば漢方薬は上品（君），中品（臣），下品（佐使）に分類され（表11.3），それぞれの証に適応するように選択し，組み合わせて用いる．上品と中品を本治（体質治療）のために用い，体質の改善と生体の抵抗力の回復をはかりながら標治（症候治療）のために下品を使用する．上品は君，臣，佐使のいずれにも使用できる．中品は臣，佐使として使用できる．下品は君，臣としては使用できない．

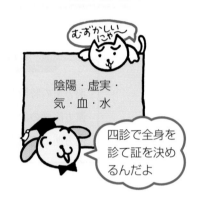

陰陽・虚実・
気・血・水

四診で全身を
診て証を決め
るんだよ

表 11.1　漢方の四診

① **望診**：動作，歩行，眼光，顔色，皮膚，爪，頭髪，口唇，舌，全体像の視診による把握．
② **聞診**：言語と音声，咳嗽と呼吸音，グル音（消化管の音），便臭，尿量・尿臭と色調など聴覚と嗅覚による情報収集．
③ **問診**：主訴，既往歴，家族歴など患者の自覚的な訴えを聞き取る．
④ **切診**：触診，脈診，腹診など手掌，手指を用いて，身体に触れ，情報を収集する．

表 11.2　漢方の証

① **陰**：生体反応が寒性で沈降性のもの，耐寒能の低下，顔面蒼白，悪寒，四肢末梢の冷えがある．
② **陽**：生体反応が熱性で発揚性のもの，発熱や熱感，顔面紅潮，口渇がある．
③ **虚**：筋肉薄弱，脈が弱い，腹部に張りがない，胃腸虚弱，静的である．
④ **実**：筋肉質，体力充実，脈が力強い，腹部に張りがある，胃腸がじょうぶ，活動的である．
⑤ **気**：神経系，消化・吸収に関与する臓器の機能．
⑥ **血**：循環，内分泌に関与する臓器の機能．
⑦ **水**：免疫，生体防御機能．

表 11.3　漢方薬の分類

① **上品（君）**：命を養う．本治（体質治療）に補剤として用いる．気・血・水の乱れを補正する．（毒性なし）
② **中品（臣）**：精を養う．上品の作用を補助する．本治に補剤として用いる．（毒性 ±）
③ **下品（佐使）**：標治（症候，症状の治療）に用いる．気・血・水を刺激する．（毒性あり）

B　治療薬

　数千年の長い経験から得られた作用をもとにして，いくつかの生薬を配合したものが漢方製剤である．主な漢方製剤の配合生薬と適応となる症候を表11.4に示した．

　漢方薬は診断による個人の証にあわせて処方される．主な漢方薬の処方の目標となる証と症状の概要は表11.5のとおりである．このほかにも120以上の漢方薬剤が常用されている．

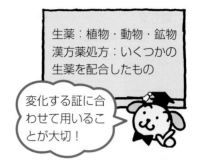

生薬：植物・動物・鉱物
漢方薬処方：いくつかの生薬を配合したもの

変化する証に合わせて用いることが大切！

表 11.4　主な漢方製剤

漢方薬	配合生薬	適応症候
＜主に中枢神経領域＞		
抑肝散	ソウジュツ，ブクリョウ，センキュウ，トウキ，サイコ，カンゾウ，チョウトウコウ	神経症，不眠症，ヒステリー，てんかん，脳血管疾患後遺症，チック症，小児疳症
＜主に呼吸器領域＞		
葛根湯	カッコン，タイソウ，マオウ，カンゾウ，ケイヒ，シャクヤク，ショウキョウ	かぜ症候群，気管支喘息，扁桃炎，神経痛，肩関節周囲炎，頸肩腕症候群，アレルギー性鼻炎
麻黄湯	キョウニン，マオウ，ケイヒ，カンゾウ	かぜ症候群，インフルエンザ，気管支喘息，アレルギー性鼻炎，扁桃炎，関節炎，関節リウマチ
小青竜湯	ハンゲ，カンゾウ，ケイヒ，ゴミシ，サイシン，シャクヤク，マオウ，カンキョウ	アレルギー性鼻炎，かぜ症候群，急・慢性気管支炎
麦門冬湯	バクモンドウ，コウベイ，ハンゲ，タイソウ，カンゾウ，ニンジン	気管支炎，気管支喘息，間質性肺炎，かぜ症候群，咽頭炎，咽喉頭異常感症，口腔・咽喉乾燥症（シェーグレン症候群），薬剤性口渇，妊娠時の咳嗽
＜主に消化器領域＞		
六君子湯	ソウジュツ，ニンジン，ハンゲ，ブクリョウ，タイソウ，チンピ，カンゾウ，ショウキョウ	急・慢性胃炎，上部消化管機能異常（胃アトニー，胃下垂，胃拡張，胃神経症，食欲不振），嘔吐症，逆流性食道炎，虚弱体質
大建中湯	ニンジン，カンキョウ，サンショウ	寒冷による腹痛，過敏性腸症候群，胆石症，慢性腸炎，慢性膵炎
五苓散	タクシャ，ブクリョウ，ソウジュツ，ケイヒ，チョレイ	浮腫，ネフローゼ，二日酔，急性胃腸カタル，下痢，悪心，嘔吐，めまい，頭痛，尿毒症，暑気あたり，腎炎，膀胱炎，メニエール病，三叉神経痛，唾液分泌過多症
＜主に外科領域（術後の体力低下）＞		
補中益気湯	オウギ，ソウジュツ，ニンジン，トウキ，サイコ，タイソウ，チンピ，カンゾウ，ショウマ，ショウキョウ	各種疾患・術後の体力低下，食欲不振，疲労倦怠・夏やせ，がん化学療法・放射線療法時の副作用軽減，かぜ症候群，脱肛，アトピー性皮膚炎，多汗症，陰萎，内臓下垂症，男性不妊
十全大補湯	オウギ，ケイヒ，ジオウ，シャクヤク，センキュウ，ソウジュツ，トウキ，ニンジン，ブクリョウ，カンゾウ	各種疾患・術後の体力低下，がん化学療法・放射線療法時の副作用軽減，胃腸虚弱，神経衰弱，白血病の補助療法，膠原病，アトピー性皮膚炎，褥そう

表 11.4　主な漢方製剤（つづき）

漢方薬	配合生薬	適応症候
＜主に整形外科領域＞		
芍薬甘草湯	カンゾウ，シャクヤク	骨格筋のけいれん性疼痛，急性腰痛，肩関節周囲炎，坐骨神経痛，筋肉痛
八味地黄丸	ジオウ，サンシュユ，サンヤク，タクシャ，ブクリョウ，ボタンピ，ケイヒ，ブシ	糖尿病，急・慢性膀胱炎，前立腺肥大症，尿失禁，坐骨神経痛，高血圧・低血圧，骨粗鬆症，更年期障害
牛車腎気丸	ジオウ，タクシャ，ゴシツ，ブクリョウ，サンシュユ，ボタンピ，サンヤク，ケイヒ，シャゼンシ，ブシ末	下肢痛，腰痛，しびれ，老人のかすみ目，湿疹，排尿障害，頻尿，浮腫，耳鳴，老人性皮膚搔痒症，男性不妊，更年期障害，膀胱炎，前立腺肥大症
＜主に産婦人科領域＞		
当帰芍薬散	シャクヤク，ソウジュツ，ビャクジュツ，タクシャ，センキュウ，トウキ	月経不順，習慣性早・流産，妊娠高血圧症候群，悪阻，更年期障害，脳血管性認知症，アルツハイマー型認知症，尋常性ざそう，頻尿，残尿，心身症
加味逍遥散	サイコ，シャクヤク，ソウジュツ，トウキ，ブクリョウ，サンシシ，ボタンピ，カンゾウ，ショウキョウ，ハッカ	月経不順，月経困難症，更年期障害，神経症，不眠症，不定愁訴症候群，上部消化管機能異常，過敏性腸症候群，慢性肝炎，慢性便秘，湿疹，尋常性ざ瘡，冷え性

表 11.5　漢方薬の処方の目標となる証と症状の概要

漢方薬	証・症状
＜主に中枢神経領域＞	
抑肝散	体力中等度の人で，神経過敏，興奮しやすく，怒りやすい，いらいら，不安，不眠などの精神神経症状の軽減に用いる．小児ではひきつけ，夜泣きなどに用いる．
＜主に呼吸器領域＞	
葛根湯	体力が充実した人でかぜなどの熱性疾患の初期症状の治療，あるいは慢性疾患の鼻閉，鼻漏，咳嗽，喘鳴，運動器の疼痛，皮疹などに用いる．
麻黄湯	体力が充実した人の熱性疾患初期症状の治療，あるいは腰痛，四肢関節痛，筋肉痛を伴うものに用いる．小児では高熱を認め，咽頭，扁桃，鼻腔に炎症がある場合に用いる．幼児に服用させやすいとされる．
小青竜湯	体力中等度の人の微熱，喘鳴，咳嗽，呼吸困難，水様喀痰などの呼吸器症状，水様性鼻漏，鼻閉，くしゃみなどの鼻症状などに用いる．
麦門冬湯	体力中等度ないしやや低下した人の発作性の激しい咳嗽（ときに顔面紅潮を呈する）を目標に用いる．
＜主に消化器領域＞	
六君子湯	比較的体力の低下した人の，主として慢性化した消化機能の低下を目標に，やせ型で，腹部は腹壁の緊張が弱く，心窩部から臍膀にかけて振水音を認める．
大建中湯	体力が低下し，腹部筋肉が薄く，鼓腸を示すような人で，四肢および腹部の冷え，嘔吐，下痢，便秘を伴う腹痛，腹部膨満に用いる．
五苓散	口渇ならびに尿利減少を目標として，浮腫，悪心，嘔吐，頭痛，めまいなどの症状を伴う場合に用いる．

表 11.5　漢方薬の処方の目標となる証と症状の概要（つづき）

漢方薬	証・症状
＜主に外科領域（術後の体力低下）＞	
補中益気湯	虚弱体質，慢性疾患，外科手術後など，種々の原因で体力が低下した状態に広く用いられる．腹部は腹壁の緊張が弱く，腹部大動脈を触れることが多く，軽度な肋骨弓下部の抵抗・圧痛，ときとして心窩部振水音を認める．
十全大補湯	病後・術後や慢性疾患で体力，気力が衰弱した人で，全身倦怠感，食欲不振，顔色・皮膚色不良，貧血，微熱などを伴う場合に用いる．
＜主に整形外科領域＞	
芍薬甘草湯	体力や体質によらず，消化管，胆道，尿路などの急激なけいれんとけいれん性疼痛に頓服として用いる．
八味地黄丸	中高齢者で下腹部が軟弱無力の人で，全身倦怠感，足底のほてり，口渇，腰痛，下肢痛，頻尿，夜間多尿，排尿痛などを伴う場合に用いる．
牛車腎気丸	比較的体力の低下した人あるいは高齢者で腰部および下肢の脱力感，冷え，しびれなどがあり，排尿の異常（特に夜間の頻尿）を訴える場合に用いる．
＜主に産婦人科領域＞	
当帰芍薬散	比較的体力が低下した人，特に冷えがあり，貧血傾向の成人女性に用いられることが多い．全身倦怠感，月経異常，下腹部痛，頭痛，めまい，耳鳴り，肩こり，腰痛，心悸亢進などを伴う場合に用いる．
加味逍遥散	自律神経・内分泌などの機能失調により現れた諸症に用いられる．体質は比較的虚弱で腹力が弱く，腹部では胸脇苦満と臍下部の抵抗・圧痛を軽度に認め，腹部大動脈の拍動を触知する．易疲労，下半身の冷感，肩こり，頭痛，動悸，めまい，不安・不眠，多怒，上半身の灼熱感と発汗に用いる．

副作用

　漢方薬は天然の生薬を使うため，効き目もおだやかで安全だと思われがちだがそうではない．小柴胡湯や大柴胡湯で間質性肺炎が起こり，発熱，咳嗽，呼吸困難，肺音の異常などがみられたら服薬を中止する．カンゾウを含む漢方薬の長期服用で偽アルドステロン症が起こりやすい．低カリウム血症とミオパチーがみられたら服用を中止する．また，アルドステロン症，ミオパチー，低カリウム血症の患者では症状が悪化するおそれがある．

　さらに，西洋薬との併用における相互作用も不明な点が多い．漢方薬は陰陽・虚実の証に合わせて処方されるため，異なる証に用いると治療効果がみられないばかりでなく，病状が悪化することや，有害反応が出ることもある．

参考

　西洋医薬のみでは治療が難しくなった下記のような疾病や疾病に伴う症状の改善に漢方薬が有効とされる症例報告が増え，注目されている．
・更年期の不定愁訴
・認知症の周辺症状
・原因不明の不安・不眠症
・統合失調症
・パーキンソン病とその治療薬による有害事象（ジスキネギア，幻覚，むずむず脚症候群など）
　安全性が高くても漢方薬には副作用があり，西洋薬との相互作用も十分に明らかにされていない．確実な診断による処方のもとで服用する必要がある．

● 看護上の留意点

　漢方薬にも主作用と副作用があることを認識するとともに，味や香りが合わず，飲みにくいという人もいるから，コンプライアンスをよくするための服薬指導をしなければならない．

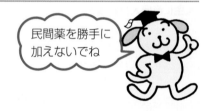

民間薬を勝手に
加えないでね

　いわゆる民間薬は医師の処方なしに服用できることから，高齢者の間で愛用されているが，西洋薬，漢方薬のいずれにも薬物相互作用を生じることがあるので，医師に相談するようにすすめる必要がある．

［学習課題］

1）漢方の四診について，その概略を述べなさい．
2）漢方薬の特徴を述べなさい．
3）上品，中品，下品の使い方を述べなさい．
4）漢方薬の副作用例をいくつかあげなさい．

キーワード

四診　　証　　上品（君）　　中品（臣）　　下品（佐使）　　本治（体質治療）　　標治（症候治療）

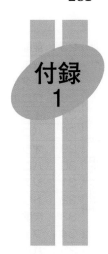

付録
1

覚えておこう！

治療薬100
基本消毒薬

　付録1では，本書で取り上げた数多くの医薬品の中から，覚えておきたい治療薬100と消毒薬9をあげ，掲載ページを示した（掲載ページの太字は薬品名が掲載されているページを，細字は関連事項が解説されているページを示している）．なお，下記の薬品名は本書表中でも緑色で区別している．授業や自己学習に役立てていただきたい．

●覚えておこう！　治療薬100

		薬　品　名	掲載ページ
循環器系・腎・造血器作用薬	1	アドレナリン（エピネフリン）	54, **55〜57**, 105, 182
	2	ノルアドレナリン（ノルエピネフリン）	53, **55〜56**, **57**, 105
	3	ドパミン	105, **115**
	4	イソプレナリン（イソプロテレノール）	**55〜56**, **57**, **181〜182**
	5	ジゴキシン	40, 105, **112〜113**, **115**, 122
	6	ニトログリセリン	105, 111, **116〜118**
	7	硝酸イソソルビド	**117**, 118
	8	ニフェジピン（Ca 拮抗薬）	17, 105, **107**, **108**, **118**〜119
	9	ヒドロクロロチアジド	105, **108**, **115**, 131
	10	フロセミド	**39**, 105, **108**, 113, **115**, 131
	11	スピロノラクトン	103〜**105**, **108**, 113, **115**, 128, **131**, **136〜137**
	12	プロプラノロール（β 遮断薬）	**58〜60**, 105, **108**, 117〜**118**, **121〜122**, **181**, **219**
	13	ベラパミル	105, **118〜119**, **121**, **123**
	14	リドカイン	**69〜70**, 105, **121**, **123**
	15	プロカインアミド	105, **121**, **123**
	16	カプトプリル（ACE 阻害薬）	105, **107**, **108**
	17	ロサルタン（アンジオテンシンⅡ受容体拮抗薬）	105, **108**
	18	プラバスタチン（HMG-CoA 還元酵素阻害薬）	105, **124〜125**
	19	エリスロポエチン	**142〜145**, 148
	20	ヘパリン	148〜150, **151〜152**
	21	ワルファリンカリウム	**150〜152**
	22	アスピリン	**38**, **149〜151**, **161〜164**, 172

		薬　品　名	掲載ページ
中枢作用薬	23	亜酸化窒素	**76**
	24	セボフルラン	**75～76**
	25	ケタミン	**76～77**
	26	プロポフォール	**76～77**
	27	イミプラミン	**89**
	28	パロキセチン	**89**～91
	29	オランザピン	**89, 92**
	30	ハロペリドール	**89, 91**
	31	ジアゼパム	**30, 43, 84, 89, 94, 99, 201**
	32	トリアゾラム	**43, 84～85**
	33	炭酸リチウム	**87**, 90
	34	フェニトイン	**39, 93～94, 121～122, 181**
	35	バルプロ酸ナトリウム	90, **93～94**
	36	レボドパ・カルビドパ	**95～96**
	37	モルヒネ塩酸塩	**42, 78～79, 80～82**
	38	ペンタゾシン	**43, 81**
	39	ナロキソン	**81～82, 190**
抗感染症薬	40	ペニシリンG	**241**, 246
	41	アンピシリン	**241～246**
	42	セファレキシン	244, **245**
	43	セフトリアキソン	**247**
	44	エリスロマイシン	**181, 190, 241, 247, 249**
	45	クラリスロマイシン	190, **201～202**, 247～**249**
	46	クリンダマイシン	**241, 249**
	47	ゲンタマイシン	**241, 246～249**
	48	バンコマイシン	**249**
	49	ミノサイクリン	**241, 249**
	50	イソニアジド	**250～251**
	51	リファンピシン	17, **181, 241, 244, 250～251**, 253
	52	レボフロキサシン	**241, 249**
	53	シプロフロキサシン	**249**
	54	アムホテリシンB	**244, 250**
	55	オセルタミビル	251, **252**
	56	アシクロビル	**252**
	57	ジドブジン	**252～253**
	58	インフルエンザワクチン	168, **169, 181**, 251～**252**
	59	B型肝炎ワクチン	**169**
	60	人免疫グロブリン	**153**, 251～**252**
	61	フィルグラスチム（G－CSF）	**145**
抗悪性腫瘍薬	62	シクロホスファミド	167, **265～266, 272**
	63	シスプラチン	**265, 272**
	64	ブレオマイシン	**263, 265**, 265～**268, 272**
	65	ドキソルビシン	**265～268, 272**
	66	フルオロウラシル	**265～267, 272**
	67	メトトレキサート	167, **171～173**, 265～**267, 272**
	68	メルカプトプリン	**265～267, 272**
	69	ビンクリスチン	**265, 272**

		薬　品　名	掲載ページ
呼吸器・抗炎症薬	70	アセトアミノフェン	**79〜80, 163〜165**
	71	イブプロフェン	162, **163**
	72	インドメタシン	162, **163, 174**
	73	コデイン	**81〜82, 185, 187**
	74	サルブタモール	**55〜56, 57,** 180, **182**
	75	ジフェンヒドラミン	**166**
	76	テオフィリン	37, **98, 178〜180〜181, 182**
	77	ヒドロコルチゾン	**160**
	78	プレドニゾロン	**145, 159〜160,** 174, **263, 265, 272**
	79	デキサメタゾン	**159〜161**
消化器・肝	80	アトロピン	**29〜31, 64〜65**
	81	アルブミン	**153**
	82	オメプラゾール（プロトンポンプ阻害薬）	**201**
	83	ファモチジン（ヒスタミン H_2 受容体拮抗薬）	197, **201**
	84	インターフェロン	**168, 252〜254, 273**
	85	グラニセトロン（5-HT_3 受容体拮抗薬）	**205〜206**
免疫，代謝，ホルモン	86	シクロスポリン	**145**
	87	アルファカルシドール（活性型ビタミン D_3）	**223, 225**
	88	チアマゾール	**219**
	89	レボチロキシン	**222**
	90	アロプリノール	**173〜174**
	91	プロベネシド	**174**
	92	インスリン	**211〜217**
	93	グリベンクラミド	**215〜216**
	94	エストラジオール	**236**
	95	プロゲステロン	**235〜237**
その他	96	ベクロニウム	**67〜68**
	97	重炭酸ナトリウム	130
	98	乳酸リンゲル液	**129〜130**
	99	塩化カリウム	**140**
	100	生理食塩液	**129〜130**

●覚えておこう！　基本消毒薬

		薬　品　名	掲載ページ
消毒薬	1	エタノール	**258**
	2	オキシドール	**259**
	3	クロルヘキシジングルコン酸塩	258〜**260**
	4	グルタラール	258〜**259**
	5	クレゾール	**258**
	6	次亜塩素酸ナトリウム	**258〜260**
	7	ベンザルコニウム塩化物	**259**
	8	ポビドンヨード	**258〜259**
	9	ヨードチンキ	**259**

用 語 の 解 説

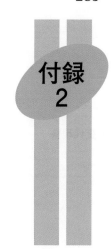

付録 2

アゴニスト（作用薬）	作動薬ともいう．受容体（レセプター）に結合し，神経伝達物質やホルモンなどと同様な効果を現すように作用する薬物．
アドレナリン受容体	交感神経が支配する効果器上に存在し，ノルアドレナリン，アドレナリンが結合する．α 受容体と β 受容体に分類され，さらに α_1，α_2 と β_1，β_2 のサブタイプに分類される．
アナフィラキシーショック	特定の起因物質により生じる全身性のアレルギー反応をアナフィラキシーと呼ぶが，重症になるとショック状態におちいり，死に至ることがある．原因物質には，医薬品，ハチやヘビ毒，食物，ラテックス（合成ゴム）などがあげられる．医薬品に対する反応では多くの場合，30分以内でじんま疹などの皮膚症状，腹痛や嘔吐，息苦しさ，急激な血圧低下などを示す．
アンタゴニスト（拮抗薬）	受容体と結合するが，それ自体は固有活性を有せず，特定の作用薬の作用を抑制することにより効果を引き起こす薬物．
横紋筋融解症	高脂血症治療薬などの副作用としてみられることがある．骨格筋の細胞が融解，壊死を起こし，筋肉の痛みや脱力などを生じる．
科学的根拠に基づいた医療（evidence based medicine：EBM）	あいまいな経験則や直感などに頼らず，臨床研究結果や信頼性の高い医療情報などを活用した科学的根拠（エビデンス）に基づいて最適な治療法を選び，行うための方法論．
禁忌薬	特定の病気やアレルギーをもつ人，ある種の薬を飲んでいる人，

または妊娠中の女性など，ある条件のもとでは使用できない薬の
こと．その薬を飲むことで持病を悪化させたりアレルギー症状や
ショック症状を起こしたり，妊婦では胎児の発育に影響を及ぼす
などのおそれがあるもの．

菌交代現象	抗菌薬を用いることで，その薬物に対して感受性のある菌が減る代わりに，耐性をもつ細菌や真菌が増殖し新たな感染症を引き起こす現象．健常な体内にも常在菌がおり，それらによって通常は抑えられている細菌や真菌が抗菌薬による常在菌減少のために増殖し，体に悪影響を及ぼすといった例がある．
クリアランス	薬物あるいは内因性物質が一定時間内に除去される見かけの容積として測定される．一般的な単位は mL/min，L/hr である．例えば肝クリアランス，腎クリアランス，血漿クリアランスのように使われる．
抗菌スペクトル	病原微生物に対する抗生物質や化学療法剤の作用範囲を示したもの．ある抗生物質や化学療法剤が，どの菌種の微生物に，どのくらい有効であるかの範囲を表す．多くの細菌に抗菌効果を示す抗菌薬は「抗菌スペクトルが広い」などと表現される．
抗生物質	病原微生物に対して殺菌作用または増殖抑制作用をもつ化合物のうち，微生物が産生する物質のこと．微生物が産生する抗がん，抗腫瘍活性をもつ化合物も抗生物質と呼ばれる．これに対し，化学的に合成されたものを化学療法剤という．
コンプライアンス（服薬遵守率）	服薬の場合においては，患者が，処方された薬を医師の指示どおりに正確に服用しているかどうかの意．「コンプライアンスが良い」とは医師の指示に従ってきちんと服薬しているとの意味で，「コンプライアンスが悪い」とは指示された服用時間や量を守らなかったり自己判断で服薬を中断・中止してしまったりすることをいう．
催奇形性	妊娠中の女性が摂取した物質が，胎児に何らかの欠損（奇形）を与えること．一部の薬物には催奇形性があり，妊娠中の女性には投与禁忌とされている．サリドマイドは催奇形性を示す薬物の代表．かつて，妊娠初期の女性のサリドマイド服用により，あざらし肢症の子どもが多く生まれたことは大きな社会的問題となった．

最小発育阻止濃度 （minimun inhibitory 　concentration：MIC）	菌の発育を阻止することができる最小の薬物濃度．MIC と最小殺菌濃度（MBC）がほぼ等しければその薬物は殺菌性をもち，両者の濃度が離れていれば静菌的（殺菌性はないが増殖を抑制）に作用すると考えられる．
最小有効量	薬物が効果を現す最小の用量のこと．
最大耐用量（極量）	薬物の投与量を上げていくと効果は徐々に強くなり，やがて中毒を起こす．この中毒症状を現す直前の用量をさす．一部の薬物の添付文書には安全性を保証する意味で具体的に「極量」が記載されている．
ジスルフィラム様症状	嫌酒薬としてアルコール中毒の治療に用いられるジスルフィラムを投与した場合と同じ症状を引き起こすことからこう呼ばれる．ジスルフィラムは，アルコール代謝においてアセトアルデヒドの分解を抑制し，その結果，吐き気，心悸亢進，頭痛などの悪酔い症状をもたらす．
消失半減期（$t_{1/2}$）	ある薬物の体内残留量を経時的に測定するとき，任意の時点における残留量がその半分になるまでの時間のこと．一般的には，血中薬物濃度が半分になるまでの時間で示される．
初回通過効果	内服薬など消化管から吸収された薬物が，全身循環血に移行する過程で腸管・肝臓で代謝を受けること．最初に腸管・肝臓を通過するときに，どの程度の割合が代謝を受けるかは薬物によって異なる．内服では初回通過効果が大きく，薬効が期待できない薬物は，注射または肝初回通過効果を受けない皮膚，鼻腔，直腸下部（坐剤）などが投与経路として用いられることがある．
心筋酸素消費量	心筋が消費する酸素量のことで，心室張力，心拍数，心筋収縮能などの因子によって決まる．心筋酸素消費量が供給量を上回ると狭心症など虚血性心疾患が引き起こされるため，それらの指標となっている．
神経伝達物質	脳内で神経細胞（ニューロン）間の情報伝達を行うために必要となる化学物質の総称．脳の神経ネットワークにおける情報は基本的に電気的信号（神経インパルス）で伝えられるが，神経細胞同士の間にはシナプス間隙と呼ばれる小さなすき間があり，電気的

信号はそれを越えることができないため，シナプスから放出される神経伝達物質によって次の神経細胞に情報を伝えていく．

心房性頻拍 （PAT with block）	房室ブロックを伴う心房性頻拍．ジギタリス中毒のときにみられる不整脈で，減量が必要である．
生体内利用率 （バイオアベイラビリティ）	経口投与された薬物の量に対し，初回通過効果を経て全身循環に入った割合をいう．生体内利用率が小さい薬物（初回通過で大きく代謝を受ける薬物）は，患者の肝機能が低下している場合など，その代謝される量が減少するため，投与後の血中濃度上昇を引き起こす．
耐　性	同じ薬，あるいは類似の構造の薬をくり返し投与していると，次第に薬効が低下することがある．こうした現象を耐性という．バルビツール酸系催眠薬，アルコールなどでは，連用すると耐性を生じやすい．
チトクロム P450 （CYP）	肝臓に存在するチトクロム P 450（CYP）は多くの脂溶性の薬物をより水溶性の高いものに変換して体外への排泄を促す．CYP 酵素系は薬物や物質により誘導または阻害され，その結果，多くの薬物相互作用を引き起こす．
腸肝循環	ある種の薬物では，肝臓に運ばれた薬の一部が胆汁によって腸に排泄され，再び吸収される．これを腸肝循環という．薬効が長引く原因になる．
治療的薬物モニタリング （therapeutic drug monitoring：TDM）	薬物には体内で効果を発揮するための有効治療濃度範囲があるため，患者の血中薬物濃度を経時的に測定し解析しながら，個々の患者に適した投与量，投与間隔を設定する手法．有効血中濃度と中毒を起こす濃度が近い薬物や，有効血中濃度の幅が狭いもの，血中濃度と薬理作用に相関性があるものなど，特定の条件に当てはまる薬物を対象に行われる．代表例として，ジゴキシン（強心薬）やテオフィリン（気管支拡張薬）などがある．
定常状態	薬物を定期的にくり返し投与した場合，血液中の薬物濃度は一定の幅に保たれるようになる．この状態を定常状態という．通常，半減期の 4〜5 倍以上の時間を経過すると定常状態になる．

トランスポーター	細胞膜に存在する膜タンパク質の一種．細胞内外への栄養素の取り込み・不要代謝産物の排除，神経伝達物質や無機イオン，イオン性薬物の細胞膜通過のための輸送担体として機能する．
ニコチン受容体	自律神経節，骨格筋の神経筋接合部，副腎髄質に存在する受容体で，神経伝達物質アセチルコリンが結合する．結合すると，少量のニコチンを投与した場合と同じ作用を示すことから，この名がつけられた．
日本薬局方	主要な医薬品の品質，純度，強度や純度試験法，剤形に関する基準，毒薬・劇薬の指定など細部にわたって定められた医薬品の規格書．薬局方に収載された医薬品は，その基準に適合していなければ販売または授与できない．薬機法に基づいて制定，5年ごとに改訂されている．
パーキンソン症候群	脳血管障害や脳の外傷などによって起こるパーキンソン病と同様の症状をいう．抗精神病薬など医薬品の副作用としても出現する．一定の姿勢のまま動かなくなってしまったり（無動），手足のふるえ，筋固縮，前かがみ姿勢になるといった姿勢反射障害などが主にみられる．ドパミン受容体が遮断されることによって，相対的にアセチルコリン作動性の神経の機能が優位に働くために生じる．
倍　散	原末のままだと非常に微量な薬物について，調剤や服薬時の便宜をはかるために，まったく薬理作用をもたないデンプンなどを混ぜて希釈したものをいう．倍率により10倍散，1000倍散などという．
播種性血管内凝固症候群 （DIC）	血液凝固の異常亢進のため末梢血管に微小血栓が多発し，臓器に血液が届かなくなる臓器循環不全を起こすとともに，血液線溶系も亢進して著しい出血傾向を示す疾患．
非ステロイド性抗炎症薬 （nonsteroidal anti- inflammatory drugs：NSAIDs）	ステロイド以外の化学構造をもつ抗炎症，鎮痛，解熱作用をもつ薬の総称．酸性と塩基性のものがあり，アスピリンは代表的な酸性 NSAIDs である．酸性 NSAIDs は，局所の炎症症状の発現に関与するプロスタグランジン（PG）を産生させるシクロオキシゲナーゼ（COX）を阻害して解熱，鎮痛効果を発揮する．塩基性 NSAIDs は炎症部位でヒスタミンやセロトニンと拮抗することで抗炎症効果を示す．

日和見感染症	高齢化や疾病によって抵抗力が衰えた結果，通常は身体の防御機能によって毒性や増殖能を抑えられ病原菌とはなりえない細菌や真菌などが感染症を引き起こすこと．
副作用（有害反応）	薬物治療において，臨床症状の改善または治癒を目的とした患者にとって有益な作用を主作用というが，この主作用以外の作用を副作用という．一般的に副作用とは，患者にとって有害な，好ましくない作用という意味で用いられ，有害作用または薬物有害反応ともいわれる．
プラセボ効果	薬理作用のない物質の投与でも心理的な影響から臨床効果を現すこと．不眠などの治療において，この効果を期待してプラセボが用いられることもある．また，臨床試験において新薬の効果を判定する際に比較対照薬としてプラセボが利用されたりする．
プロドラッグ	薬が肝臓で代謝を受けることを想定して，代謝を受けて初めて薬となるように開発された薬物の前駆体．肝臓で代謝されやすく，吸収率の悪い薬は，代謝されて作用薬となる前駆体を用いる．副作用が強く，その発現頻度の高い薬の場合は，副作用が弱く，発現頻度の低い前駆体を用いる．
分子標的治療薬	疾患にかかわる特定の生体分子に対し特異的に作用するように設計・開発された治療薬であり，悪性腫瘍の増殖や転移に関係している機能分子を標的として作用する．
ヘリコバクター・ピロリ菌	胃粘膜中で生育する菌で，胃潰瘍，十二指腸潰瘍，胃がんなどの発症にかかわるとされる．消化性潰瘍の再発に大きく関係しているとされ，この除菌のために，最近では治療に抗菌薬も用いられている．
ムスカリン受容体	副交感神経が支配する効果器上に存在し，アセチルコリンが結合する．ムスカリンを投与した場合と同じ効果が現れることから，この名称で呼ばれる．
薬物作用点	生体側にあらかじめ存在し，そこに薬物が結合することによって生体反応を引き起こすように作用する部位．作用点には主として，受容体，酵素，膜輸送タンパク質などがある．受容体の中でも特殊な条件を満たすものは薬物受容体と呼ばれる．

薬物受容体 （drug receptor）	細胞膜（一部のホルモンでは細胞質）に存在し，特定の刺激伝達物質に選択的に結合する部位（受容体）のうち，薬物と結合して作用発現をもたらすもの．
薬物送達システム （drug delivery system： 　DDS）	薬物は生体内で吸収，代謝，排泄などの影響を受けるが，投与した薬物ができる限り有効な方法でその作用部位に到達するようコントロールされたシステム．例えば，薬物の放出を制御して適切な薬物濃度が保たれるような剤形（徐放剤）の工夫や，吸収効率の改善，副作用の軽減などを目的として薬物の構造を変え，体内で薬物に変換されるようにしたプロドラッグなどがある．
薬物動態学	生体内に薬物が投与された後，生体が薬物にどのような働きかけをするかを明らかにする学問．薬物の吸収や代謝，分布，排泄などがその例としてあげられる．
薬力学	薬物が生体に対してどのような作用を及ぼすかを明らかにする学問．薬物作用学ともいう．薬力学と薬物動態学は，薬理学の主要な二本の柱となる分野．
薬機法（「医薬品，医療機器等の品質，有効性及び安全性の確保等に関する法律」．旧薬事法）	添付文書の届け出制導入や，安全管理業務の再委託を限定的に容認するなど，安全対策面を中心に改正．特に再生医療等製品を定義づけ，医薬品，医療機器，医薬部外品，化粧品，再生医療等製品の計５種が規制の対象となった．2014年11月25日施行．
有害事象	医薬品を投与された患者に生じた，あらゆる好ましくない，意図しない徴候や症状，または病気のこと．投与された医薬品との因果関係は問わない．
用量（濃度）反応曲線	横軸に薬物の量（濃度）を，縦軸に生体の反応を表した反応曲線．薬物の作用の最大反応を効能といい，最大反応の50％をもたらす用量（濃度）を50％有効量（濃度）と呼び，ED_{50}（effective dose 50％）またはEC_{50}（effective concentration 50%）と表す．
ライ症候群	小児でみられる，ある種の急性ウイルス感染症状に続いて起こる脳浮腫や肝臓および腎細管の著しい脂肪変性をともなう症候群のこと．突然に意識不明の症状を呈するような重症例の場合は，死に至る確率も高い．アスピリンなどサリチル酸系の解熱鎮痛薬では，その発症を誘発する危険性が指摘されている．

臨床試験（治験）	新しく開発された薬物の効果や副作用，体内動態などのデータを得るために，ヒトに対して行う試験．1〜3相までの段階に分けられ実施されるが，その方法についてはGCPによって詳細に手順が定められている．それらのデータは，製薬会社が新薬の承認を受けるための申請資料として提出される．
GCP（医薬品の臨床試験の実施の基準）	Good Clinical Practice．臨床試験における被験者の保護とその科学的な実施の基準を目的に定めたもので，ヘルシンキ宣言をもとにしている．
スティーブンス・ジョンソン（Stevens-Johnson）症候群	主に，ペニシリン系などの抗菌薬や抗てんかん薬などの副作用としてみられる皮膚を中心として発症する疾患．紅斑や水疱，びらんが全身の皮膚をはじめ口腔内や陰部の粘膜，目にも現れる．高い発熱，吐き気などの症状も伴う．
γ-アミノ酪酸（GABA）	脳内にある抑制作用を担う神経伝達物質の代表的なもの．鎮静睡眠薬のベンゾジアゼピン誘導体はGABAの受容体に結合して脳の異常な興奮，不安，緊張などの抑制を強める．

日 本 語 索 引

外 国 語 索 引

〈編者略歴〉

安原 一 Hajime Yasuhara

昭和大学医学部卒業. 同大学院医学研究科博士課程修了（医学博士）.
昭和大学医学部助手・講師, カンザス大学医学部麻酔学・臨床薬理
学教室留学, 昭和大学医学部助教授, ロンドン大学 Royal
Postgraduate Medical School 臨床薬理学教室留学, 昭和大学医学部
第二薬理学教授などを歴任. 昭和大学名誉教授.
著書：「臨床薬理学ハンドブック」第 2 版増補版 (1991),「臨床薬
理学テキスト」改訂第 2 版 (2001),「医薬品トキシコロジー」改訂
第 4 版 (2010),「臨床薬理学」改訂第 3 版 (2011),「CRC テキス
トブック」第 3 版 (2013),「新薬理学」改訂第 7 版 (2019)

小口 勝司 Katsuji Oguchi

昭和大学医学部卒業. 同大学院医学研究科博士課程修了（医学博士）.
昭和大学医学部助手, カンザス大学医学部麻酔学教室留学, 昭和大
学医学部講師, ケンブリッジ大学薬理学教室留学, 昭和大学医学部
助教授, 昭和大学医学部薬理学教室（医科薬理学部門）教授などを
歴任. 昭和大学名誉教授.
著書：「臨床薬理学」(1996),「エッセンシャル薬理学」(1996),「神
経行動薬理学研究の最前線—抗痴呆薬研究の進歩—」(1997)

わかりやすい 薬 理 学
［第 4 版］

編 集	安 原 一	平成 14 年 1 月 25 日 初版 発行
	小 口 勝 司	平成 20 年 1 月 1 日 第 2 版発行
		平成 26 年 1 月 1 日 第 3 版発行
発行者	廣 川 恒 男	令 和 2 年11月20日 第 4 版 © 1 刷 発行
組 版	株式会社ワコープラネット	令 和 4 年12月20日 2 刷 発行
印 刷 製 本	凸版印刷株式会社	

発 行 所 **ヌーヴェルヒロカワ**

〒 102 - 0083　東京都千代田区麹町 3-6-5
電話 03(3237)0221　FAX 03(3237)0223
ホームページ http://www.nouvelle-h.co.jp

NOUVELLE HIROKAWA
3 - 6 - 5, Kojimachi, Chiyoda - ku, Tokyo
ISBN978-4-86174-077-0

わかりやすい生化学

第5版

疾病と代謝・栄養の理解のために

藤田医科大学名誉教授 　石黒伊三雄　監修
藤田医科大学名誉教授 　篠原　力雄
藤田医科大学大学院教授
京都大学名誉教授 　斉藤　邦明　編集

生体のしくみ，疾病と代謝・栄養を理解するために，難しい内容をできるだけわかりやすく解説しています．

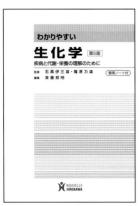

整理ノート付き

● フルカラー
● B5判，300頁
● 定価（本体 2,300 円＋税）
ISBN 978-4-86174-069-5

★第5版では，さらに「わかりやすさ」に配慮して目次構成の再編を行い，新たな執筆者もむかえて大幅な改訂を行いました．図表も全面リニューアルしています．

● 人体のマクロ（全体）からミクロ（部分）に向かって，どの部分でどのような生化学反応（代謝など）が行われているか，生命現象の意義についてやさしくていねいに記述しています．ユニークなイラスト，身近な話題をトピックスとして取り上げ，楽しく学べるテキストとなっています．

● 看護師以外にも，栄養士，臨床検査技師など，医療人を目指す人に幅広く役立つ内容としました．

主要目次

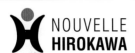

ヌーヴェルヒロカワ

ホームページ　http:// www.nouvelle-h.co.jp
東京都千代田区麹町 3–6–5　〒102-0083
TEL 03-3237-0221（代）　FAX 03-3237-0223

ビジュアル 微生物学　第2版

鹿児島大学名誉教授　小田　紘 著

初めて医学微生物学を学ぶ看護学生のために，微生物学の基礎を，簡潔にわかりやすく解説しています.

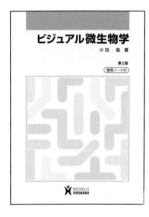

整理ノート付き

- ●フルカラー
- ●B5判，220頁
- ●定価（本体2,000円＋税）

ISBN 978-4-86174-052-7

★第2版では最新の知見にそって本文記述を大幅に修正・加筆しました.

●総論では，はじめに細菌，ウイルス，真菌，原虫といった各微生物全般の概念を理解し，その後，感染，免疫，滅菌・消毒，化学療法などの知識を学べるように構成しています．各論では，医学上重要な菌をあげ，各々の形態，培養，抵抗性，病原性，予防，治療などについて解説しています.

●院内感染，日和見感染，新型インフルエンザなど，医療現場に必要な感染症の基礎知識，予防対策なども解説しています.

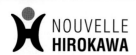

ヌーヴェルヒロカワ

ホームページ　http://www.nouvelle-h.co.jp

東京都千代田区麹町 3-6-5　〒102-0083
TEL 03-3237-0221（代）　FAX 03-3237-0223

カラーで学べる病理学　第5版

佐賀大学名誉教授　渡辺　照男　編集

難解な病理学の世界を，平易な文章と多くの写真・図版で補足．知識を効果的に習得できます．

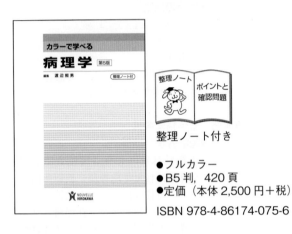

整理ノート付き

● フルカラー
● B5判，420頁
● 定価（本体2,500円＋税）
ISBN 978-4-86174-075-6

★ 第5版では新たな執筆者を加え，進歩の著しい再生医療やがん治療などの最新の動向を盛り込み，カラー図版もさらに充実させています．診断病理学の基礎と応用を簡潔に学ぶことができます．

● 読者対象を看護師だけでなくリハビリや介護など，さまざまな医療関係職の人にまで広げ，代表的な疾患と疾患による臓器障害，発がんのメカニズム，また，日本人の死因として重要な虚血性心疾患や脳梗塞の原因など，多くの事項に最新の知見を盛り込みました．

● 「用語の解説」では内容の確認・補強，学習到達度の評価，また学習の動機づけとなるよう構成しました．

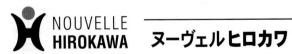

NOUVELLE HIROKAWA　ヌーヴェルヒロカワ

ホームページ　http://www.nouvelle-h.co.jp
東京都千代田区麹町3-6-5　〒102-0083
TEL03-3237-0221（代）　FAX03-3237-0223